漫店 CHEERS

HERE COMES EVERYBODY

子桃區米罗明經醫
山曾醫郎安人於頁山

脑机革命

[巴西]
米格尔·尼科莱利斯 著
Miguel Nicolelis

程致远 张胜男 杨锦陈 译

THE TRUE CREATOR OF EVERYTHING

浙江教育出版社·杭州

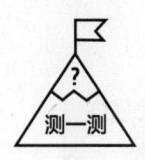

你了解人类的大脑是如何进化为万物创造者的吗？

- 谁是脑机接口的研究先驱并完成了猕猴通过意识控制机械臂的实验？（ ）

    A. 米格尔·尼科莱利斯

    B. 克劳德·香农

    C. 库尔特·哥德尔

    D. 艾伦·图灵

- 缺少整个大脑新皮质的人，可能过上正常的生活吗？（ ）

    A. 可能

    B. 不可能

- 人有可能变成科幻电影中的"数字僵尸"吗？（ ）

    A. 可能

    B. 不可能

扫码激活这本书
获取你的专属福利

扫码获取全部测试题及答案，一起了解人类大脑进化的秘密

扫描左侧二维码查看本书更多测试题

THE TRUE CREATOR OF EVERYTHING

米格尔·尼科莱利斯
脑机接口研究先驱
Miguel Nicolelis

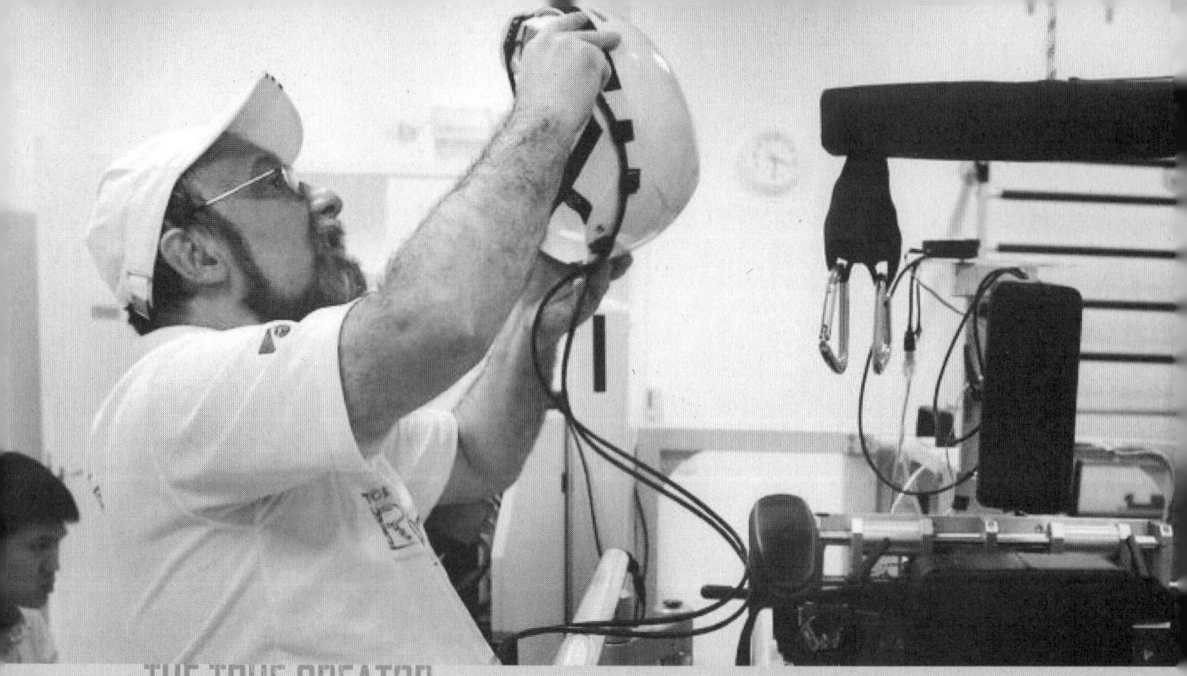

THE TRUE CREATOR OF EVERYTHING
HOW THE HUMAN BRAIN SHAPED THE UNIVERSE AS WE KNOW IT

蜚声国际的"尼科莱利斯实验室"负责人

米格尔·尼科莱利斯出生于巴西，是美国杜克大学神经工程研究中心"尼科莱利斯实验室"的负责人和首席研究员。"尼科莱利斯实验室"是世界顶尖科研机构，其中最广为人知的研究成果是猕猴通过意识控制机械臂的实验。

研究人员将一特殊装置的电极放置到猕猴大脑的运动皮层和躯体感觉皮层，这是将电子数据直接传送到灵长类动物大脑的首次尝试。实验取得了空前成功，这意味着人类首次使生物大脑的意识和电脑信号完成了连接，而这一实验也被称为脑机接口研究。

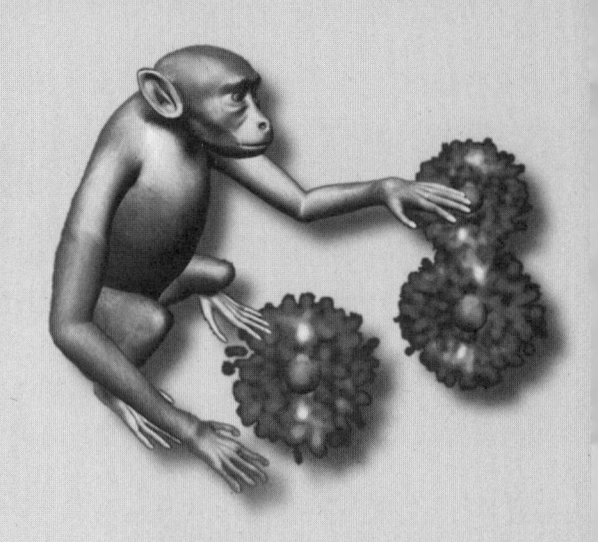

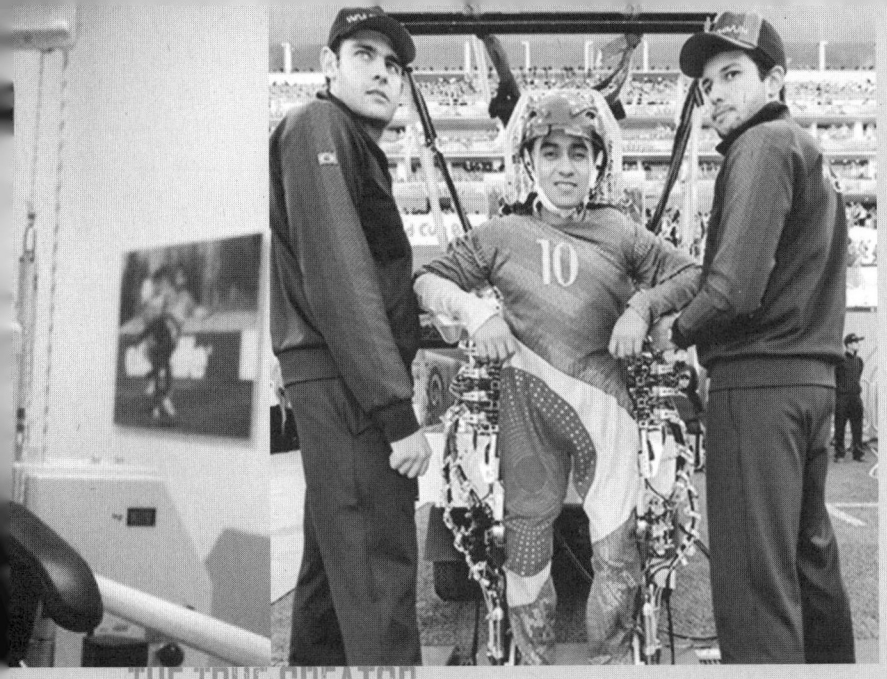

巴西世界杯"机械战甲"首创者

2014年巴西世界杯的首场比赛,28岁的截瘫青年朱利亚诺·平托身穿"机械战甲",开出了世界杯的第一球。这无疑是世界杯历史上最具科技含量的一脚,也是25分钟的开幕式上最动人的一刻。

平托的机械战甲相当拉风,又被称为"外骨骼",颇具未来色彩。据悉,当巴西取得世界杯的举办权后,世界杯组委会的人找到尼科莱利斯,问他是否可以通过一种特殊的方式向世界展示巴西的成就,而不仅仅是足球和桑巴舞。尼科莱利斯说:"我当时提了一个建议——在世界杯开幕式上做一个'外骨骼'的展示,以此告诉人们,即使是残疾人也可以踢球。"

这一革命性的技术展示,正是尼科莱利斯"重新行走项目"的研究成果。它向全球数十亿观众传递了一个信息:大脑控制机器已不仅仅是实验室的演示和技术幻想,因外伤或疾患致残的残障人士很可能再次获得行动能力。

在巴西世界杯结束几个月后,平托和其他一起参加实验的病人被带回实验室进行神经测试,他们的感知、活动和运动功能都有了很大程度的改善。

尼科莱利斯教授的新技术不仅给交通事故和战争受害者带来了希望,也会使渐冻症(肌萎缩性脊髓侧索硬化症)、帕金森病和其他运动障碍患者获益。甚至在不远的将来,人类还能够通过保存意识实现数字化永生。

THE TRUE CREATOR
OF EVERYTHING HOW THE HUMAN BRAIN SHAPED
THE UNIVERSE AS WE KNOW IT

全球最具影响力的 20 位科学家之一

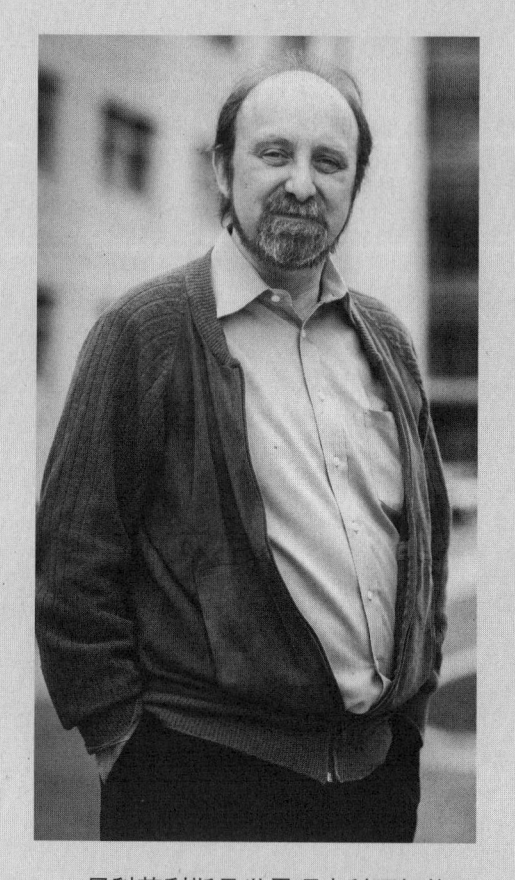

尼科莱利斯是世界顶尖科研机构巴西埃德蒙与莉莉·萨夫拉国际纳塔尔神经科学研究所（Edmond and Lily Safra International Institute of Neuroscience of Natal）的联合创始人和科学主任。2004年，他被美国科普杂志《科学美国人》评为全球最具影响力的 20 位科学家之一，其研究被《麻省理工科技评论》评为十大最具突破性的科技创新之一。

除此之外，他还是法国科学院院士、巴西科学院院士，撰写了 160 多部手稿，参与创办多本专业杂志，拥有三项美国专利。

2020 年 11 月，尼科莱利斯教授应邀参加腾讯 WE 大会，在会上发表以"脑机结合"为主题的演讲。他在演讲中介绍了最新的研究成果，还表示自己的思想是帮助人类实现数字化永生，带领人类走向一个人机交互的全新时代！

作者演讲洽谈，请联系
BD@cheerspublishing.com

更多相关资讯，请关注

湛庐文化微信订阅号

湛庐 CHEERS 特别制作

献词

献给推荐这本书的你们:

华雷斯·阿兰哈·里卡多
塞萨尔·蒂莫·伊里亚
约翰·蔡平
理克·林
乔恩·卡斯
罗纳德·西古勒尔

在一切的开端，
真正的万物创造者说：
"要有光！"
一阵短暂的沉默后，
他接着宣告：
"要有 $E=mc^2$！"

推荐序

宇宙的一切真相都在人脑中

洪 波
清华大学医学院教授

　　解读大脑信号，连接人脑和计算机一直是米格尔·尼科莱利斯教授的追求。和其他脑机接口研究者不同，他总是走在一条不寻常的创新之路上。2000年，他首次通过解析猴子运动脑区的神经细胞放电，实现了机械臂控制，这是脑机接口技术发展的一个里程碑；2013年，他在两只老鼠的大脑之间建立连接，构建了一个脑与脑之间通信的雏形，在学术界引起热议；2014年，在巴西世界杯足球赛开幕式上，他展示了头皮脑电想象运动脑机接口控制外骨骼，让一位脊髓损伤瘫痪的人用大脑信号指挥外骨骼，开出了世界杯开幕式上最有技术含量的一球；2015年，他把多个大脑之间的通信与协作拓展到了三只猴子身上，提出了脑联网（Brainet）的概念。近年来，尼科莱利斯教授在世界各地的讲坛上非常活跃。2017年，他携自己的第一本畅销书《脑机穿越》（*Beyond Boundaries*）来到中国，我在清华大学郑裕彤讲堂主持他的演讲。当时，来自周边高校的同学们挤满讲堂，提问非常热烈，足见他在脑机接口领域的影响力。尼科莱利斯教授是杜克大学的一位神经科学家，也是一位热情的巴西足球迷，演讲和写作都散发着巴西足球的浪漫不羁。这本书也不例外。

《脑机革命》从书名到每段文字，淋漓尽致地展现了尼科莱利斯教授"语不惊人死不休"的不羁风格。首先要说明的是，如果你认为这本书是《脑机穿越》的续集，那可能要失望了，脑机接口只是本书的配角。这是一本认知哲学的书，从神经科学家的角度探讨人脑在宇宙中的地位。一句话概括这本书的核心思想：人脑是宇宙的中心，自然世界在人脑中的投射就是这个宇宙的本质。尼科莱利斯教授把这个理论起名为"大脑相对论"（Relativistic Brain Theory）。听起来这是个唯心论的观点，但它在两个根本前提上是唯物论的：一是承认客观世界的实在性，人脑中的"真相"是自然世界和人脑认知结构之间互动的结果；二是承认人脑认知过程本身是物质性的，尼科莱利斯试图通过自己30年的神经科学研究经验来证明这一点。

虽然书中介绍了数十个脑科学的前沿实验，但尼科莱利斯教授的文字不是典型的科学家风格，而是有着浓烈的文学浪漫和深邃的哲学思辨。他从神经科学、认知哲学、社会心理学三个层面，把冷静的科学实验和科学家、哲学家的争论有机地融合在一起，试图说服读者，宇宙的一切真相都在人脑中。

从神经科学层面，尼科莱利斯教授认为人脑是进化的结晶，是一台布局精密的"有机计算机"。这台有机计算机的诞生，是因为大脑消耗能量，把外界信息吸收组织到其自身的有机结构当中。

受到薛定谔《生命是什么》（What is Life?）一书的启发，我在2019年的一次演讲中提出过类似的观点。疫情期间，我和几位研究生对神经动力学很着迷，试图找到人脑网络拓扑结构和其中的信息流动之间的数学关系，这在很大程度上和尼科莱利斯这个观点契合。大脑这个有机结构的任务是处理来自外部世界连续的模拟信息，例如晚霞的绚烂、田野里紫丁香的味道，抑或是茶杯在手中的温暖，尼科莱利斯称这些信息为哥德尔信息；在大脑内部的初级处理中，信息可以通过神经细胞的群体放电来表示，这部分信息是数字的、离散的，可以通过数字算法在计算机上复现，被他称作香农信息。神经纤维等多种生物介质中的电流构成一个复杂多变的电磁场，这个生物电磁场使得神经细胞活动相互影响，耦合在一起，形成震荡等非线性的动力学。复杂的生物电磁场，犹如"生理胶水"一般把众多神经元放电融合为一个"神经元时空连续体"，在我看来这就是神经流形（Neural Manifold）的形象表述。神经震荡与耦合的效果，类似神经流形空间中的"折叠"，把不同神经细胞群体联系起来，正常的"折叠"支撑了大脑的信息处理；携带高维哥德尔信息的电磁波通过这种"折叠"投射为低维的香农信息，香农信息由神经细胞的脉冲放电来表示，从而决定我们的感觉和运动等。作者试图基于上述框架性观点，构建人脑信息处理的全新理论——大脑相对论。这个名字显然过于夸张，但很好地反映了尼科莱利斯"语不惊人死不休"的风格。他还特别强调了人脑是一个不断涌现的自适应复杂系统，是一个"不可计算的实体"。人脑不能等价为图灵机，人脑的全部活动无法简化为算法程序。他引用了哥德尔的观点来支持这一讨论。尼科莱利斯自己证明的不完备定理意味着人类的思维远远超过了图灵机的能力，大脑"可以生成和确立一些连贯的形式系统——图灵机上运行的算法无法证明的真理"。这部分的讨论在今天人工智能风行一时的背景下，可以带来一些冷静的思考：图灵机体系能涌现通用智能吗？尼科莱利斯还提出，人脑和人脑之间会通过类似"镜像神经元系统"（Mirror Neuron System）建立连接，使得人脑之间可以共享信息，协同行为，从而形成个体脑之间的脑联网，在人类种群中进一步加工抽象来自客观宇宙的信息。在进化和遗传机制的加持下，这个大脑之网成为宇宙间最强大的智能体。

从认知哲学层面，尼科莱利斯教授提出了"大脑中心论宇宙观"（Braincentric Cosmology），也就是这本书的英文书名 *The True Creator of Everything* 所要传达的观点：宇宙的一切真相都在人脑中。他认为，正是大脑精密的神经生理学特性，使得它可以实现外部信息加工的最高层次——心智抽象；在进化和遗传机制的加持下，由人类个体大脑共同组成的脑联网成为宇宙间最强大的智能体，更近一步强化了人类进行心智抽象的能力。宇宙为人类的大脑提供外部信息来源，人类大脑构建这些信息的抽象表征。我们可以将这个构建的过程视作一个不断降维的过程。这个心智抽象的过程还通过脑联网在不同个体的大脑之间进一步传播深化，形成人类共同的心智抽象，从而推动人类对这个宇宙的认识和改造。尼科莱利斯认为，欧几里得的几何原本、哥白尼的日心说、牛顿的经典力学、爱因斯坦的相对论，以及后来的量子力学与弦论等理论和世界观，其实都是人脑和客观世界互动的产物，是人类心智抽象的产物，并不是所谓的"客观真理"。人类认识宇宙的过程受限于大脑本身，理论上是无法探知所谓"客观真理"的。他还特别讨论了时间、空间、因果这些看似绝对的概念，实际上也是人类大脑的心智抽象，这些概念的出现是自然选择的结果，人脑和自然世界互动构建这些概念来增强人类的进化适应度。甚至关于数学的客观性，他也提出了质疑，认为数学同样是建立在人类心智基础上的，并不具备所谓的"客观性"。数学总是那么恰到好处地适用于客观世界，正是因为客观世界在和人脑互动的过程中把内隐的规律嵌入了人脑，数学和逻辑才得以从中涌现。宇宙的一切真相都在人脑中，这个观点其实并非尼科莱利斯教授所独有。这部分还引用了一段爱因斯坦和泰戈尔在1930年关于宇宙本质的辩论，在泰戈尔的追问面前，爱因斯坦也无法证明"真理"具有超越人类认知的客观性，只是推说是自己的信仰。在西方哲学家中，康德在《纯粹理性批判》中突破了人类只能对客观世界被动观察和反映的认识论束缚，认为客观对象的知识是由人类的认知构建出来的。他还认为人类认知深处存在一个先天的认知框架，这个先天的框架是确定和必然的，可以被我们所研究和认知。在东方哲学家中，王阳明提出的"心外无物""心外无理"，"物"和"理"要成为意识上的实体，必然要通过心（Mind），也就是要通过大脑认知的主动构建。他们的思想强调了认知主体和对象之间的互动，强调了认知主体——人脑的能动地位。这一思想的积极意义在于，科学发现并非遥不可及，其实所谓的自然规律本就在人脑之中，深度思考就可以发现这些认知的"暗门"，这些"暗门"被发现之后成为科学知识被大众所掌握，从而转化为改造客观世界的能力，也就是创新技术。

从社会心理学层面, 尼科莱利斯教授大大发展了他的脑联网思想。原本脑联网只是个科学假说,用来描述多个动物个体大脑之间的通信与互动。在本书中,他从正反两个方面讨论了脑联网的社会意义。从正面积极的角度看,脑联网实际上是人类集体意识的物质基础,人类的科学、哲学、艺术领域的伟大思想都通过脑联网在人群中传播,从而变成人类共同的"心智抽象";从反面消极的角度看,脑联网也让"心智病毒"在人群中传播。尼科莱利斯以战争、种族歧视、市场、金钱等为例,说明了脑联网也能助纣为虐,让人类的认知和文明倒退。在本书的最后两章,尼科莱利斯教授提出了一个让人忧心忡忡的问题:人类创造的数字计算机系统正在反过来悄悄改变人脑的认知结构。人类正在慢慢失去同情心、想象力和反思能力,对哥德尔信息的加工能力越来越弱,人们已经习惯于活在手机中的数字信息里,大多数人已经记不得自己什么时候闻到过春天的花香。有一种最危险的可能,人类正在被数字世界"洗脑",人类大脑构建一个和谐宇宙的能力彻底被数字世界所消磨。

掩卷一想,这其实还是一本脑机接口的书。尼科莱利斯教授只是不再关注如何连接大脑和计算机的具体技术,他开始思考人脑和宇宙、人脑和计算机之间的核心关系。答案是清晰有力的:人脑是宇宙的中心,一切尽在脑中寻;人脑及其组成的脑联网,拥有计算机不可能具备的智慧。当我们热衷于讨论人工智能和脑机接口技术的时候,应该有同样深沉的哲学和文化思考。人类应该坚持做人类宇宙的创造者,而不是把自己命运的控制权交给机器。

中文版序

大脑相对论，重新定位人脑的位置

很高兴能够向中国读者介绍我的新书《脑机革命》的中文版，这是继我的第一本书《脑机穿越》后又一部探讨人类智能和人工智能的作品。《脑机穿越》也是由湛庐文化引进的，深受中国读者喜欢。在《脑机穿越》一书中，我主要专注于描述神经科学的基础和脑机接口领域的早期历史。脑机接口是我于20世纪90年代在我一生的挚友兼导师约翰·蔡平（John Chapin）的帮助下开创的全新领域。在本书中，我决定将我对大脑的看法扩展到更广阔的领域。

在《脑机革命》这本书5年的研究和写作过程中，我深入分析了自己作为神经学家40多年以来获知的许多神经科学发现，也结合了世界各地众多实验室的发现。我这样做是想公正地对待地球上，甚至可能是整个宇宙中出现的最复杂、最神秘的有机产品，也是自然选择过程的一个惊人成果——人类大脑。

为了实现这个目标，我开始重新定义人类看待人脑的方式，重新界定人脑的位置——将人脑作为人类在过去10万年中创造和生产的一切事物的中心。从本质上讲，我提出了一个关于大脑如何工作的新理论——我将其命名为"大脑相对论"，进而展示支配人类中枢神经系统运作的关键神经生理学原则，在孤立或作为更大的社会群体的一部分发挥作用时，为何能够从根本上对人类文明的产生、发展和繁荣起到决定性作用。这一分析促使我提出了"大脑中心论宇宙观"。该观点综合了神经科学、历史、哲学、考古学、古生物学、社会学等众多领域的发现和证据。

我们可以将真正的万物创造者看作一首颂歌,它以满腔热忱揭开了神经系统的神秘面纱,让我们得以窥见人类的一切行为和创造怎样从神经系统的"藤蔓"上生发而出。你将看到,孕育人类独特的创造力和好奇心的所有那些无与伦比、不可思议的精神特质,也将人类自身和整个星球置于危险的境地。真正的万物创造者向我们展示了最令人难忘的征服和抽象特技,这些特技不仅彻底改变了人类自身、人类的生活方式,而且改变了自然界的物质结构。在这首献给万物创造者的颂歌当中,我想表达的是:试图理解在一代又一代的进化过程中,人类大脑合集体之力塑造"人类宇宙"(我们对宇宙最好、最全面的解释)的方式,是我们这个时代最崇高和最重要的尝试之一。面对当今世界存在的诸多令人不安的分歧,这种尝试尤为重要。我这样说是因为,对我来说,现代神经科学不仅有义务提供新颖和明确的临床应用和治疗方案,以此显著改善近10亿受神经和精神疾病困扰的人的生活质量,而且让我们有机会根据神经元的生理学原则堪破这一过程的奥秘:人类这一物种为何能够从非洲的树冠上下到地面,四处漫游,在全世界传播人类自身的文化,然后又能够探索数十亿年前促成了地球上有机生物诞生的那些恒星。

愿你喜欢阅读本书,就像我享受本书的写作过程一样!

前言

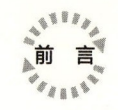

大脑，真正的万物创造者

2007年，当我的祖国巴西正式成为2014年国际足联世界杯（下文简称世界杯）的主办国时，我萌生了一个想法：向全世界观众介绍现代脑科学研究的前沿技术，并展示这项技术在改善人类生活方面的巨大作用。经过5年的筹备，我希望将一段科学演示放到世界杯开幕式的舞台上。我想借此告诉所有人，一个"奇迹"正逐渐变得触手可及。全世界有数百万因严重脊髓损伤而瘫痪的患者，随着科技的发展和对人脑基本运作方式的新的重大认知，神经科学家们离一个伟大的目标越来越近了，那就是帮助这些患者重获行动能力。

在我设计的这段演示中，一位因脊髓损伤导致胸部以下完全瘫痪的巴西年轻人将为世界杯开出第一球。开幕式负责人听到这个宛如天方夜谭的计划后，当即问出了每个人都会提出的问题："可是，截瘫的人怎么踢出这一脚呢？"我的回答让他更加困惑了："通过大脑直接控制的下肢机械外骨骼。"我不慌不忙地说。

出人意料的是，主办方竟同意了我的设想。

现在，难题到了我手上：我需要将它变为现实。

为此，我筹建了一个非营利性国际科学联盟："重新行走项目"（Walk Again Project）。在短短几个月内，几十名来自 25 个国家的工程师、神经科学家、机器人和计算机专家、物理治疗师、康复护理师和技术人员加入了这个项目。接下来的 18 个月是我人生中最疯狂的一段时光，对这个项目中的其他人来说可能也是如此。2013 年 11 月，8 名来自巴西的患者报名成为重新行走项目的志愿者，这是一群虽瘫痪在床，但心怀信念、意志顽强的人。此后的 6 个月，他们每天都按照一套独特的流程进行训练：最开始时，他们需要想象自己移动双腿，如常行走。这个过程被称作运动想象。在之后的训练中，脑机接口仪器将记录他们的脑电活动并进行解码，得到的信息将被传输到下肢机械外骨骼。给患肢套上外骨骼，志愿者便可以通过运动想象，用意念控制自己的"机械腿"。

这一天终于来了。2014 年 6 月 12 日下午 3 点 33 分，在这个凉爽的南半球冬日下午，朱利亚诺·平托（Juliano Pinto）（见图 0-1）努力挺直了躯干。他是重新行走项目的志愿者之一，在一个崭新的机械座舱的支撑下，紧张地站在这片平整的绿草地的一角。此时的球场上有 6.5 万名观众，而屏幕前有 12 亿世界各地的观众。平托在他们的注视下，静静地等待创造历史的时刻降临。

在这个决定命运的冬日下午，我和 24 名重新行走项目的成员就站在平托身后 1 米远的地方。象征着"吹响世界杯号角"的足球已经放在了他的右脚前。为了让世界看清平托身上的外骨骼是怎样运作的，我们在他身上贴了两条 LED 灯带，从头盔连接到机械腿的底端。当外骨骼启动时，灯带将一闪一闪地发出耀眼的蓝光。

我们准备好了！

平托已在轮椅上生活了近 10 年，他心中所有无处倾泻的能量、无从排解的痛苦和无法触碰的希望也已经积攒了 10 年之久，而它们将在这一瞬间随着他右腿的运动全部释放。仅仅 6 个月前，平托做梦也想不到自己这辈子还能完成这个简单的动作。在他的大脑产生包含着运动指令的电信号后，连接外骨骼的计算机将他的想法翻译成机械腿的运动序列。在那一刻，从头盔开始沿着整条机械腿一直延伸至脚踝的 LED 灯带闪烁的蓝光快速变换为绿光和黄光。

时间仿佛停止了。在这令人难以忘怀的 1 秒钟之内，在平托的身体和外骨骼的平衡系统的共同作用下，他的身体重心移动到了左脚上。然后，在机械金属外壳的轻轻带动下，他抬起右腿，摆出了纯正巴西式脚法的架势。抬到最高点时，平托的身体微微前倾，做好了全部准备，即将踢出这有史以来最令人难以置信的一脚。

接着，随着平托的右脚撞击足球，足球轻柔地从边缘滚落到红木平台。他正站在这个平台上，像 10 年前那样挺拔地站着。他发出了响亮的、来自内心深处的呐喊，这是一声用无数汗水换来的呐喊。平托攥紧了拳头，在巴西灰色的天空下挥舞着，肆意庆祝着他的"进球"。这时才回过神来的我们感到无比震撼，一件了不起的事情刚刚发生了！我们跑向平托，将他团团抱住。这恐怕是世界杯史上参与庆祝的博士人数最多的一次了。在拥抱和亲吻中，我们的泪水与平托的泪水交织在一起，他高声喊道："我感觉到了球！我感觉到了球！"这个简单的句子深刻地概括了刚才发生的一切。

更多的惊喜还在前方。根据重新行走项目的临床方案，患者需要定期进行神经检查。这一开始仅仅是出于学术探究的目的，毕竟这些患者已经瘫痪多年，且受伤部位以下的身体失去了全部知觉。这些年中，患者们的临床状态不曾发生变化，因此，我们预计神经检查中也不会出现不一样的结果。然而有一天，一名女性患者告诉我们的物理治疗师，她在海边度周末时，她的双腿 14 年来竟第一次感受到了阳光的炽热。我们开始怀疑有一些不同寻常的事情正在发生。

美国脊髓损伤协会制定了一套用于评估脊髓损伤级别的标准。项目开始时，我们的 8 位患者中有 7 位被评为 A 级，这意味着他们在损伤部位以下的身体完全瘫痪，并失去了所有触觉敏感性。有 1 位患者被评为 B 级，意味着尽管他的损伤部位以下也完全瘫痪，但仍保留了一部分感官功能。

到 2014 年 8 月时，收集到的数据让我们难以置信。经过 8 个月的训练，8 位患者表现出明显的临床体征改善迹象：他们的双腿正在重新获得主动运动控制能力和触觉感受，同时他们对肠道和膀胱的控制能力也有了提升。

这些结果让我们非常惊喜，但是为了排除短暂临床波动的可能性，我们在 3 个月后重复了这一整套神经检查。2015 年初，我们再次得到了令人难以置信的数据。所有患者都在稳定的临床康复中，而且他们的运动、感官和内脏功能都得到了进一步改善。他们重新获得了主动收缩臀部和腿部多处肌肉的能力，并且至少有 3 名患者在被悬吊起来时，能进行自主的腿部复合运动。其中 1 名患者甚至真正实现了在双腿悬空时重新"行走"。

与此同时，我们将患者身体敏感度测试结果进行平均后，发现他们对疼痛更加敏感了。在脊髓损伤部位以下的多个身体部位，患者区分不同触觉刺激的能力都有所提高。他们对压力和震动的辨别能力也有了大幅提升。

2015 年末，项目接近尾声，7 名患者（另外 1 名患者在 2014 年底退出了）都获得了前所未有的神经康复，他们因此被重新进行了评级，并且全部被认定为 C 级，这说明他们现在仅仅是部分瘫痪了！平托就是一个极好的证明：现在，他的脚部有了基本的触觉。

这并不是终点。到了 2016 年，包括平托在内的 2 名患者开始使用非侵入式功能性电刺激作为神经修复工具，即通过皮肤表面的微小电流帮助提高肌肉收缩能力。在加入重新行走项目之前，由于损伤太过严重，这样的刺激对他们不起作用。现在，在辅助仪器的帮助下，他们可以在承受自身体重 30% ～ 40% 的情况下，重新开始行走。截至 2017 年底，他们像这样利用简易的辅助仪器已经行走了接近 5 000 步。

前 言 大脑，真正的万物创造者

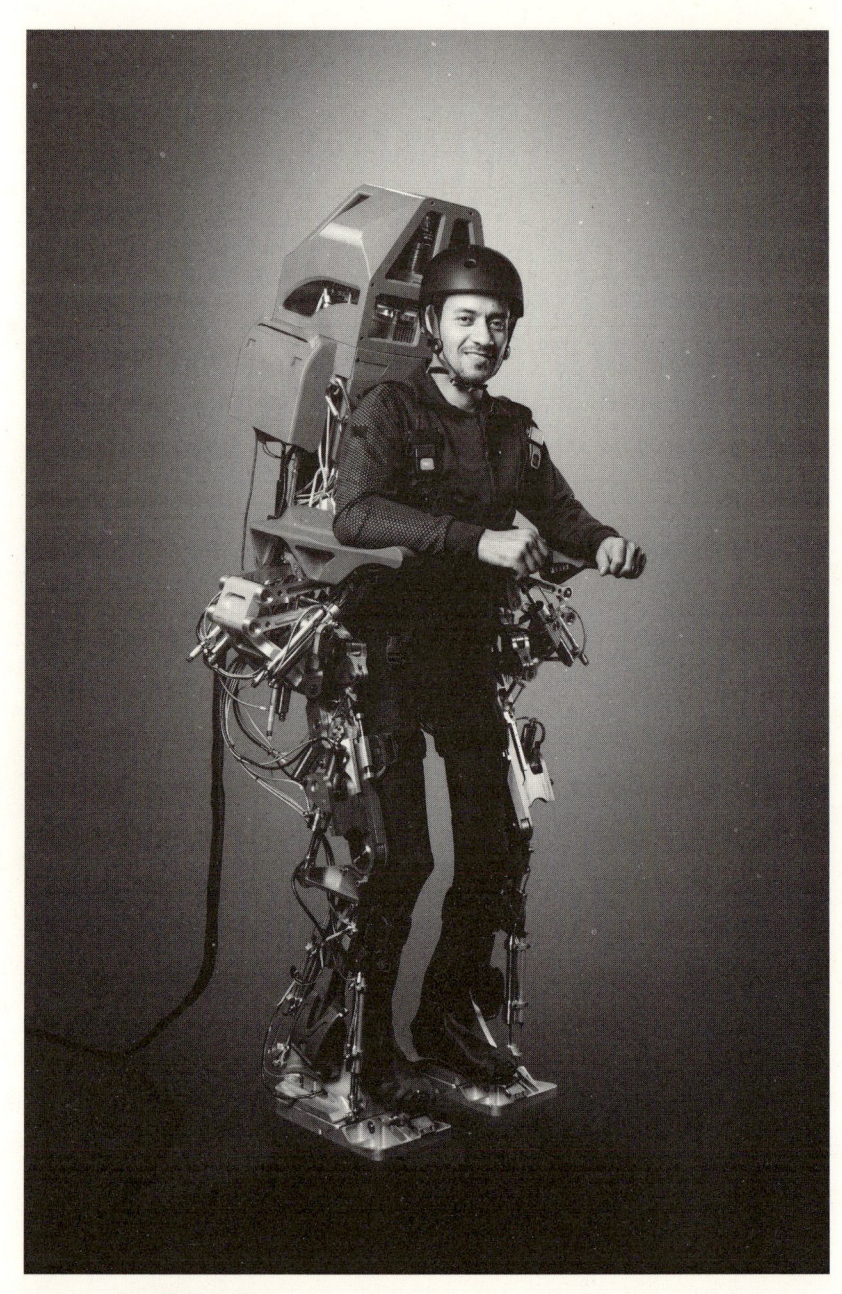

图 0-1 朱利亚诺·平托

通过进一步的临床分析，我们发现该项目中的女性患者重新感受到了腹部收缩，这说明她们的月经可能正逐步恢复正常。其中一名女性的内脏功能和会阴部触觉有了非常显著的恢复，她因此决定再次尝试怀孕。9个月后，她在临盆时感受到了宫缩的如期而至，并成功生下了一名健康的男婴。

除了这些出人意料的部分临床康复案例，我们还发现，神经修复方案使患者重塑了对自我的认知。在他们的大脑中，机械外骨骼已经与躯体同化，真正成为身体的一部分！

这引出了一个重要的问题：这一切源于怎样的机制或是怎样的大脑属性呢？是什么在以如此颠覆性的方式重塑患者的自我？它又是怎样触发如此显著、前所未有的神经系统修复的呢？

或许很多人会认为，平托在那个下午踢出的一脚球是赛博格式半机械人时代的终极宣传海报，或是对宣扬技术"增强"人体的超人类主义的认可。然而，我对此有完全不同的解读。在大家赞叹人类与机器的无缝融合时，我却观察到了人类的大脑又一次展示着它的力量，这是一种无与伦比的、鼓舞人心的自适应能力。在人类发展的历史长河中，每当世界为我们呈现一种崭新的可能性时，大脑便会释放这股力量，迎接挑战。

我希望充分证明这一种诠释。同时，我想要论证我的一个观点，那就是人类大脑是一种强大的有机计算机装置，如今还没有一种人类制造的机器能出其右，哪怕是其中最成功、应用最广泛的数字计算机。于是，我很快意识到现代神经科学需要一种全新的理论，从而回答这一问题：经过几百万年的进化，人类大脑如何成为真正的万物创造者？

目 录

推荐序　　　宇宙的一切真相都在人脑中

　　　　　　　　　　　　　　　　　　　　　　洪　波
　　　　　　　　　　　　　　　　　　　　清华大学医学院教授

中文版序　　大脑相对论，重新定位人脑的位置
前　言　　　大脑，真正的万物创造者

第 1 章　　　大脑，一切精妙而复杂的"衍生故事"的
　　　　　　开端　　　　　　　　　　　　　　　001
　　　　　　大脑相对论　　　　　　　　　　　　　003
　　　　　　一切都是大脑的投射　　　　　　　　　007

第 2 章　　　登上进化的舞台：对内最佳布局，对外
　　　　　　高度连接　　　　　　　　　　　　　009
　　　　　　大脑是一台"有机计算机"　　　　　　011
　　　　　　人脑进化简史　　　　　　　　　　　　016

第 3 章　　　信息与大脑：生命的意义在于消耗能量，
　　　　　　从而使信息嵌入有机生物　　　　　　027
　　　　　　能量耗散成为知识　　　　　　　　　　035
　　　　　　大脑初始的三维结构　　　　　　　　　040

第 4 章 大脑的动态之能　　053
大脑，我们神秘的造物主　　054
神经元五大生理学原理，心智抽象的基础　　067

第 5 章 大脑相对论：大脑如何工作以及为何它不能被复制　　079
人类大脑为每个人"雕刻"出自我意识，也"雕刻"出宇宙　　082
橡胶手错觉实验　　093
无法被任何机器模拟的机器　　099

第 6 章 为什么真正的万物创造者不是一台机器　　109
大脑是真正的创造者，而不是相反　　111
图灵测试，所有混乱的开始　　113
大脑，是一个不断涌现的复杂自适应系统　　116
人的心智活动不能被简化为运行算法的数字系统　　120

第 7 章 脑联网，人类社会行为之源　　135
将 3 个独立大脑同时连到一台计算机上　　136
用于运动控制的共享式脑机接口　　138
"乘客"和"观察员"　　142
神秘的镜像神经元　　147
脑联网的 4 个机制　　151

第 8 章 以大脑为中心，重塑我们的宇宙观　　171
令人难以置信的美和力量　　173
宇宙创造了大脑，大脑重建了宇宙　　177

目 录

第 9 章	用空间、时间与数学构建一个宇宙	199
	时间，一种彻底改变世界运行方式的新秩序感	200
	语言，历史和计时这对双胞胎的母亲	205
	空间，从定义、扩展到重塑	216
	物理革命，让空间的范围爆炸好几个数量级	218
	引力波，让宇宙发生连续的弯曲与折叠	219
	宇宙中的一切都是人类大脑的造物	223
	多模态校准，给予每个人对外部世界的共识模式	226

第 10 章	数学的肖像是一张人脸，追寻数学的真正起源	231
	上帝是数学家？我们才是！	232
	"数感"的能力是天生的	236
	量子力学	249
	我们所有人的宇宙	254

第 11 章	抽象是所有科学理论的基础	259
	脑联网，人类大脑极易成为心智抽象的猎物	263
	电子媒介让我们与全人类密切相关	274

第 12 章	数字逻辑沉迷如何改变了我们的大脑	285
	相比于大规模失业，失去生而为人的特质更可怕	289
	将掌控权交给机器，人类智能将退化为人工智能	294

结 语	湮灭 Vs. 不朽，真正万物创造者的最终选择	305
后 记	创造宇宙，我们唯一可能的物质现实的表达	323
致 谢		325

第 1 章

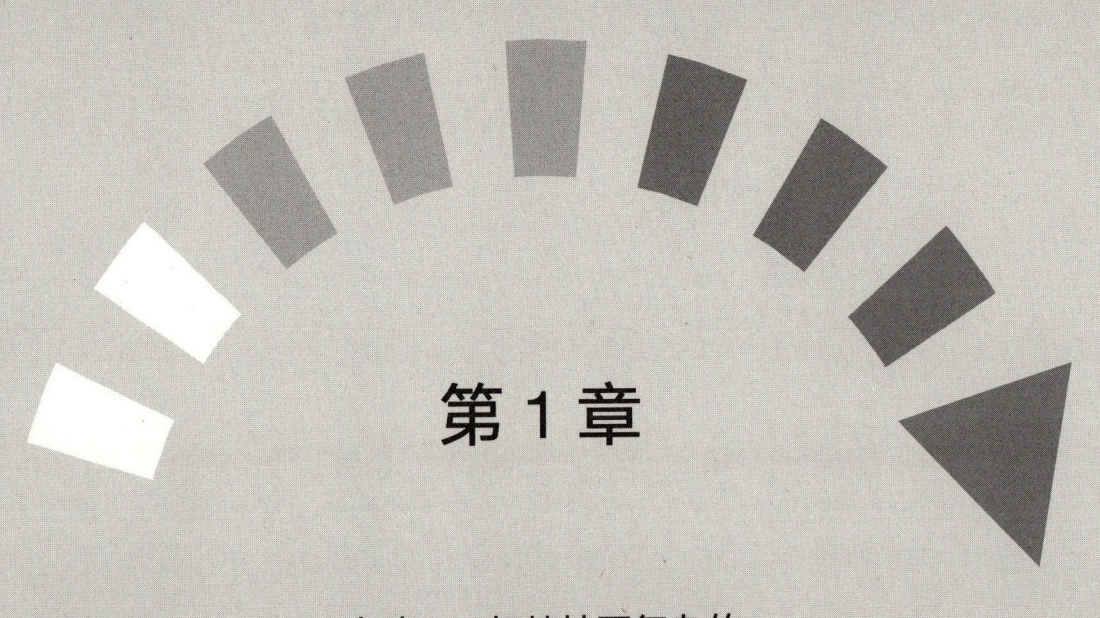

大脑，一切精妙而复杂的
"衍生故事"的开端

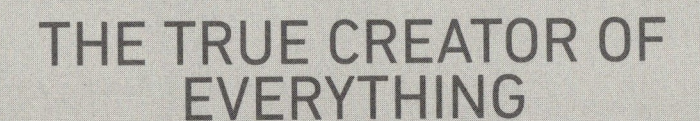

THE TRUE CREATOR OF
EVERYTHING

最初，人类还只是灵长目动物。而后，人类的大脑这高度复杂、由 860 亿个盘根错节的神经元组成的网络，沿着进化的随机进程漫无目的地游走，历经多次"心智大爆炸"，数百万年后，人类智能诞生了。起初，这种智能漫无边际、无拘无束，宛如某种生物等离子体般迅速扩张。但很快，这心智大熔炉便锻造出了可直立行走的双足、灵巧的双手、制造工具的能力、口头语言和书面语言、复杂的社会关系，乃至抽象思维、内省、意识和自由意志。

人类生命体也从这同一个心智熔炉中获得了有史以来关于空间与时间最缜密而又全面的概念。这一概念的形成仿佛开启了一扇闸门，大脑的抽象能力得以如洪水般倾涌而出，而这种抽象能力正是人类赖以发展的灵丹妙药。很快，构成心智的砖块开始主导人类生存环境以及文明的本质——从自我本位到利己意识，到人类对精心设计的经济体系和政治结构的最深刻信仰，再到人类特有的、对周围环境的神经重构。在不起眼的神经电磁风暴中，塑造人类一切物质现实的伟大雕刻家现身了——它是我们史诗般悲剧历史的高超作曲家和唯一缔造者，是洞察大自然最深刻奥秘的探险家，是永不停息寻找神秘起源真相的求知者。它是伟大的魔术师、离经叛道的神秘主义者、多才多艺的艺术家以及抒情诗人，它将其精确无误的神经元韵律注入了每一部作品、每一声低喃。它创造了所有精妙的神话、洞穴壁画、宗教信条、书面记录与科学理论，所有屹立的纪念碑、探险远航和史诗般的征服，以及在这个我们称之为"家"的完美蓝色星球上生活过的每一个原住民的爱恋与梦想。

在这场"大进化"发生了大约 10 万年之后，当真正的万物创造者回首这些近乎奇迹的成就时，它惊讶地发现自己已创造出一个全新的宇宙。

大脑相对论

《脑机革命》讲述了人类大脑运作方式的故事，以及它在人类宇宙中独特的中心位置。当我说到"人类宇宙"时，我是指由人类大脑孕育的一切——知识、感知、神话、艺术、科技、宗教信仰、科学与哲学理论、文化与道德伦理传统以及智力与体能的超越……简而言之，人类宇宙包含了定义人类这一物种的一切，包括好的和坏的。然而，这并非一本历史书，也不是一份神经科学综述，而是一部力图以一个崭新的架构理解大脑的科学之书。本书的核心在于介绍一种全新的理论，详细展示人类大脑如何独自或协同其他大脑完成种种壮举。我把这个新的理论框架称为"大脑相对论"。

当我开始计划写作这本书时，我试图围绕脑科学构建中心论点，毕竟这是我多年来一直研究的领域。然而，我很快意识到这一选择过于狭隘了。我需要将眼界拓宽并冒险进入那些神经科学家很少涉足的领域，诸如哲学、艺术、考古学、古生物学、计算机史、量子力学、语言学、数学、机器人学和宇宙学等领域。

研读了几个月的资料后，我仍然不知道如何展开叙述。在这个过程中，我偶然读到了杰出的英国艺术史家恩斯特·贡布里希（Ernst Gombrich）的著作《艺术的故事》（The Story of Art）。我母亲是巴西著名的小说家，她当时担心我有写作障碍，便将这本书作为圣诞礼物送给了我。有一天晚上我很晚才到家，决定在睡觉前阅读一会儿，便拿起了这本书。没想到开头的寥寥数语就使我睡意全无。就是它了！我用纯黑色墨水在白色光面纸上写下："这就是我的故事的开端！"直到第二天清晨，我都无法将书合上。

贡布里希这样写道：“实际上并没有艺术这种东西，只有艺术家而已。所谓的艺术家从前是用有色土在洞窟的石壁上大略画个野牛形状，现在是购买颜料，为招贴版设计广告画。过去也好，现在也好，艺术家还做其他许多工作。”①

不经意间，我找到了一个盟友。贡布里希和我发现了同一个秘密：如果没有人脑——我们这种灵长目动物的大脑，如果它未经独特的进化过程并极为偶然地演变为今天的样子——恐怕整个广袤宇宙中的任何地方都不会发生第二次，世上根本不会存在艺术。因为艺术表现都是好奇和无情的人类大脑的副产品，它渴望将自己内在的神经元宇宙投射到现实世界。

这个秘密似乎微不足道，不过是对一些我们看待事物的惯常方式的赘述，看似毫无意义。但将人脑置于人类宇宙的中心有着深远的影响，它将改变人类对现在的生活的看法，也将决定人类的后代会继承什么样的未来。事实上只要稍作修改，贡布里希的评论便可以作为任何描述人类大脑思维产物的图书的开篇，比如一本介绍物理学的书。我们的物理理论已经能够成功描述多个空间尺度上发生的自然现象，然而大多数人，包括物理学家，往往会忘记物理学的基础，比如质量或电荷，真正意味着什么。我的好朋友马塞洛·格莱塞（Marcelo Gleiser）是一位在美国达特茅斯学院工作的巴西理论物理学家。他在其精彩著作《知识之岛》（*The Island of Knowledge*）中写道："质量与电荷本身并不存在，它们只是人类为了描述自然世界构建的一种叙述方式。"

马塞洛和我对人类宇宙的含义做出了同样的表述：假如另一个智慧生物来到了地球，并能与人类交流，比如《星际迷航》（*Star Trek*）②中来自瓦肯星（Vulcan）的斯波克先生，我们很可能会发现，他用于描述他们那一物种的宇宙观，包括他们对宇宙的解释和理论，乃至使用的基础概念与构建框架，都与人类的宇宙观大

---

① 贡布里希.艺术的故事.范景中，译.北京：生活·读书·新知三联书店，1999.——译者注
②《星际迷航》是由美国派拉蒙影视制作的科幻电影系列，描述了一个乐观的未来世界：人类同外星种族携手共进，寻找新世界，发现新文明。——编者注

第 1 章 大脑，一切精妙而复杂的"衍生故事"的开端

相径庭。图 1-1 展示了我提出的"大脑中心论宇宙观"，我会在第 8 章中详细介绍这一概念。难道不正应该这样吗？毕竟，斯波克先生的大脑是由瓦肯星而非地球上的进化历程与文化历史塑造的，因而与人类的大脑完全不同。在我看来，人类与斯波克先生的宇宙观难分高下，这两种宇宙观只代表了两种不同类型的有机智能凭借宇宙提供给他们的东西构建出了最为近似的两种宇宙观。不论这个诞生于 138 亿年前的宇宙（请注意，这是人类的估计）中存在着什么，人类的大脑都会认为，宇宙是巨量潜在信息的集合，正等待着一个智慧的观察者从中提取知识，并几乎在同一瞬间为这一切赋予意义。我敢说，对任何外星人的大脑来说同样如此。

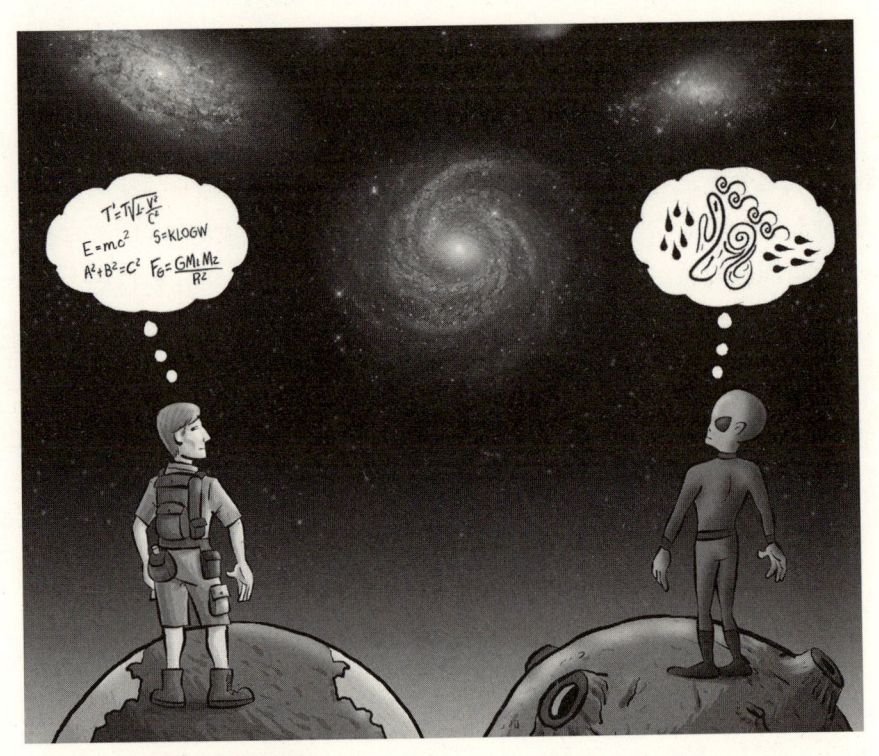

图 1-1 大脑中心论宇宙观

注：人类使用数学描述宇宙，而这与由外星人的中枢神经系统产生的描述很可能大相径庭。

资料来源：Custódio Rosa。

赋予事物以意义、创造知识，这是真正的万物创造者擅长的领域。知识使我们能够适应瞬息万变的环境，也使我们获得了从宇宙中持续不断提取信息的能力。质子、夸克、星系、恒星、行星、岩石、树木、鱼、猫、鸟……我们如何称呼它们并不重要（斯波克先生一定会说他能想出更好的名字）。从人类大脑的角度看来，这些都是描述宇宙提供给我们的原始信息的不同方式。人类大脑赋予所有这些物体名称和意义，但它们的内核始终是相同的：潜在信息。

你或许会开始怀疑巴西的神经科学家和物理学家在圣保罗或里约热内卢长大时，喝的水里一定被人放了什么奇怪的东西，他们才会这样胡言乱语。那么，我们来分析一下这个观点。大多数时候我们谈论物理学时，会把它当作某种普遍存在的、有生命的实体，就像贡布里希提到的有大写字母 A 的 Art（艺术）一样。然而，物理学本身根本不存在。**真正存在的是人类心智构建的集合，该集合提供了迄今为止对自然世界的最佳和最准确的描述**。物理学，就像数学或任何其他科学知识的积累一样，是由曾经在某些富有远见的人类大脑中闪现的电磁波风暴的影响和回声来定义的。这些大脑属于泰勒斯、毕达哥拉斯、欧几里得、阿基米德、丢番图、花剌子模、海亚姆、哥白尼、开普勒、伽利略、牛顿、麦克斯韦、玻尔、居里夫人、卢瑟福、爱因斯坦、海森堡、薛定谔、斯塔克尔伯格等。

贡布里希对艺术的定义也遵循着同样的逻辑。在过去的数万年中，人类大脑中产生了无数绚烂耀眼的心智图像，并通过雕刻或绘画记录下来，从而将内心深处的记忆、情感、欲望、信仰、宇宙观、预感或预言记录在各种媒介上。最初的媒介是自己的身体，然后是石头、骨头、木材、岩石、洞穴墙壁，接下来是金属、画布、大理石、纸张和教堂天顶与窗户，而后有了录像带、CD-ROM、DVD、半导体存储器和云存储。从旧石器时代阿尔塔米拉洞穴壁画的不知名创作者，到波提切利、米开朗琪罗、达·芬奇、卡拉瓦乔、弗米尔、伦勃朗、透纳、莫奈、塞尚、梵高、高更和毕加索等艺术家，这些艺术家将大脑中不可捉摸的电磁风暴转化为五彩斑斓的史诗寓言，记录了他们对于人类意义的探寻。

因此，我们有理由相信，人类对宇宙做出的最好、最准确的描述无非是大脑的一系列精妙而杰出的"心智衍生故事"，比如数学与逻辑。许多理论都是以其创造者的名字命名的，比如开普勒定律、伽利略相对性原理、牛顿运动定律、描述电磁现象的麦克斯韦方程组、爱因斯坦的狭义相对论和广义相对论、海森堡不确定性原理和薛定谔方程。

这种观点看似会惹恼物理学家，可它实际上完全没有贬低他们的成就，而只是补充了一条锦上添花般的注释：尽管大多数物理学家通常认为自己的科学探究过程完全没有受到个人意识的干扰，但其实他们中的每一位都是才华横溢的神经科学家，能够触及人类心智最深处的运作过程。而这一观点也意味着，在寻找物理学"圣杯"——可囊括万物的物理学终极理论时，如果不与全面的人类心智相关的综合理论相结合，那么探索就不可能成功。大多数传统的物理学家往往十分抗拒这类观念，他们认为科学理论独立于人的主观性而存在，与人的心智毫无关系。但我希望在本书中展示一些最神秘的自然现象，包括时间和空间等原始概念。

至此，我们可以开始了。

一切都是大脑的投射

根据目前最被大众普遍接受的描述，在孕育宇宙的奇异大爆炸事件后仅仅40万年，光最终逃逸了出来，穿梭于浩瀚宇宙，直到它遇到能够重现其史诗般旅程并试图赋予其一些意义的人或事。在大约50亿年前，一块小小的蓝色石头（地球）在星际尘埃的聚变中诞生了，当它围绕着一颗普通的中微子黄色恒星运行时，它自己也迷失在某个普通星系中一个不起眼的角落里。来自宇宙深处的光遇见了渴望了解它的人，这些人在进化过程中获得了智慧，掌握了制造工具的能力，他们开始认真地在大脑中重塑潜在信息流的来路，迫切地探寻着它可能意味着什么。这是人类心智的一次伟大的集体创作。图 1-2 描述的三种宇宙观或许可以使我们对这一史诗般的人类集体心智创造行为的艰巨性略知一二。无论是面对美国国家航空航天局（NASA）对已知宇宙的最前沿描述，还是面对米开朗琪罗绘制的教堂天顶画，或是拉斯科岩洞壁画，都不免令人一时感到无法呼吸，谦卑之感油然而生，尤其会因这位真正的万物创造者在如此短的一瞬中创造出的辉煌奇迹而深深感动。

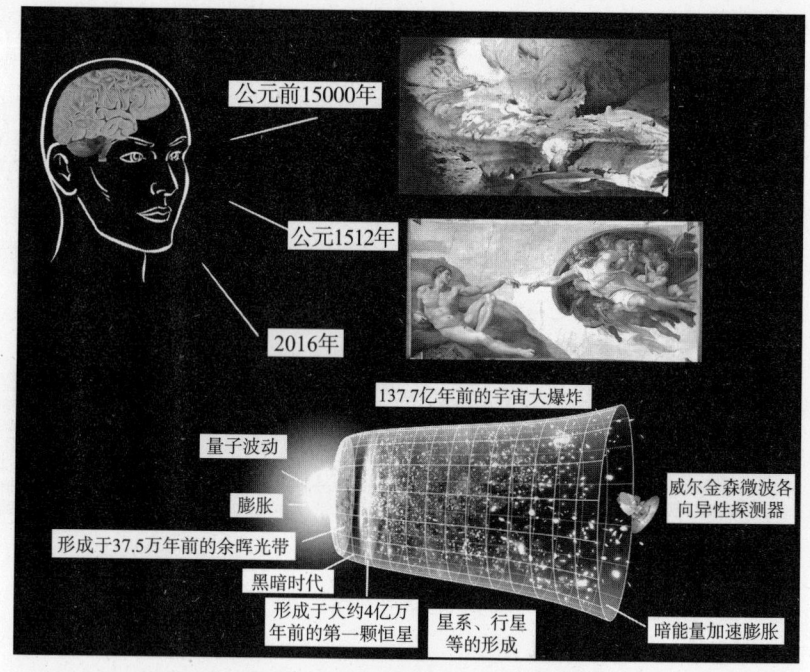

图 1-2　真正的万物创造者在不同时期提出的三种宇宙观

注：旧石器时代，人类的祖先在拉斯科岩洞中绘制的野牛图；米开朗琪罗绘制的西斯廷教堂天顶画；NASA 关于宇宙起源的最新描述。

资料来源：Custódio Rosa。

第 2 章

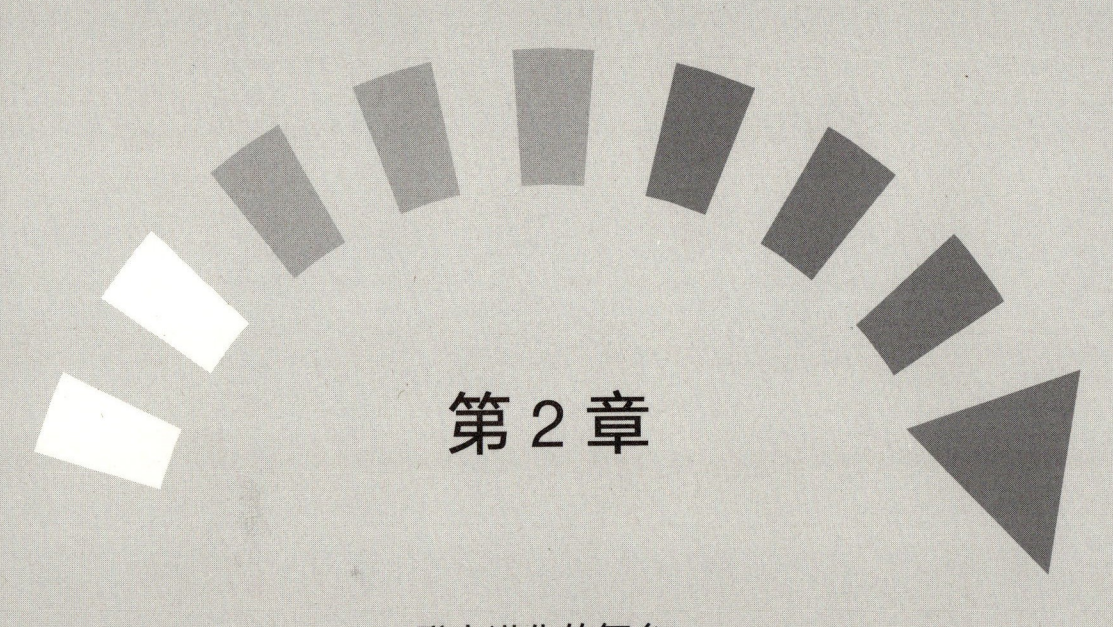

登上进化的舞台：
对内最佳布局，对外高度连接

THE TRUE CREATOR OF
EVERYTHING

丛林深处传来尖利的口哨声，草地上的野牛被惊动，抬起了它笨重的黑脑袋。而此刻，它的命运已然注定。

山谷里雾气弥漫，这头强壮的野牛一时间无法看清周遭，当火焰与一连串狂野的咕噜声和尖叫声从它面前茂密的树叶中一同爆发时，它被突如其来的恐惧包围了。片刻的犹豫后，它掉转庞大的身躯，决定逃跑，力图跑得离火焰和正在逼近的两足动物群越远越好。从无法动弹的恐惧到无法遏制的逃跑欲望，在这混乱的过渡瞬间，野牛的背部受到了第一次撞击。随之而来的疼痛剧烈而彻骨。不等野牛意识到自己的四条腿已无法回应被唤醒的大脑发出的紧急指令，类似的撞击便接踵而来。短短几秒钟之内，野牛的命运已成定局。此刻它唯一能做的，不过是屈服于身体的虚弱和无力，而后直接摔倒在地。

野性的咕噜声越来越近了，接着莫名其妙地又开始后撤，野牛此时终于能看清包围着它的生物了。那是一群欢欣雀跃的猎手，每个人都身披多层鞣制的兽皮、手握锋利的石刀，他们用自己灵活的双手打造了那些石刀。声音渐息，但这并不意味着猎手会离开。恰恰相反，未来的几千年中，他们将一直存在。在那个早上，唯一急剧衰退的是野牛面对猎手保持警觉的能力。此刻它正经历着生命的最后几秒钟，惊诧于自己的生命将消逝得如此之快。

刚刚发生的这一幕被记录在了洞窟壁画上，成为不朽之作。对野牛来说，这无疑起不到任何安慰作用，而对于人类，这幅画的意义在于纪念它的牺牲，让更多猎人了解今天早上使用的战术，甚至在于描述对野牛死后到达的那个神秘世界的信仰。野牛成了一种惊天动地的崭新生活方式的牺牲品，这种生活方式无与伦比，是它永远无法理解的。直到意识尚存的最后瞬间，这头神奇的野兽都无法明白它的毁灭是精心谋划的结果，而背后主使正是通过随机自然选择得到的最强大、最具创造力、最高效，有时也是最致命的并行有机计算机——人类"脑联网"来实现的。

大脑是一台"有机计算机"

自600万年前人类的祖先与现代黑猩猩的祖先分道扬镳后，人类在复杂的进化过程中获得了一些重要的神经生物学特性，而它们都在刚才那幅虚构的史前狩猎场景的重建中有所展现。总而言之，这个过程赋予了人类前所未有的心智能力。不过直到今天，在确认促使这种非凡的神经系统适应性事件出现的确切因果链方面，仍然存在许多疑问。因此，我不会对此展开详细介绍，而将重点放在那些必不可少的转变和神经生物学机制上，因为它们使现代智人的大脑得以出现并接管整个地球。说得更具体一些就是，我的目标是描述这样一台有机计算机（我喜欢这样描述人脑）是如何实现其现代配置，并在此过程中获得实现一系列人类核心行为的能力的，而这正是将真正的万物创造者推向人类宇宙中心的根基。

古生物学家和人类学家注意到人类的大脑在进化中变得越来越大，这一过程被称为"脑化"（encephalization）。这是历史上我们发现的首个可能解释人类行为复杂性的潜在因素。这个过程大约在250万年前开始（见图2-1）。在此之前，最早出现的直立行走原始人的大脑，例如那只被命名为露西的南方古猿阿法种，其脑容量约为400立方厘米，与现代黑猩猩和大猩猩差不多。然而，到了250万年前，一个能够制造工具的能人（Homo habilis）的脑容量约为650立方厘米，与露西相比已增大了50%。

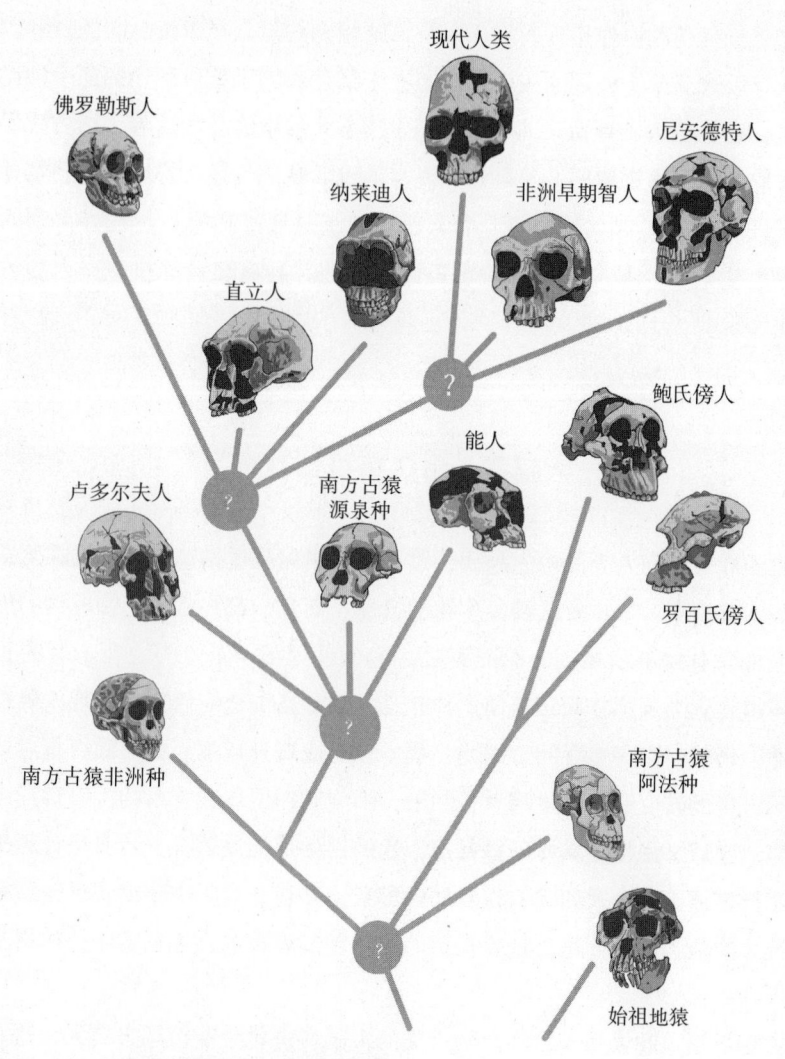

图 2-1　一个推测的原始人类物种家族树

注：问号代表古人类学家无法确定这一分支的产生方式。

资料来源：图片由 John Hawks 提供。首次发表信息：Lee Berger, John Hawks, *Almost Human: The Astonishing Tale of Homo Naledi and the Discovery That Changed Our Human Story* [New York: National Geographic, 2017]。

又过了 200 万年，大脑才进入第二个加速生长阶段。这个阶段从距今约 50 万年前开始，一直延续了 30 万年。在此期间，进化舞台上的下一个主角——直立人出场了，它们的大脑容量达到了 1 200 立方厘米的峰值。距今 20 万～3 万年前，尼安德特人的脑容量达到了人类近亲脑容量的巅峰，约有 1 600 立方厘米。然而，当人类的祖先终于登场时，人类男性的脑容量已减至约 1 270 立方厘米，而人类女性的脑容量约为 1 130 立方厘米。在这些数字背后值得我们格外关注的一个关键因素是，人类这一分支的大脑在 250 万年内的增长远比人类身体的其他部位多得多。与最早出现的原始人类相比，现代人类的大脑容量实现了 3 倍增长，孕育了一个中枢神经系统，这个中枢神经系统大约是与同人类体重相似的哺乳动物的 9 倍。

从南方古猿阿法种到智人，是什么促成了脑容量的 3 倍增长呢？当对大脑各个区域按身体重量标准化后，我们发现其中新皮质体积的巨量增大是最重要的因素。新皮质是人类大脑最外层由神经元组织构成的一块非常复杂的区域，与最高等的认知能力有关。而正是这些能力定义了人类，使人类脱颖而出。在大多数灵长目动物中，新皮质大约占据 50% 的大脑空间，而在人类中则几乎占据了中枢神经系统总体积的 80%。

更大的大脑组织需要更多的能量，因此人类祖先不得不寻找更多的能量来源以支持他们进化出的"饥饿"的中枢神经系统。这是一个进化上的悖论。若想弄清脑容量爆炸式增长的原因，必须首先解释这个悖论。事实上，尽管人类大脑的重量只占体重的 2%，但它消耗的能量占了大约 20%。这意味着我们需要获取更多的食物，这就得让更多的动物暴露在人类狩猎者周围，比如刚才那头野牛，要么改变饮食结构，以摄入更多热量。我们的祖先选择了后面这条路。起初，与其他灵长目动物一样，他们的食物以随处可得的叶子和果实为主。随后，人类祖先有了食用更多动物肉类的机会。由于肉类富含脂肪和蛋白质，同样体积的食物包含的能量要多得多。当原始人类学会了用火烹饪后，他们的生存条件又有了更大的改善。动物肉和高能量蔬菜经过烹制后，变得容易消化了，而且制熟后的食物热量进一步增加。与此同时，人类的肠道（尤其是结肠）逐渐变小，其结构的复杂度也降低了，这可能也是饮食结构改变导致的。内脏需要的能量变少，节省的额外能量便可以用来支持更大的大脑的运转。

尽管这个理论解释了维持人类大脑运转的能量来源，却没能告诉我们最初这个相较于人类体型来说不成比例的庞大的神经系统出现的原因。经过几次失败的尝试之后，直到20世纪80年代，学界对此才有了较为清晰且非常有吸引力的假说。理查德·伯恩（Richard Byrne）和安德鲁·威滕（Andrew Witten）认为，猿类与人类的大脑随着社群功能的日益复杂而增大。这一理论被称作马基雅弗利智力假说（Machiavellian theory of intelligence）。该假说指出，猿类或人类社群若要延续并繁荣，社群中的每个个体都需要应对复杂而不断变化的社会关系。正确地获取、理解和运用这些关系，对于识别朋友、合作者和潜在威胁至关重要。因此，伯恩和威滕认为，处理海量社会信息的巨大挑战，使得猿类尤其是人类需要发展出更大的大脑。

换句话说，根据马基雅弗利智力假说，一个处在社群中且与其他成员每天进行交流的人需要更大的大脑来构建一个基于大脑的社交地图。同时，更大的大脑对于"心智理论"（theory of mind）也是必不可少的。心智理论指的是人类拥有感知周围他人的心理状态，并在互动中可以时刻注意他人状态变化的能力。有了这一能力，人类学会了关注他人对于自己和社群的看法。显然，要利用这种强大的能力，我们必须假设更大的大脑也赋予了人类自我认知、自我意识和建立大脑自身观念的能力。

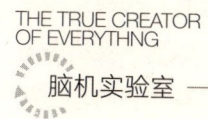

THE TRUE CREATOR
OF EVERYTHNG

脑机实验室

类人猿平均社群规模与新皮质占比

20世纪90年代，英国人类学家、牛津大学进化心理学家罗宾·邓巴（Robin Dunbar）[①]提出了一种新方法，用实验支持了马基雅弗利智力假说。邓巴将研究重点放在大脑中的新皮质上，而非整个大脑的大小上。尽管大脑的其他区域也都有各自重要的生理功能，但当我们研究工具的制造、语言的产生、自我意识的建立、心智理论和许多其他心理属性时，我们必须研究新皮质。

邓巴决定选取灵长目动物社群的规模作为研究参数来检验这一理论，这一参数反映了社交的复杂程度，并且很容易量化。邓巴的这一天才设计得到了图 2-2 所示的惊人结果。图中的数据点来自不同的类人猿物种：猴子和猿。纵坐标表示平均社群规模，横坐标表示新皮质占比。显而易见，几个灵长目物种在社群大小的对数会沿着一条直线拟合，成为与之相对应的新皮质占比的对数函数。因此，基于这张图，我们能够很容易根据某一物种的新皮质占比，估算出该物种理想的社群规模。为了纪念邓巴的发现，人们将通过这条曲线得到的动物群体大小的估计值称作该物种的邓巴数。黑猩猩的邓巴数为 50，这意味着它们的新皮质能够应对由大约 50 名个体组成的社群产生的社会复杂性。

邓巴的观点后来被称为"社会脑假说"（social brain hypothesis）。**根据这一假说，人类发达的新皮质赋予了我们的心智技能，能帮助我们处理由大约 150 个人组成的群体对应的复杂关系**。现存的狩猎采集者群体规模确实在 150 人左右，中东地区最早的新石器时代农庄的人口考古数据也与这个估算非常吻合。

邓巴还认为，若只依靠人际接触而不引入任何外部或人为社会控制的机制，我们能够处理的社群复杂性似乎存在一个上限。当人类社群人数超过 150～200 时，这一假说会得到进一步验证。这一点在员工数增长至超过邓巴数上限的公司中得到了最好的诠释。在员工数增长至这个上限之后，日常事务中公司对管理、

[①] 罗宾·邓巴在《社群的进化》一书中阐释了人类社交的秘密，帮助我们重新认识社群。该书中文简体字版已由湛庐引进、四川人民出版社出版。——编者注

监督人员以及行政流程的依赖程度将会激增。

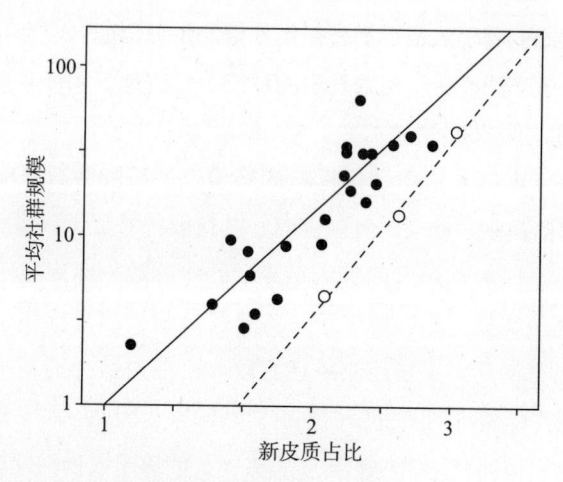

图 2-2　类人猿平均社群规模与新皮质占比的相关性

注：实心数据点代表猴子，空心数据点代表猿。

资料来源：R. I. Dunbar, S. Shultz, "Evolution in the Social Brain," *Science* 317, no. 5843 [2007]: 1344-47. 经美国艺术与科学院许可使用。首次发表信息：L. Barrett, J. Lycett, R. Dunbar, *Human Evolutionary Psychology* [Basingstoke, UK: Palgrave-Macmillan, 2002]。

人脑进化简史

从人类祖先的化石头骨中，邓巴重建并估算出了它们的新皮质相对占比，并由此对人类大多数主要祖先的社群规模进行了估算。从图 2-3 中我们可以清晰地看到，在过去的 400 万年间，大脑的增长带来了深远的社会影响。

可这些灵长目动物群体是怎样维持如此庞大的规模的呢？对非人类灵长目动物来说，互相梳理毛发似乎是维持社会关系凝聚力的主要行为。研究表明，它们每天会花 10%～20% 的时间从事这项极为重要的社交活动。在这个过程中，它们体内释放了内源性阿片类物质（内啡肽）。这在一定程度上解释了灵长目动物灵敏的触觉如何有效创造出维持其社群凝聚力所需的持久而紧密的联系。同时，经过修饰的、毛发整齐的动物往往更放松，并表现出低得多的压力水平。

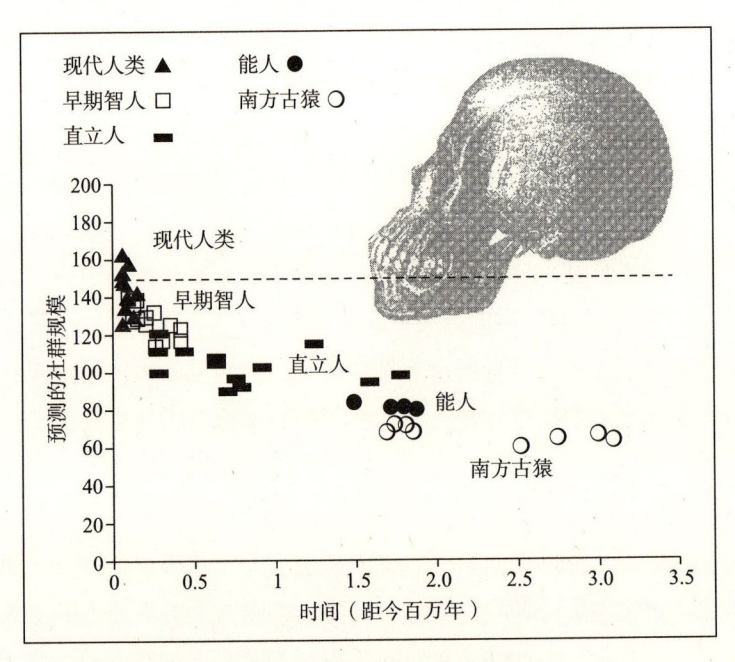

图 2-3 现代人类以及不同时期人类祖先的群体规模估计

注：人类祖先的生活年代根据化石年龄估算得到。

资料来源：经许可使用。首次发表信息：Robin Dunbar, *Grooming, Gossip, and the Evolution of Language* [London: Faber and Faber, 1996]。

与我们的灵长目兄弟不同，人类并不会花太多时间通过互相梳理毛发来维持社群的和谐。根据邓巴的估计，在一个规模为150人的社群中，若仅靠梳理毛发，每个成员每天需要花30%～40%的时间才能维持社群的紧密联系。而邓巴认为，人类可能因此而借助语言来实现同样的目标。

早期的人类语言运用了手势、咕哝声和口哨声作为辅助，这些方式可能赋予了人们一种非常高效的媒介，能够将庞大的社群凝聚起来。将语言作为主要的社交工具对人类社会有着深远的影响。实际上，邓巴为我们提供了一个很好的例子：在研究了现代英国许多不同社群的对话内容后，他发现，无论讲话者是谁，总有大约 2/3 的内容是围绕着人们的社交生活的。换句话说，根据邓巴的研究，八卦似乎是现代人最喜欢的话题，这表明讲八卦很可能是 10 万年前人类最早的一批成员能够维持庞大社群正常运转的主要机制。

邓巴的理论看似简洁而优美，但实际的动物进化过程很少会如其理论那样仅遵循着简单的线性关系发展。相反，许多因果循环交错，当面对特定的进化选择压力时，许多特征往往会共同发展，甚至互相影响彼此的进化。自邓巴在 20 世纪 90 年代提出社会脑假说以来，有其他学者认为这种复杂的非线性因果链可能影响了新皮质生长与社会行为复杂性增加之间的关系。比如，我们可以说新皮质的生长和语言的出现使得人类的社交行为变得日趋复杂而必需，甚至可能是复杂的社交行为促进了语言的诞生，驱动了新皮质的生长。

在这一方面，过去的 20 年中，学界针对究竟是哪些因素的组合促进了人类进化与脑化过程提出了一种新的看法。例如，哈佛大学人类进化生物学教授约瑟夫·亨里奇（Joseph Henrich）笃定地认为，人类文化在推动人类进化方面发挥了核心作用，甚至很可能推动了大脑的发育。在《人类成功统治地球的秘密》（*The Secret of Our Success*）一书中，亨里奇详细描述了他的理论，即"实践、流程、技术、探索方法、工具、动机、价值和信念"的代代相传如何使人类成为卓越的"文化动物"。人们通过相互学习而整合积累的知识，在整个群体中共享，而后传递给后代。**人类文化不仅提供了更好的生存手段，而且最终创造了一种新的进化选择压力，使那些更有能力学习和吸收这种文化禀赋的个体获得了更大的生存优势。**亨里奇因此认为，人类的进化受到了文化与基因共同进化的深刻影响，即文化与基因之间存在持久而循环往复的相互作用。一个社群中的人类成员之间的关联是动态的，在他们的交流互动中，文化产生了，而文化渐渐成为组成这个社群的许多个体大脑之间平行互动的一种新兴属性。亨里奇把这个群体学习、优化和知识传播的过程称为集体大脑创造的产物。**我把集体大脑称为人类脑联网的核心功能，它是塑造人类宇宙的主要机制。**

根据亨里奇的理论，智人在进化上的成功更多仰赖这颗集体大脑，而不是单个神经系统。在印度尼西亚的弗洛里斯岛（Flores Island）上发现的小型脑原始人类，尽管体积和南方古猿相近，却掌握了生火与石器制造技能。亨里奇的理论可以部分解释这一现象：在弗洛里斯人群体中，文化的形成以及其通过脑联网的传播弥补了个体大脑容量上的不足。这表明在研究人类认知功能的进化时，大脑容量并不是唯一应该考虑的因素。

尽管我同意亨里奇的大部分论点，但仍要提醒大家：人类个体大脑独特的神经解剖学和神经生理学特征，依然是形成最优脑联网的过程中必不可少的一环。形成脑联网后，人类社群才有了产生和传播知识的能力（详见第 7 章）。

创造新工具的精湛能力是人类进化过程中的一大成就，这一能力是由文化基因协同进化所塑造的。 人类的祖先需要每天外出寻找食物和庇护所。大约 400 万年前，当他们开始直立行走后，日常活动的空间范围显著增大了。不久后，这个开创性的生理特征使非洲的古人类去了更远的地方。他们首先沿着非洲海岸线及其内陆繁衍生息，最终到达了世界的各个角落。为了寻求更好的生存条件，赤脚的非洲移民开启了人类殖民地球的最初几波浪潮，这也是我们今天所知的全球化进程的根基。或许应该有人给现代政治家提个醒，若是没有这些史诗般的移民之旅，我们熟知的当今世界将不可能出现。

直立行走的意义远不仅限于此。它解放了我们祖先的双臂，使他们的双手可以做出各种其他运动行为，比如利用对生拇指和其他手指进行精细而准确的协调运动。当与大脑中顶叶—额叶皮质回路的选择性增强相结合时，双足运动便赋予了人类用双手制造工具的机会。

不过拥有上面这些能力还不够。**为了制造工具，人类祖先必须拥有在周围环境中寻找和建立因果关系的心智能力。**比如，我们的某位祖先可能把一块打火石扔到了石墙上，然后观察发现，由此产生的一些锋利的碎片能够切割各种东西。这时，他可能就会有意让两块石头撞击，以制造更多更好的切割工具。当这位创新先驱能用他的新工具更高效地从猎物尸体上割下肉时，社群中的其他成员可能会注意到他的成就，并仔细观察创新先驱如何制作新工具。整个过程中，人类运用了洞察力和在社群中传播新知识的能力，而这正是使我们的祖先在灵长目动物中脱颖而出的关键神经属性。

多个观察者的相同大脑结构同时被个体的运动行为激活，这一现象通常被称为"运动共振"（motor resonance）。而若观察者开始重现他观察到的运动行为，就是"运动传染"（motor contagion）；当运动传染非常迅速地被表现出来时，这种现象就被称为"模拟"（mimicry）。灵长目动物大脑中的特定回路（详见第7章）在运动共振的产生中起着关键作用，随后触发运动传染或模仿。运动共振会触发恒河猴、黑猩猩和人类的运动传染或模仿。然而，对这三种灵长目动物的新皮质回路进行的比较解剖学和生理学的研究揭示了它们之间有重要差异，无论是在连通性方面还是在共振期间的激活模式方面都大相径庭。这是一个非常重要的发现，它强调了进化过程可能首先影响了颞叶、顶叶和额叶不同的皮质区之间的连通性，进而影响了激活回路功能的模式，从而使不同类型的灵长目动物拥有了截然不同的脑联网。

与黑猩猩相比，恒河猴在学习新技能时更少依赖社群中的互动，而黑猩猩又比人类表现出更少的复杂社交行为。这意味着恒河猴利用社交互动，通过运动共振和运动传染学会运动技能的情况比较少见。此外，野生黑猩猩能够形成技能传染，如沟通手势和工具制造。与猴子和黑猩猩相比，人类运用运动共振和运动传染的能力可谓出类拔萃，无论是通过运用手势和语言在社群内部传播，还是依靠由集体大脑开发的大量媒介和科技向更远处传播，情况都是如此。

一个观察者可以通过两种可能的途径来专注于实现新动作的传染：仿效（emulation）或模仿（imitation）。"仿效"是指仅专注于复制他人运动行为所达成的最终目标的行为，"模仿"将这种专注重点扩展到了包括重现或复制实现特定目标所需的整个过程。有趣的是，当分析了所有可用的行为学证据后，研究人员达成了共识：恒河猴主要进行仿效而几乎从不模仿，而在黑猩猩社群中，模仿更为普遍。事实上，黑猩猩能够观察、获得、复制并将此新过程传递给群体中的特定成员，这一特征表明这些猿类有能力发展并维持"运动文化"（motor culture）的雏形。

然而，尽管黑猩猩有明显的模仿能力，但它们模仿的频率比人类低得多。从本质上讲，这意味着黑猩猩仍然更倾向于仿效，主要仿效的是运动行为的最终结果。而人类则是更优秀的模仿者，对再现实现运动目标的过程更为关注。此外，在语言产生后，人类的沟通能力大幅提升，这使我们能够更好地向他人传授新技能。换句话说，在人类社群中，人们的见解会通过人类最热爱的八卦迅速而有效地传播开来。

一旦一名个体或一个小团队合作者产生了见解，通过我将在第7章和第11章中讨论的机制，运动共振和运动传染将确保这一见解能如病毒般在一个特定社群中传播开。这种脑力的聚集展现了一个具有工具制造能力的人类大脑脑联网是如何建立起来的。基于此，这个脑联网便可以精进技艺、积累知识，并将其代代相传了。

石器是人类发明的第一个狩猎工具，拉开了第一次"人工工业革命"的序幕，也奠定了工具制造的基础：经过发现、增强和增加复杂性的渐进过程演变而来。尽管人类的智人祖先历经几百万年才将其变为锋利的、能够捕获庞大猎物的长矛，但工具制造及使用已经与人类的进化密不可分了。事实上，即使包括黑猩猩在内的其他动物也可以制造出基本的工具，但与人类制造石器不同，这些动物制造工具的复杂程度并不会逐渐提升，也没有表现出人类那样的独特能力，可以获取、积累、传播知识，从而使其流传几百年、几千年乃至百万年之久。

因此，自从产生知识所需的心智能力在人类这个热衷合作又爱吹嘘的物种中诞生后，打制石器的各种新方法得以迅速而广泛地传播，引发了一场人类生活的革命。从那时起，为了获得成功并产生决定性的影响，工具制造的知识与工艺必定伴随着一群亲密无间的石器打磨大师的吹嘘炫耀，否则新获得的知识便会像一个被困在主人大脑里的囚犯，注定孤独地消亡，不为人所知。

人类大脑对知识的积累、提炼和传播也可能是在史前狩猎中成功对付庞大的猎物的最基本武器。我指的是人类计划与协调一大群猎手进行捕猎的行动能力。为了实现这个宏伟的目标，所有个体不仅需要随时高效沟通，还要完成一系列更加微妙的心智工作，使团队中每个成员和领导都能够识别其他人对于整个计划的看法和分配给自己的任务的感受。在这样一个紧张的事件中，还要分辨他们面对压力是否拥有足够强大的心理和生理承受力。而在这个时期，语言是向整个人类社区传播这一新神话信条的主要工具。

语言的诞生、工具的制作、心智理论和社交能力的出现，分别从不同角度表明人类在过去 250 万年进化过程中大脑新皮质区巨幅增长这一秘密的本质。不过，如此之多的进化创新引发了又一个重大难题：**所有这些不同的能力是怎样融合在一个单一的流动思维中的呢？**

英国雷丁大学考古学教授史蒂文·米森（Steven Mithen）撰写了大量文章来解释这个问题，并提出了一个非常有趣的假说，说明人类这种具有认知能力的整体思维如何得以从特定的心智技能的融合中涌现。米森深受霍华德·加德纳（Howard Gardner）的"多元智能理论"（theory of multiple intelligences）[1]的影响，

---

[1] 霍华德·加德纳在《多元智能新视野》中，透彻讲述了多元智能理论的核心概念及前沿成果，该书中文简体字版已由湛庐引进、浙江教育出版社出版。——编者注

确定了人类思维可能发生融合的三个主要阶段。根据米森的想法，早期人类祖先的大脑最初是"一个通用智能领域，即一套通用的学习和决策规则"。随着时间的推移，人类的祖先获得了新的智能模块，例如工具制造、语言和心智理论，但他们的大脑无法整合这些模块。米森把这一阶段的大脑比作一把精密的瑞士军刀，它拥有多种工具，却无法将各个功能融合。最终，各个模块凝聚或融合成了一个联系紧密的单一功能体，产生了现代人类的思维。这时，每个模块获得的信息和知识可以自由交换，新衍生的心智能力与认知技能赋予了人类大脑以思维流畅性、创造力和直觉，并使人类拥有了任何单一模块都无法产生的见解和创新。

尽管米森的理论和类比分析在考古学界颇具争议，我却觉得非常有趣，至少我们可以将它作为一个起点，针对人类与黑猩猩分道扬镳之后的进化过程，通过假设心智融合，将人类新皮质的解剖进化细节与现代人脑的功能联系起来。米森对这种心智融合没有给出任何神经生物学机制方面的解释，不过考虑到研究人类思维进化的方式，这一点无可厚非。在这一领域，大多数推论仅来自颅骨化石的内部构件分析，然而颅骨化石很少能被完整地复原，而且通常是相当零散和不完整的。当然，研究化石也不是毫无作用：对颅骨进行重塑后，我们可以估算祖先大脑的体积，而利用颅腔内模能够看到大脑组织在颅骨内部表面留下的印记。综上所述，我们便可以对新皮质各个部分的体积和形状做出一些明智的推测。总的来说，这项比较性的颅内皮质分析揭示了从南方古猿到能人、直立人、尼安德特人再到智人的发展过程中，人类大脑的形态发生了极大改变。

我们也可以通过比较人类与其他灵长目动物，例如恒河猴与黑猩猩大脑的解剖结构，来研究人脑进化过程中发生的种种转变。在大约600万年前与人类分道扬镳后进化至今的现代黑猩猩，尽管与人类的祖先不完全相同，但作为比较基准仍然很有意义。几十年来，对大脑进化感兴趣的神经解剖学家一直在进行这类比较研究。现代大脑成像技术使我们得以掌握更多细节，从而更清晰地看到与人类最近的近亲相比人类大脑新皮质的扩张情况。

一般来说，新皮质由两个主要部分组成：灰质与白质。灰质包括大量由神经元和胶质细胞组成的集群。其中，神经元是构成大脑的最重要的细胞，而胶质细胞为其提供支持和保护。白质则由大量神经束组成，这些神经束连通了每个大脑半球中新皮质的大量不同区域：额叶、顶叶、颞叶和枕叶。在左右两个半球之间，神经束通过胼胝体投射建立起了庞大的关联网，形成了"神经高速公路"，使新皮质与皮质下结构（如脊髓）之间能够接收和发送信息。在新皮质中，灰质和白质的边界非常清楚。灰质由6层神经元组成，这些神经元，也就是新皮质本体，位于一块紧密厚实的白质之上。

20世纪90年代末，美国加州理工学院的神经科学家约翰·奥尔曼（John Allman）教授在其职业生涯中花了大量时间研究哺乳动物大脑进化的核心课题，他提出了一个有关灰质与白质之间关系的经典结论。奥尔曼发现，若将不同动物的新皮质灰质体积与对应的白质体积用函数表示，并收集包含许多灵长目动物和人类在内的大量哺乳动物物种的相关数据，可以发现二者存在明显的幂次关系：

$$白质体积 = (灰质体积)^{4/3}$$

这个等式中的指数4/3说明了随着新皮质的增大，白质体积的增速要快得多（见图2-4）。当针对灵长目动物做类似的观察，并探究人类新皮质究竟发生了什么变化而与我们的灵长目动物亲戚（黑猩猩和恒河猴）的新皮质有所不同时，便会发现，人类新皮质的体积增加主要发生在额叶，特别是最前端的前额叶皮质（在前额正后方），其次是位于后顶叶和颞叶的皮质联合区。

人类额叶组织的体积是恒河猴的30倍。有趣的是，正如奥尔曼预测的那样，其中起到连接作用的白质增长最为显著。因此，人类大脑中前额叶、额叶的运动前区和运动区与大脑其他皮质区——包括顶叶、颞叶以及皮质下区域的连通性大大增强了。

哺乳动物的新皮质（N=59）

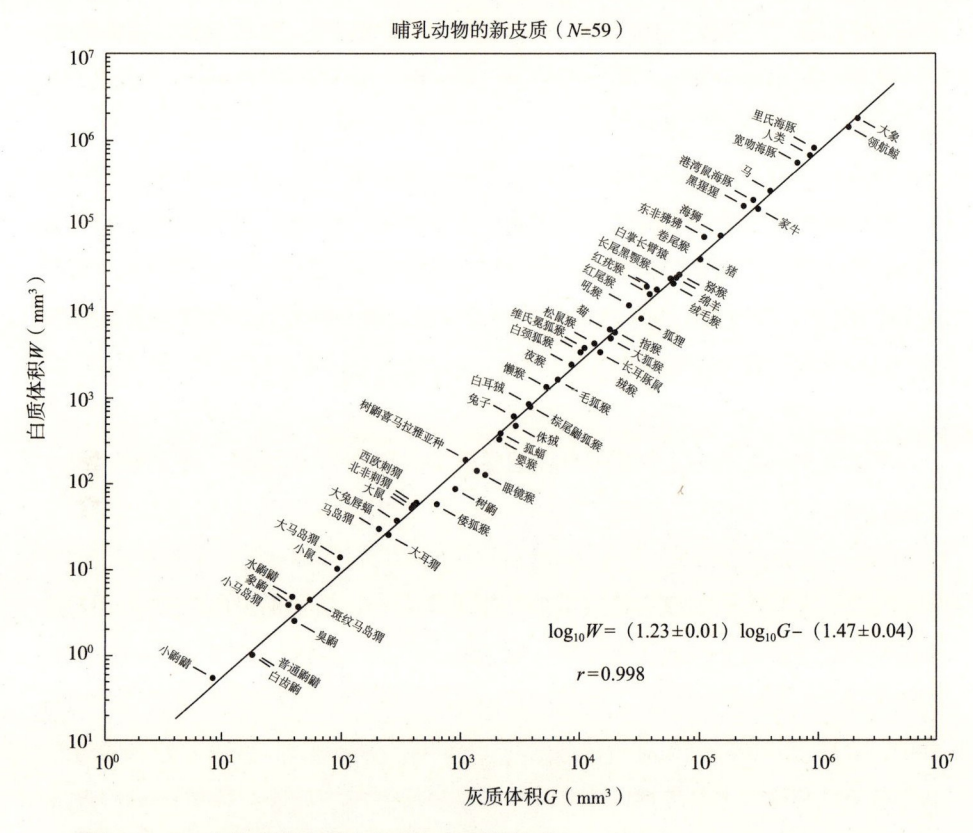

$\log_{10}W = (1.23\pm0.01)\log_{10}G - (1.47\pm0.04)$

$r = 0.998$

图 2-4　59 个物种新皮质中灰质与白质的关系

注：图中横纵轴所标均为对数坐标。

资料来源：经许可使用。首次发表信息：K. Zhang, T. J. Sejnowski, "A Universal Scaling Law between Gray Matter and White Matter of Cerebral Cortex," *Proceedings of the National Academy of Sciences USA* 97, no. 10 [2000]: 5621-26. Copyright [2000] National Academy of Sciences, U.S.A。

　　人类额叶白质的体积和联合区白质这种独特的爆炸式增长，以及相关联的顶叶与颞叶的同时增长，意味着人类大脑新皮质中有更大比例的区域已开始致力于发展高阶概念与抽象思维功能，而这正是构成高级认知能力的基石。这些并非巧合。因此，神经科学家一直试图在皮质回路层面寻找人类在过去 400 万年进化过程中获得的全部重要特质，即理解语言、工具制造、自我意识的明确定义、社交智慧和心智理论。他们最终发现，这些特质与新皮质中的额叶—顶叶—颞叶区域以及连接它们的轴突紧密相关。我认为，他们终于发现了很可能孕育了真正的万物创造者的有机计算机基质。

将所有这些信息整合起来，我的结论非常直截了当：**为了获得能够进行复杂行为的庞大社群，更不用说获取能够延续千年的文化，很显然，人类需要更多神经元**。不过，人类大脑独特的布局与连接方式可能与神经元的庞大体量同样重要，这可能是人类这个物种高超的心智技能得以出现的主要驱动力。

用最佳的内在布局来实现对外的超级连接。这似乎是大脑在成长进化过程中的座右铭。

不过，这短短一句座右铭还不足以解释所有问题。例如，所有这些人类特质如何能够完美融合并创造出智人那功能完整又流畅的思维？人类扩大的新皮质能够建立更大、更稳定的社群，这其中存在怎样的神经生理学机制？在现代神经科学中，上述第一个问题被称为捆绑问题（binding problem），在过去的30年中一直是研究的热点，尤其像德国杰出神经科学家沃尔夫·辛格（Wolf Singer）这类学者，他们基于视觉生理学中最经典的理论框架来研究视觉系统。该理论框架以诺贝尔奖得主大卫·休伯尔（David Hubel）和托斯坦·威泽尔（Torsten Wiesel）的名字命名，即休伯尔—威泽尔视觉模型（Hubel-Wiesel model）。这一工作彻底改变了整个系统神经科学领域，并创立了一个理论模型。然而在50年后的今天，这一理论模型依然无法解释捆绑问题。

第二个问题对于理解为什么人类成功地建立了富有创造力和持久性的社群至关重要。正是这样的社群塑造了如今的人类宇宙。新皮质究竟是如何将其各部分融为一体而形成一个连续式模拟计算机的？而这个社群中的成千上万、数百万甚至数十亿个个体大脑"计算机"，又是怎样共同运作而形成脑联网的？

第 3 章

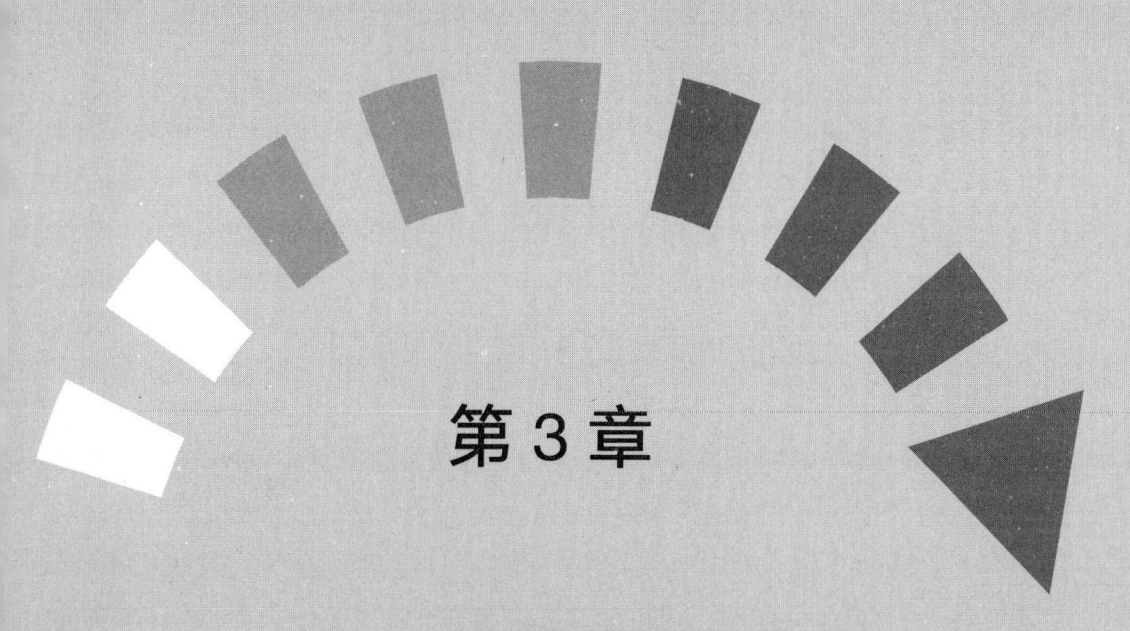

信息与大脑：
生命的意义在于消耗能量，从而使
信息嵌入有机生物

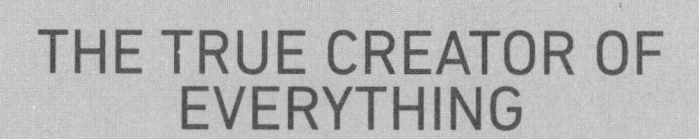

THE TRUE CREATOR OF
EVERYTHING

2015 年一个炎热潮湿的夏日午后，瑞士莱曼湖沿岸克拉朗小镇（Clarens）的田园长廊上挤满了年轻人。这里正在举办蒙特勒爵士音乐节，现场到处都是欢声笑语，人们随着户外舞台上另一场日场演出的音乐尽情律动。在几百米外，我和我最好的朋友罗纳德·西古勒尔（Ronald Cicurel）在东方宫殿饭店共进了午餐。罗纳德是一位埃及裔瑞士数学家和哲学家，我们正在共同构想一个理论。那个下午，我决定与他探讨理论中的一个重要话题。在那个多事的瑞士夏日，我们并肩散着步，畅谈各自的设想，并时刻与对方就我们最喜欢的话题展开辩论。我们最喜欢的话题当然是几十亿年前促成了地球上有机生物的诞生，并使它们不断进化、不停歇地成功对抗了宇宙熵增的一系列事件以及这些事件发生的顺序。突然，我们在一棵奇形怪状的树前被绊倒了（见图 3-1）。

我们站在人行道正中，对着路中央这棵样貌扭曲的树发怔。突然我有了灵感，脱口而出道：**"生命的意义就在于耗散能量，从而将信息嵌入有机物！"** 我赶紧将这句话重复了几遍，生怕一会就忘了。

罗纳德仿佛感到醍醐灌顶，他立刻对这个想法产生了共鸣。他再次转身目不转睛地凝视着那棵树，仿佛要在做出最后决定前确保万无一失。沉思片刻后，罗纳德露出舒展的微笑，不过这微笑下是难掩的激动。他指了指不远处的一个长凳，示意我坐下，然后终于高声宣布："我觉得就是这样了！"

第 3 章 信息与大脑：生命的意义在于消耗能量，从而使信息嵌入有机生物

图 3-1 罗纳德·西古勒尔与奇形怪状的树

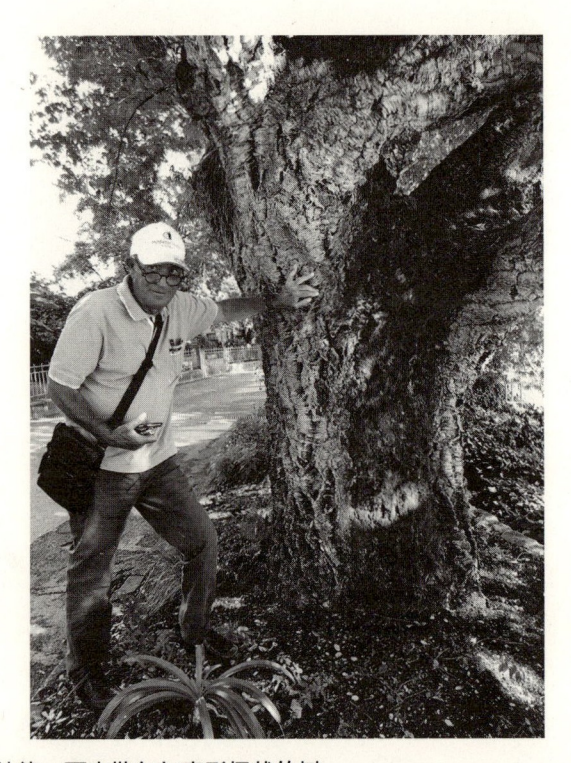

注：他在理论取得了重大突破后，与瑞士蒙特勒莱曼湖畔这棵著名的树合影。

资料来源：Miguel A. Nicolelis。

整个夏天，我和罗纳德每天下午都沿着同样的路线散步，欣赏湖面上的苍鹭、鸭子和天鹅。我们喜欢在公共道路上进行思想实验，这笨拙的习惯不知惹恼了多少忙碌的行人。而我们仿佛命中注定一般遇到了这棵奇形怪状的、对世界上所有其他人来说显然无关紧要的树。那一刻，我意识到我们终于找到了整个夏天都在寻找的答案。

那天早上，在我俩例行的每日会面之前，我碰巧在观察莱曼湖畔树木枝条与叶子的不同形态。回想起我自幼便欣赏的巴西热带树木典型的舒展的树冠，现在我便意识到纬度的差异对于树叶的形状和植物在不同地区的整体三维构造有着重

要的影响。记得当时我默默感叹，大自然想出了一个多么神奇的适应机制啊！树叶就好像太阳能电池板，它们找到最优的形态，尽可能多地收集太阳的能量。这个想法让我突然想起了40多年前一堂几乎被遗忘的高中植物学课。那是1977年，那堂课讲的是树轮年代学，这是祖尔米拉老师最痴迷的话题之一。她告诉我们，伟大的达·芬奇是第一个观察到树木每年都会多一圈环纹的人。他还发现，环纹的宽度反映了树木在上一个季节所处的气候条件。适当湿润的气候会使树木那一年的年轮更宽，而干旱气候条件会造就很窄的年轮。有些树木在特定的气候条件下每年可能会产生多圈环纹。美国科学家和发明家亚历山大·特文宁（Alexander Twining）在此基础上提出，可以通过大量树木年轮间的对应关系推测出地球上任意地点过去的气候条件。

现代计算机先驱查尔斯·巴贝奇（Charles Babbage）进一步完善了这个想法：通过分析嵌入地质层中的树木化石的年轮可以得出地质层的年龄和过去的气候特征。尽管巴贝奇在19世纪30年代就提出了这一想法，但树轮年代学作为一个真正的科学领域直到20世纪才被正式认可。这要归功于美国天文学家安德鲁·埃利科特·道格拉斯（Andrew Ellicott Douglass）的努力和坚持。道格拉斯发现了树轮与太阳黑子周期之间的相关性，并用30年的时间建立了一份可以追溯到公元700年的样本数据。考古学家们利用这一独特的生物时间记录可以准确地计算出历史事件发生的年份，例如某个阿兹特克文明遗迹（Aztec ruins）最初是何时在现在的美国西南部建立的。如今，通过树轮年代学，科学家得以重现地球历史长河中发生过的降雨与飓风、冰川事件与火山爆发的情形。

总而言之，树木年轮很好地诠释了信息被嵌入有机物的物理过程，这些信息详尽地记录了一个生命体一生中经历的所有气候、地质甚至天文事件。

不过，除了心怀感激地怀念起祖尔米拉老师教给我的树轮年代学知识，我还没能把这两个明显不相关的现象——蒙特勒那些树木上独特的叶片形状和树干木芯中那潜藏的时间印记联系到一起。实际上，与罗纳德在东方宫殿会面前，我一直在画画，这是我在为这本书收集素材时重新拾起的爱好。

几个小时后，当我和罗纳德坐在公园的长凳上时，早上的这些思考和回忆又重新进入了我的脑海。不同之处在于，目前为止我清晰地看到了树的"太阳能电池板"和标计时间的年轮之间存在着明确的逻辑与因果联系。我激动地说道："我明白了，罗纳德！太阳能以信息的形式消散，信息印刻在了塑造树干的有机生物体内。这就是关键，能量被转化为能被物理嵌入的信息，从而最大限度地增加树木的局部负熵（也叫熵减）。负熵使树木得以生存，获取更多能量，并在躯干中嵌入更多信息，如此循环往复、日复一日地抵抗着终将湮灭的命运！"

2015年夏天，罗纳德和我深入探究了以热力学作为潜在的统一框架，将宇宙演化与促使地球上生命诞生和进化的过程无缝连接起来的可能性。在一切最终消散为令人生畏的虚无之前，有机物质将能量转换为嵌入式信息，这是生命得以战胜死亡的终极策略，哪怕只是短暂战胜。我和罗纳德因此将生命和有机体看作一场进化的实验，实验目的就在于找寻实现这一终极策略的最佳方式。我们很快发现了这种描述的潜在影响。

尽管在过去的一个世纪中，许多作者都已讨论过将能量、信息与熵等概念在有机生物的领域混合，我和罗纳德仍然相信自己在那天下午散步时有了一些全新的发现。一方面，我们引入了一种定义信息的新方式，它更加切地反映了生命系统的基本运作方式，并与电子工程领域的信息概念形成了对比。后者非常著名，是克劳德·香农（Claude Shannon）在电子工程背景下研究人工设备中信息在有噪声的信道中传输时提出的。另一方面，当我们更加深入地思考当时偶发的灵感时，突然发现这其中很明显还蕴藏了另一个独特的想法：有机生物体甚至其细胞和亚细胞成分可以等同于一种全新的计算设备，即有机计算机。这一概念我曾在2013年的一篇论文中提出过，只不过当时讨论的情况完全不同。

与工程师制造的机械、电子、数码或量子计算机不同，有机计算机是自然进化过程的结果。它通过自身的有机结构和物理、化学定律来获取、处理、存储信息。这一基本特性意味着有机计算机主要依靠模拟计算来执行任务，尽管在个别关键的情况下也可以使用数字信号元素。（模拟计算依赖某个给定物理参数的连续变化完成计算，例如电流、机械位移或流体流量等。计算尺是模拟计算机最简单的例子之一。在20世纪40年代末数字逻辑和数字计算机出现之前，模拟计算机曾被广泛使用。）

由于我和罗纳德以热力学作为研究起点，从合作之初我们就深受诺贝尔奖得主、化学家伊利亚·普里戈金（Ilya Prigogine）及其基于热力学的生命观的影响。在与伊莎贝尔·斯唐热（Isabelle Stengers）合作的经典著作《从混沌到有序》（*Order out of Chaos*）中，普里戈金具体阐述了他的理论，该理论涉及复杂化学反应的热力学机制及其运作的直接后果，并由此得出了一种全新的生命定义。普里戈金理论的核心是"自组织"化学反应，它为生命系统如何从非生命物质中诞生提出了一种解释。

普里戈金思想的核心在于热力学平衡。当系统内部或系统与周围环境之间没有能量或物质的宏观流动时，便处于平衡态。如果由于某种原因，系统中出现了能量梯度，有些区域能量较高而另一些区域能量较低，那么系统会自发地将能量从前者消散至后者。为了理解这一点，我们可以想象室温下装在茶壶中的一点点水。在当前条件下，水处于热平衡态，没有发生任何宏观属性的变化，因为水平静地呈现出液态。现在，若是我们决定烧一壶水泡茶，那么随着温度升高，越来越接近水的沸点时，水离它的液态平衡态也越来越远，直至其发生相变，变为水蒸气。

普里戈金认为，从细菌到树木再到人，有机生物体都是开放性系统，只有远离平衡态才能维持自身的生存。也就是说，生命意味着能量、物质与信息连续不断地交换，无论是在有机体系统内部还是有机体与周围环境之间。只有这样，在细胞内、有机体内和有机体与外部环境之间才能维持化学和热力学的梯度。一个有机体的一生都在进行这样的斗争。一旦有机体无法维持这些远离平衡态的条件，它将不可避免地死亡并消逝。

能量的耗散是我们日常生活中每天都会经历的。比如，当你转动车钥匙启动引擎时，燃烧汽油产生的能量一部分被用于驱动汽车，但其中有很大一部分以热能的形式耗散，并不能用于进一步做功。这就是耗散的定义：将一种能做很多功的能量转化为做更少功的能量。自然界中出现的一些大型结构也是在耗散大量能量的过程中产生的。飓风就是一个很好的例子。我们在卫星图像上看到的螺旋状巨大白色云团就是云和风自组织过程的产物。湿热的空气中蕴含着大量能量，从赤道附近的海平面上升，然后在高海拔处汇聚。湿热的空气攀升至大气层后，在它的下方会产生一个低压区，周围高压区涌入的冷空气便很快汇聚在这里，于是这种空气也变得湿热并开始上升。当到达温度更低的高海拔地区时，空气中的水凝结成了云。同时，冷热空气间的高速对流产生了强劲的风，使得云开始旋转。飓风结构和运动的整个过程便是气象机制自组织过程与能量耗散的结果。在一些极端情况下，它仿佛是一颗威力巨大的气象炸弹。

普里戈金和他的团队发现，实验室培养皿中的化学反应形成了自组织结构，这与我们在飓风中看到的结构不无相似之处。比如，改变某种试剂的数量，改变外部条件（如温度）或是使用新的催化剂，可能会导致反应产物中出现完全意想不到的节律性振荡。这些模式被称为化学钟。他们还发现，这个过程可能还会产生一些复杂精细的空间结构，例如在反应容器的不同区域内不同分子的分离。简而言之，试剂的随机碰撞可以在系统能量耗散的驱动下走向有序。

普里戈金从这些观察中推导出了两个主要原则。第一个原则与临界性有关。在系统到达临界值的瞬间，略微增加试剂的量或是小幅度提高温度，就将极大地改变化学反应在时间或空间中自组织的方式。有趣的是，19世纪末，法国数学家亨利·庞加莱（Henri Poincaré）在研究非线性微分方程时，从数学表现上观察到了同样的现象：从某一临界点开始，方程的性质就不再能被准确预测了，系统的运行进入混沌模式。这时方程所有数值解法的集合确定了一个数学宏观结构,叫作"奇异吸引子"。第二个原则对应的基本概念被称作同步化,指的是在远离平衡态时,试剂的分子之间仿佛是可以"对话"的状态。因此高度精细的时间和空间结构才会通过自组织出现。临界性与同步化这两个概念都是将人类单个大脑和同步脑联网定义为有机计算机的关键(详见第7章)。

从这些观察结果来看,从化学反应跳到有机生物运作方式的理论对普里戈金来说便是水到渠成了,他兴致勃勃地迈出了这一步。不过为了更好地解释这个过程,我们先说一说瑞士蒙特勒莱曼湖畔长廊上的那棵树,来看看普里戈金的理论与我们的研究有怎样的关联。

这棵树在莱曼湖畔扎根已久,利用自身大量的生物太阳能电池板从周围环境中吸收太阳光和二氧化碳。叶子细胞的叶绿体中存在可以吸收光的叶绿素,因此能够捕获一部分太阳光。树叶利用阳光、二氧化碳、水和叶绿体共同完成光合作用。植物通过光合作用利用阳光中的部分能量,并通过在其结构中不断生长出更多有机组织层来维持和扩大存在于种子中的非平衡态,从而实现不断生长。

植物捕捉阳光,动物以植物为食,而我们以植物和动物为食。总之,生命在于享用太阳的馈赠。有些生命得到了一手的食物,另一些则间接得到了各自应得的阳光。我和罗纳德对这一观点的补充是,耗散结构通过自组织过程将信息真正嵌入组成它的有机成分。在刚才的例子中,树就是一个耗散结构。随着它的生长,每一年它的三维结构中都会增加一圈年轮,有关周围气候、水资源、太阳黑子的动态等许多其他变量的信息都被嵌入其中。因此,按照我们的标准,每一棵树就这样完成了有机计算机的所有基本操作。尽管树木本身可能无法直接获取沉淀在它们年轮中的"记忆",像你和我这样的外部观察者却找到了一种方式来获取这些信息。

说得更正式一些就是,我和罗纳德提出的观点是:**在一个开放的生命系统**

中，能量耗散使得信息能够真正被嵌入有机物。

根据我们的观点，这一过程并非在所有生命形式中都是平等的。正如刚才所说，据我所知，就树木而言，嵌入年轮中的信息并不能被植物本身调用。换句话说，植物本身无法利用这些信息进行计算，例如，它们无从得知上一季的太阳黑子数量。但具有大脑的动物不仅能够随时获取已被嵌入其神经元组织的信息，还能根据这些信息决定未来的行动和行为。在这种情况下，能量耗散和信息嵌入的过程成为"学习"这一基本现象的基础，并负责在动物大脑中建立记忆。此外，在大脑中，嵌入信息的过程涉及对神经元组织的直接改变（连接两个神经元的突触的形态特征将发生物理改变），因此可以说，信息在神经系统中体现了"因果效率"。也就是说，嵌入信息的物理过程改变了神经元回路的物理构造，也因此改变了它的功能特性。这是一种被称为神经可塑性的强大神经生理属性的基础（详见第4章）。

从树木年轮到动物大脑中的信息嵌入代表了一个重大飞跃，然而人类的大脑却带来了更加令人叹为观止的成就。除了不断建立非凡而独特的长期记忆（有可能延续一生），调控学习和发展神经可塑性之外，人类大脑中能量的耗散过程还孕育了一种更加珍贵而稀有的宝藏：知识。

能量耗散成为知识

在我看来，"能量耗散成为知识"是皇冠上的明珠，是从生命的热力学描述中能得到的最具开创性的结论。

在此，我们需要引入一个非常重要的热力学概念：熵。熵可以用多种方式定义。一种方式是将其描述为一个给定宏观系统中对分子的无序性或随机程度的测量。另一种方式是具有相同宏观表现的特定系统的微观状态数。为了理解这一概念，想象你手握一个充满氦气的小气球走进了一个非常空旷的酒店宴会厅。由于气球的体积很小，氦气分子紧密地挨在一起，没有多少扩张的空间，这使得分子失序程度较低。同样，微观状态的氦气分子数量也相对较少：因为尽管每个氦原子可以与任何其他原子互换位置，而不改变充满氦气的小气球的宏观状态，但它们仍然受到气球本身的限制，而不能占据大厅中的所有其他位置。根据这两种定义，我们称气球中的氦气处于低熵状态。现在，想象你走到了大厅中央，决定戳破气球，让氦气逸出。这时，最初被限制在小空间（气球体积）内的氦气弥散于体积更大的整个大厅，分子的失序程度显著增加了。若想知道每个分子在大厅中的精确位置，我们将面临很大的不确定性。这种不确定性就是高熵状态的特征。

奥地利杰出的物理学家、热力学奠基人之一玻尔兹曼首先提出以更定量的方式描述熵这一概念。他采用了统计学方法来描述自然物质的熵，比如气体的熵，用公式来表示就是：

$$E = k \times \log n$$

其中，E 是熵，k 被称为玻尔兹曼常量，n 是系统中的微观状态总数。

根据威廉·汤姆孙（William Thompson）在1852年提出的热力学第二定律的原始表述，孤立封闭系统的总熵将随着时间的推移而增加。这一定律适用于整个宇宙，但并不排除生物组织的"局部抵抗"，延缓最终的解体和随机性。另一位伟大的奥地利物理学家、量子力学奠基人之一、诺贝尔奖得主薛定谔曾对生命体的这种游击式抵抗做出过生动的诠释。薛定谔在《生命是什么》一书中指出，生命是一场持续的斗争，以产生并维持真正的负熵的孤岛，有机体必须通过不断从环境中获取负熵维持生存。在原文中，他这样说道："新陈代谢的本质就是有机体成功地去除了因存活而不可避免地产生的熵。"[1]

---

[1] 薛定谔. 生命是什么. 罗来鸥，罗辽复，译. 湖南：湖南科学技术出版社，2007.——译者注

第 3 章 信息与大脑：生命的意义在于消耗能量，从而使信息嵌入有机生物

英国伦敦大学学院的生物化学家尼克·莱恩（Nick Lane）在《复杂生命的起源》（*The Vital Question*）一书中进一步阐释了熵与生命的关系。他认为："要点在于，如果要驱动生物的生长和繁衍，必须有某种反应持续向周围释放热量，使环境变得更加无序……就我们自身而言，我们通过不间断的呼吸作用向环境释放热量，以维持自身的持续生存。我们一直在用氧气燃烧食物，并将热量释放到环境中。这些流失的热量并没有被浪费，它其实是生命存在的绝对必需品。热量流失得越多，生命可能产生的复杂性就越大。"

用普里戈金的话来说，一个有机体产生的能量耗散得越多，它能获得的复杂性就越大！

自 20 世纪 40 年代末以来，熵与信息就密不可分。这要归功于美国数学家和电气工程师香农的贡献。1948 年，美国贝尔实验室的员工、32 岁的香农在该公司的技术期刊中发表了一篇 79 页长的传世之作：《通信的数学原理》（*A Mathematical Theory of Communication*）。香农在这篇论文中，首次提出了以定量的方法描述信息的理论。这篇论文也成为不朽的理论摇篮，孕育了 20 世纪最具影响力的人类理想化的数学测量方法之一：将比特（bit）[①] 作为度量信息的单位。

早在 1937 年，当时还是麻省理工学院硕士研究生的香农就已经证明，仅仅需要 0 和 1 两个数字以及使用这两个数字产生的布尔逻辑——得名于其创造者乔治·布尔（George Boole），便能重构电子领域的任何逻辑或数值关系。这一令人难以置信的理论标志着数字电路设计时代的开始，它与同样诞生于贝尔实验室的晶体管，以及艾伦·图灵（Alan Turing）关于理想化计算机的最初理论携手，彻底改变了人类过去 80 多年的生活方式。

[①] bit 是 binary digital（二进制数字或二进制位）的缩写。一个二进制数字 0 或 1 对应 1 比特，比如 1010 为 4 比特。——编者注

1948年，香农在他的论文中提出了信息的统计学描述，这一描述与19世纪人们对能量、熵和其他热力学概念的量化描述类似。香农的主要兴趣是如何将"某处的信息在另一处精确或近似地重现"，并将其称为"通信最根本的问题"。在香农的信息处理方法中，上下文、语义甚至含义都不重要，对于他想要解决的狭义的通信问题来说，这些都是不必要的复杂因素。

詹姆斯·格雷克（James Gleick）在《信息简史》（*The Information: A History, a Theory, a Flood*）一书中很好地总结了香农开天辟地的从概率视角阐释信息论的关键要点。其中有三条和我们现在的讨论密切相关：

- 信息实际上是对不确定性的度量，可以通过简单计算可能的信息数量来衡量。如果一个信道只能传输一个信号，那么就不存在不确定性，也就不存在信息。
- 信息有着不可预测性。信道内传输的符号越常见，它传播的信息就越少。
- 从概念上讲，信息等同于熵。薛定谔和普里戈金都用熵来描述能量耗散如何从非生命物质中创造生命的过程。

这里的最后一条结论非同寻常，并且有着深远的影响，我稍后会详细介绍。在此之前，让我们先看看香农的信息论的方程形式。在这个数学方程中，香农将熵（H）定义为准确为一系列符号编码所需的最小比特数，其中每一个符号都有特定的出现概率。以下是这一公式的简化形式：

$$H(X) = -\sum_{i=1}^{n} p_i \log_2 p_i$$

其中，p_i代表信号传输中第i个符号的出现概率。H的单位为比特。

比如，一个信道内只能传输一个0或者一个1，且这两个符号各有50%的概率出现，那么我们需要 1 比特来准确编码并传输这一信息。此外，如果信道只能传输 1 这一种符号，这意味着它出现的概率是 100%，这时 H 值为 0：没有信息被传输，因为信道中的内容不存在任何不可预测性。现在，如果有一条由 100 万个独立比特组成的字符串，也就是说，每个比特对应 0 或 1 的概率相同，那么这个信道将传输 100 万比特的信息。

香农的定义基本上意味着当一个系列中的符号越随机，即越具有不可预测性，它所包含的信息也就越多。就像我们戳破气球使氦气从热力学上的低熵状态进入高熵状态一样，用于描述每个氦原子位置的信息数量也增加了，这是因为当氦气充满整个大厅时，每一个氦气分子位置的不确定性大大增加了。因此，在香农提出信息论之后，熵开始被定义为在给定的热力学规范条件下，描述一个系统精确物理状态所需的附加信息量。由此，熵也可以被认为是衡量系统缺少的信息量的度量单位。

香农的信息论是如此成功，它的概念迅速跨越了被精确定义的界限，并扩展到许多其他领域，重新定义了许多学科，间或为一些领域带来翻天覆地的变化。例如，自人们发现由 4 个基础核苷酸组成的 DNA 长链能够编码有机物生存繁衍一代又一代的全部信息后，香农的信息论便对遗传学和分子生物学产生了巨大影响。随着遗传密码被成功破解，越来越多的科学家达成了共识。他们认为，根据香农对信息极具创造性和颠覆性的数字描述，宇宙中的全部已知信息都可以被编码或解码。20 世纪最伟大的物理学家之一约翰·阿奇博尔德·惠勒（John Archibald Wheeler）在他的文章《信息、物理、量子：寻找联系》(Information, Physics, Quantum: The Search for Links) 中捍卫了这一观点。他写道："信息孕育了万物，每个粒子、每种力场，甚至是时空连续体本身。"他把这称为"万物皆比特。"（It From Bit.）这个朗朗上口的短语很快流行了起来。

刚才，我们的思绪绕了一大圈，从瑞士的一棵树发散游走到了热力学知识的边缘，并见证了信息时代的诞生。现在，让我们回到蒙特勒莱曼湖畔的长廊，重新厘清我和罗纳德的理论。这一理论的基本内容是：生命系统耗散能量以完成自组织，并将信息嵌入它们的有机物，从而在这辆驶向无尽的随机与虚无的宇宙列车中试图勇敢地踩下刹车，哪怕只能带来极其微不足道的改变，也不妨碍生命建立负熵的孤岛。尽管这一过程中的信息一部分可以由香农的经典表述来描述，但我们认为大部分嵌入有机组织的信息是以另一种形式存在的。为了纪念20世纪最伟大的逻辑学家库尔特·哥德尔（Kurt Gödel），我和罗纳德将我们的这一理论称为哥德尔信息。哥德尔证明了香农信息形式系统的内在局限性。在继续我们的叙述之前，先来看看香农信息和哥德尔信息有什么不同吧！

大脑初始的三维结构

与二进制、数字的香农信息不同，生物中能量耗散的过程使哥德尔信息被嵌入了有机组织，因而它是连续或模拟的。所以，哥德尔信息不能被数字化、离散化，也不能被编码为二进制信息位在有噪声的通信信道中传输。有机物越复杂，嵌入组织的哥德尔信息也就越多。

下面的一系列例子可以帮助我们弄清楚香农信息和哥德尔信息之间的主要区别。在第一个例子中，单个氨基酸通过参与核糖体的翻译过程被串联起来，生成某一特定蛋白质的线性序列。能量在翻译过程中的耗散使得哥德尔信息被嵌入线性的蛋白质链条。然而，为了充分理解这些信息，定义蛋白质的原始线性氨基酸链需要折叠，以呈现其最终的三维结构，也被称为"三级结构"。同样，多个经折叠的蛋白质亚基需要彼此相互作用，才能形成所谓的蛋白质复合物的"四级结构"，例如血红蛋白中的蛋白质，即人体血液中红细胞中的携氧蛋白。只有在生成这样的四级结构后，血红蛋白才能与氧气结合并发挥其主要作用。

尽管线性蛋白质链被放置于合适的介质中时，其自身很快会形成三维结构，但试图通过数字计算算法从蛋白质原始线性链中对最终的折叠进行预测仍然是一

第 3 章　信息与大脑：生命的意义在于消耗能量，从而使信息嵌入有机生物

项艰巨的任务。用我们的术语来说就是，嵌入线性蛋白质链的哥德尔信息在产生三维结构的物理过程中直接被显示（计算）了出来。然而，从数字逻辑的角度看，这一过程是不可处理甚至是完全不可计算的，也就是说只根据蛋白质的原始线性氨基酸链无法预测其最终的三维结构。因此，我们把哥德尔信息称为模拟信息而非数字信息。它的完整表现取决于一个连续或模拟的生物结构修饰过程，该过程遵循物理和化学定律，而不是由数字计算机中运行的算法决定。因此，哥德尔信息的一个重要特征是，它无法被简化为数字描述。

现在，我们来看第二个更复杂些的例子。想象有一对新婚夫妇来到希腊圣托里尼岛度蜜月，在面朝爱琴海的酒店阳台上享受着他们的第一顿蜜月早餐。当玫瑰色的辉煌如经典的荷马史诗一般的黎明出现时，他们的手指相互触碰，他们短暂而热烈地亲吻着。时间快进到 50 年后的未来。在这对夫妇结婚 50 周年纪念日那天，妻子已成为那一温柔清晨的唯一在世的见证人。她回到了圣托里尼岛同一家酒店的阳台，并在黎明时点了同样的希腊早餐。半个世纪仿佛一瞬，当她品尝了这份孤独的早餐后，又一次生动地感受到了她新婚丈夫曾经的爱抚和亲吻带来的同样深刻的感情。即使这一次，阴沉的天空下没有一丝风，但在那一刻，她却好像被传送回了 50 年前圣托里尼岛的那次日出，再次感受到了当她抚摸此生挚爱时，爱琴海清晨的微风轻柔地抚摸着她的头发。无论出于何种意图和目的，这位失去爱人的妻子此刻正经历着与半个世纪前几乎分毫不差的感觉。

以我们的观点看来，她的经历实际上正是哥德尔信息的体现。这信息最初被印在了她的记忆深处，并在那儿静静停留了 50 年。当她再一次品尝相同的希腊早餐时，尘封的信息蓦然被唤醒。而现在，无论她尽多大努力去描述自己所经历的一切，她都无法完全用语言完整地表达所有的回忆与想念、温柔与爱意、失去与痛苦。这是因为尽管哥德尔信息可以部分映射到香农信息，并以口头或书面语言的形式传播，它也无法用一些简化的数字术语完全表达出来。

后面这个例子揭示了两个有趣的属性。首先，这对夫妇第一次享用蜜月早餐

时，一系列被转化为香农信息的感官信号（味觉、视觉、听觉和触觉）被编译进二人相互交流又独立运作的大脑。他们在此前的生活中所经历的一切在各自的大脑内塑造了独特的参照系（见图3-2）。

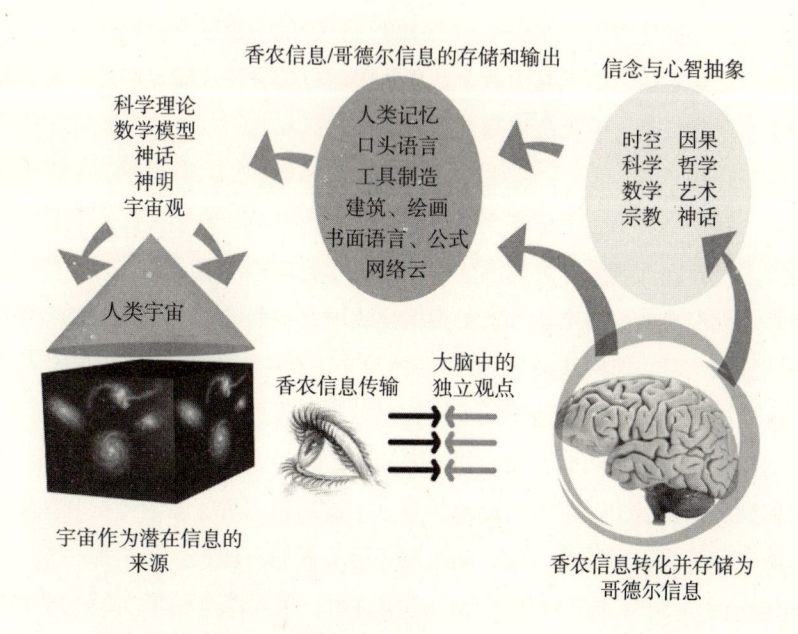

图 3-2　香农信息转化为哥德尔信息的过程
注：在此过程中，抽象能力得以诞生，并且在我们试图表达物理宇宙的过程中完成了对人类宇宙的构建。

当这些多模态信息进入大脑后，信息本身、它们之间的关系，以及潜在的因果联系将与这一参照系进行比较。比较的结果随即以连续的哥德尔信息形式被嵌入新皮质。这意味着由周围感觉器官（眼睛、耳朵、舌头、皮肤）采集到的香农信息在连续不断地被大脑转换为哥德尔信息式的长期记忆。其次，在相似的感官刺激的触发下，例如在同一环境下品尝到的同一份菜肴，这些存储了几十年的哥德尔信息可以被很容易地转换，至少有一部分可以立刻被转换为香农信息，并用于交流。无法完成这一转换的部分无法通过语言表达，只能通过一个人的情绪或感受来体验。因此唤醒封存的长期记忆是一种人类独有的体验,这世界上没有任何香农信息流、数学算法、数字计算机或任何形式的人工智能技巧,能够接近重现或模仿每一颗人类大脑中真正的感受。仅仅靠香农信息不足以完整描述大脑能够存储、体验和充分表述的信息。

因此,正如罗纳德所提出的,如果熵被定义为描述一个指定系统的确切物理状态所需的附加信息量,那么哥德尔信息就是大脑的熵。也就是说,无法由香农信息解释的额外信息,它对完整描述嵌入人类大脑内的信息类型至关重要,而正是这部分信息使我们得以为"人"。因此,哥德尔信息的存在定义了数字计算机永远无法再现人类大脑的内在工作过程和它创造的各种奇迹的关键原因之一。数字计算机将能量耗散为热能与无害的电磁场,而动物大脑,尤其是人类大脑则利用能量耗散积累哥德尔信息(详见第 6 章)。

THE TRUE CREATOR
OF EVERYTHNG

脑机实验室

幻肢实验

在人类大脑的作用下产生的幻肢现象在我看来非常有趣。它清楚地阐释了人类大脑而不是数字计算机,可以处理潜在的冲突或模糊的信息,因而可以进一步解释香农信息与哥德尔信息之间的区别。假设一个右腿截肢的患者正躺在病床上休息,此时的他无法看到被子下自己的四肢。这时,刚刚为他做手术的骨外科医生来到他的床边,遗憾地告诉他,由于无法治疗的坏疽,他的腿在几个小时前被截掉了。尽管患者现在知道了这一事实,他却觉得非常困惑,因为他仍然能感受到被子下右腿的存在。这就是在超过 90% 截肢患者身上出现过的幻肢现象。事实上,在截肢手术后的很长一段时间内(这段时间可能长达几个月甚至几年），这些患者仍然能清晰地感受并细致地描述出包括疼痛在内的感觉，甚至是断肢的运动过程。

我们假设的这位患者便是如此，他能够如此真实地感受到床单下右腿的存在，对他的手术医生坚称自己没有被截肢。这一定是搞错了，甚至是一场骗局！这位患者要提起医疗事故诉讼！这种对抗性的回应使医生大吃一惊。医生在恼火中做出了很不妥当的举动，把刚刚被截下的腿展示给患者看，以此说服患者手术是真实的。然而，尽管患者看到了断肢，并确认了这就是自己的腿，却依然觉得腿还长在身体上，仍然在向医生描述腿部与身体相连的感觉。就在他们说话的时候，患者还能感觉到自己的脚在动。然而实际上他那已与身体分离的截肢正在医生手中，纹丝未动。

这一令人心碎的场景说明了人类大脑能够应对"可证明性"（实际不再拥有腿）和"感受"（无法否认腿还存在的感觉）在同一个大脑中发生分歧却共存的情况。然而，数字计算机却完全不能处理这种矛盾。由于其数字逻辑无法应对模棱两可的情形，基于香农信息的数字计算机将停止运转。对它来说，这条腿要么还在患者身上（以 0 表示），要么已被截去（以 1 表示），不可能再有任何其他状态。对于基于哥德尔信息的人类大脑来说，这两种状态却可以共存，甚至可以达到使患者在一条不存在的腿上感受到恼人的瘙痒的程度。

我们之后会看到，以休伯尔和威泽尔在 20 世纪 60 年代提出的休伯尔—威泽尔视觉模型为例的经典大脑运作理论，主要基于香农信息来描述大脑功能，因而根本无法解释幻肢现象。我和罗纳德认为这一现象可以由哥德尔的第一条不完备定理来重新解读，这也是我们以他的名字命名这种新的物理嵌入式信息的原因。这类信息可以解释直觉这种独特的人类特质。哥德尔认为，直觉，而非句法形式系统，才是解开数学计算之谜的关键。

圣托里尼的蜜月回忆和幻肢的例子都阐释了香农信息与哥德尔信息的关键不

同：香农信息主要处理信息的句法，而哥德尔信息解释了我们赋予外部事件和对象意义的能力，以及在接收和传输的信息中表达语义甚至是模棱两可的含义的能力。

香农信息的表达与传播介质无关，无论该介质是电缆、神经还是无线电波。哥德尔信息与此不同，它取决于自己在有机体中的物理嵌入，从而将它的因果效应施加于有机体之上。想象一下我们钟爱的那棵树上的年轮：连续的能量耗散使木材不断地沉积，最终每年形成一圈新的年轮，并在植物组织中嵌入了有关干旱发生、太阳黑子变化和高降水时期的哥德尔信息。这一类型的哥德尔信息与定义这棵树生命史的"有机基石"无法分离，而"基石"在我们对哥德尔信息的描述中便被称为嵌入信息的媒介。换句话说，尽管储存在树木年轮中的信息可能无法被有机体本身直接获取，但拥有大脑的动物能够非常快捷而高效地读取这些信息。

哥德尔信息的因果效应这一特征可以用一个十分常见的现象来说明：安慰剂效应。医疗专业人士对这一现象非常熟悉，它指的是给患者发放无用的"药品"（例如用面粉做成的药片），但告知他们这是一个"富有前景的最新疗法"时，许多患者的病情能得到显著的临床改善。换句话说，患者信任医生，并将医生看作这一领域的权威。当医生告诉他们这一药品能帮助他们时，许多患者便会提高对治疗效果的期待，并且许多人的病情确实得到了改善。有趣的是，在安慰剂疗法中，越让人们相信和期待药品的有效性，药品便真的越有效。一些研究表明，当安慰剂被做成暖色调（例如红色）的大胶囊时，效果最佳。这一结果说明了特定医学文化背景可能在安慰剂效应中发挥重要作用，同时也成为激励因素。

用神经科学的术语来说就是，安慰剂效应可以由神经组织接收医生的信息后产生的直接反应来解释。尽管这一信息最初是以香农信息的方式封装在语言中传播的，但被患者的大脑接收后，便会与患者自身的内部信念和期待相结合，并以哥德尔信息的方式储存在大脑中。通过让患者相信自己的病有药可医，安慰剂的信息直接作用在神经元上，触发神经递质和激素的释放，并引起神经元放电，从而产生使患者的免疫系统功能得到增强等效果。这仅是安慰剂效应背后机制的一个假说。在我们看来，正是因为哥德尔信息在神经元组织上的因果效应，才有了这样的神经免疫连接的发生。

安慰剂效应的例子进一步证明了我们对香农信息与哥德尔信息之间的区别。香农信息是用整数、比特、字节的严格句法形式来表达的，而哥德尔信息则由一个集成的系统（大脑）生成并储存，它代表了丰富的因果效应连接和语义模拟范围，扩大了一个人自身的语言含义和范围；而这便是他表达自己的思想、情感、感受、期望和根深蒂固的信念的主要方式。

哥德尔信息的另一个重要特征是，在不同的生命体中的数量和复杂程度不尽相同。香农信息随着系统熵的增加而增加，而哥德尔信息与此截然不同，它的复杂程度随着负熵而提高，而熵的减少是在生命系统远离热力学平衡态的"孤岛"中产生的。这意味着，香农信息是对传输通道中不确定性和不可预测性的度量，哥德尔信息则随着生物结构与功能的复杂性以及生物体的适应性、稳定性和生存能力的提高而增加。在生命体中，这些性质体现为对抗瓦解的防御能力的增强。一个生命体的复杂程度越高，它所积累的哥德尔信息就越多。因此，根据我们的理论，在耗散能量使得哥德尔信息嵌入有机成分的过程中，生物体试图通过提升从太阳中摄取能量的能力，并最终通过 DNA 将自己"复制"给后代，从而使生命得到最大程度的存续。

这一过程在人类身上达到了巅峰。人类运用哥德尔信息产生了知识、文化、技术，并形成了更大的合作社群，实现广泛的连接，从而大幅提升人类适应周围环境变化的能力。

此外，哥德尔信息也解释了为何大脑的大部分处理过程是无意识进行的。例如，美国神经科学家本杰明·利贝特（Benjamin Libet）在 20 世纪 80 年代初进

第3章 信息与大脑：生命的意义在于消耗能量，从而使信息嵌入有机生物

行的一项经典实验可能有助于理解这一观点。在图 3-3 所示的实验中，被试头戴一个能够记录脑电图的帽子，坐在显示屏前。在整个实验中，科学家们都将使用经典的脑电图技术记录被试的脑电活动。被试只需完成一个非常简单的任务：每当被试产生按下按钮的想法时，就用手指按一下按钮。这似乎很容易，不过，为了让实验更有趣，利贝特还要求他们通过显示器上环绕时钟转动的圆点来表示产生按下按钮的念头的时间。利用这个简单的仪器，利贝特可以记录图 3-3 中的三个不同的时间点：被试实际按下按钮的时间、决定按下按钮的时间（由被试说出）和他们的大脑状态发生改变的时间（由脑电图记录）。在图中，尽管被试有意识地决定按下按钮通常比实际用手指按下按钮提前了 200 毫秒，脑电图的活动变化却比实际按钮按下提前了约 500 毫秒。

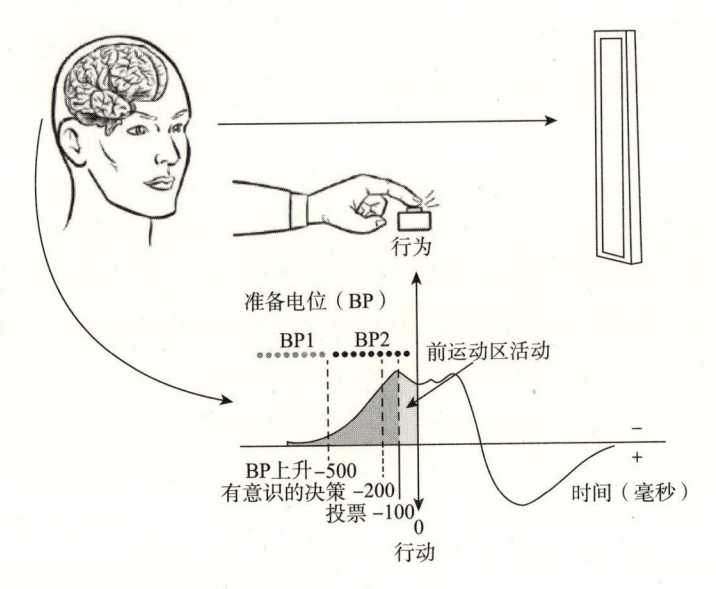

图 3-3 本杰明·利贝特的经典实验设计

资料来源：Custódio Rosa。

对这一结果有很多不同的、有些相互矛盾的诠释。事实上，大部分人认为，这个实验明确地证实了人类大脑中发生的许多事情都是无意识处理的结果。脑电

图信号的调整比有意识的决策提前了约300毫秒，这表明人类并没有自由意志。不过，我们在此暂且不讨论这个极具争议性的话题。然而，我和罗纳德对利贝特的有趣发现有着完全不同的看法。大多数人关注的事实是在被试按下按钮前的500毫秒，他的大脑已经开始忙于工作，尽管是在无意识的情形下。然而，我们却想要提出这些问题：在此之前发生了什么？是什么引起了这种无意识的脑电图活动？这个信号从何而来？我们认为，在这500毫秒之前，大脑正忙于从新皮质读取哥德尔信息，这一活动很可能位于皮质下结构，因此不能被脑电图记录。在潜意识下被获取的哥德尔信息将被转换为香农信息，进而能够被脑电图检测到，这一事件发生在被试按下按钮前的500毫秒。一旦高维哥德尔信息被投射到低维的香农信息，大脑便生成了一个可执行的运动程序，并从初级运动皮质（primary motor cortex，M1）由神经（相当于香农信息论中"通信信道"的神经生物学等价物）传递至脊髓，再由脊髓传递至肌肉，直到最终产生运动。因此，根据我们对该实验的解读，在按下按钮前500毫秒检测到的香农信息并不能说明人没有自由意志；香农信息真正的投射来源是高维的哥德尔信息。在任何可检测的脑电图信号产生之前，大脑读取哥德尔信息，并为运动做准备的过程本身已经是自由意志的体现了。

过去，我和罗纳德曾用另一个例子来说明对大脑的测量可以告诉我们任何大脑中正在进行的内部活动处理的差异。假设一位神经科学家试图探究被试在计算机屏幕上看到一系列令人不快的图片时，大脑内部究竟发生了哪些活动。为了记录这些图片对被试大脑产生的影响，这位神经科学家决定用脑电图记录被试的脑电活动，并用高分辨率磁共振成像（MRI）获取被试观看图片时的大脑图像。由于这些方法都是从外部对被试的大脑活动取样，所以它们通常只能提供香农信息。除了脑电图和磁共振信号，这位神经科学家同时让被试用语言描述他们对图像的内心感受。当两组数据获取完毕后，他试图找出量化的信号与语言表达这些数据之间的关联性。这时他将发现，对大脑活动的客观测量并不一定能与被试通过语言表达的情感对应。如果我们考虑到，被试用来描述感受的语言只是大脑中高维哥德尔信息的一个低维投射，那么我们就会发现，对像人类大脑中所能存储

第 3 章　信息与大脑：生命的意义在于消耗能量，从而使信息嵌入有机生物

的全部哥德尔信息进行量化是多么困难。

此外，大脑是一个动态复杂的集成系统，从相差无几的初始态出发，大脑能够产生许多不同的涌现属性。因此，在刚才的故事中，这个敬业而勇敢的神经科学家为获取全部实时数据而做的努力是徒劳的。哪怕能够获取全部数据，我们依然不一定知道如何将它们"翻译"为被试的感受。

由于人类大脑既能表达香农信息，也能表达哥德尔信息，并且不可能找到二者之间完美的对应关系，因此，这对传统的科学研究方法来说是一个独特的挑战。在自然科学研究中，我们称之为人脑的这一特殊物理对象是非常特别的研究对象。外部信息——数字信息和形式信息永远无法充分表达模拟且集成的内部信息描绘的整个现实。正是这种内部信息包含了大脑信息和物质融合所产生的独特性，这可以说是进化赋予人类的最强大的计算天赋。

总的来说，我们可以这样描述香农信息和哥德尔信息之间的差别：香农信息是符号形式的；这意味着它的接收方必须对其进行解码才能从中提取一些含义。为此，接收方显然需要在收到信息之前就知道密码；如果该密码未包含在信息中，接收方就无法理解信息的含义。比如，如果没有外部密码，你现在正在阅读的每一行字对你来说都毫无意义。对你的大脑来说，要想进行信息处理，了解信息的含义是至关重要的。相反，哥德尔信息不需要任何密码；任何人的大脑都会立即理解它的含义。这是因为信息的含义正是由产生或接收信息的大脑赋予的。正如美国语言学家诺姆·乔姆斯基（Noam Chomsky）所说："语言中最重要的是没有说出来的东西。"

此时你可能会问自己，是否一定要引入哥德尔信息？我的回答是肯定的！正如我们所见，哥德尔信息的概念帮助我们推导出一系列有趣的新推论和假设。当我们把有机体定义为一类新的计算机时，哥德尔信息为这一定义提供了基础。根据传统的定义，人造计算设备分为很多类：机械计算设备，如算盘和查尔斯·巴

贝奇的差分机；模拟计算机，如计算尺；数字计算机，例如现在人人都喜欢用的笔记本电脑和平板电脑；乃至最近的新发明，量子计算机。正如我们在本章开头所说的，我和罗纳德提出，有机生物体可以被视为一类完全不同的计算系统。我们称它们为有机计算机，是一种由定义它们本身的三维有机结构来执行计算的设备。

我们的有机计算机概念也可以应用于生物的多层次组织：比如由多个机械互锁分子的同步协同运作的极微小的纳米机器（如 ATP 合成的纳米涡轮机），或是需通过共同编码来实现某个生理特征的基因组。在稍大的空间尺度下，植物和动物体内高度复杂的微型"能量工厂"（如叶绿体和线粒体），能使植物和动物通过为有机组织的细胞群提供能量来维持生命，这也是有机计算机的一个例子。当然，在更大的空间尺度下，还有由巨大的神经元网络组成的动物大脑，以及个体大脑同步交互形成的属于动物社群的脑联网。

尽管在有机计算机中无法区分硬件和软件，但在运行时，这些生物计算系统可以混合调用香农信息和哥德尔信息。然而，随着它们的有机复杂性的增加，嵌入生物体的哥德尔信息的作用也在增加。这是因为哥德尔信息的本质是模拟的，也就是说，它不能被数字信号充分描述或还原，也不能在数字系统中被正确地上传、提取或模拟。然而，这并不意味着有机计算机不能通过编程实现。事实恰恰相反。我们将在第 7 章和第 11 章中进一步讨论这一非常重要的话题。

当生命在地球上刚开始进化时，由于 RNA 和 DNA 尚不可用，简单生物体还未拥有自我复制的本领，它们不过是被包含在细胞膜中的微小囊泡。囊泡中进行着一些基本的化学反应，以此来维持它们短暂的生命。在这个阶段，日光的周期循环和周围的环境条件编写了地球上所有有机生物体的生命程序。这种观点认为，自地球上第一批有机物诞生开始，模拟的哥德尔信息便通过能量耗散嵌入其中。而后直到有机体能够通过 RNA 和 DNA 自我复制时，香农信息才变得可用。因此哥德尔信息出现的时间较早。在核糖体能够像一个图灵机那样通过 DNA 链合成信使 RNA，又通过信使 RNA 合成蛋白质之前，必须已存在一个模拟膜。它形成了一个微小的囊泡，并把维持地球上最早的生命形式所需的物质包裹了起来。因此，就生命而言，我们需要谈论"从存在到比特化"。这意味着生命必须先以有机物形式存在。只有当它们积累了一些基本的哥德尔信息后，才能开始传播比特信息，从而实现自我复制。

当 RNA 和 DNA 等"信息分子"开始将遗传信息传递给宿主或有机体的后代时，它们便已成为编写定义有机体初始三维结构的关键"程序员"。因此，当病毒感染宿主细胞时，它是在用自身的 RNA 改写受害者的"基因机器"，从而繁殖大量的病毒颗粒。同理，DNA 携带着精确的数字指令，可以忠实地将任何有机体构建为其祖先的三维复制品。如果用现代科技进行类比，我们可以说 RNA 和 DNA 利用香农格式的编程指令，实现了对有机计算机的三维打印。

但若要维持复杂生命体的生存和运作，还要进行进一步的编程。随着哥德尔信息的积累和生物复杂性的增加，进化最终产生了神经系统。它能够在记忆中储存信息，并通过与外界的互动不断学习。在这个神秘的进化过程的某个时刻，我们的灵长目动物神经系统出现了。从那时起，对于每一个曾经存在过的人来说，当来自人类基因组的指令构建了大脑的初始三维结构之后，人类自身的身体运动、社会交互、语言、人类文化以及科技，共同承担了"程序员"的工作，成为所有有机计算机中最精细、最复杂的计算机编程角色：真正的万物创造者。

第 4 章

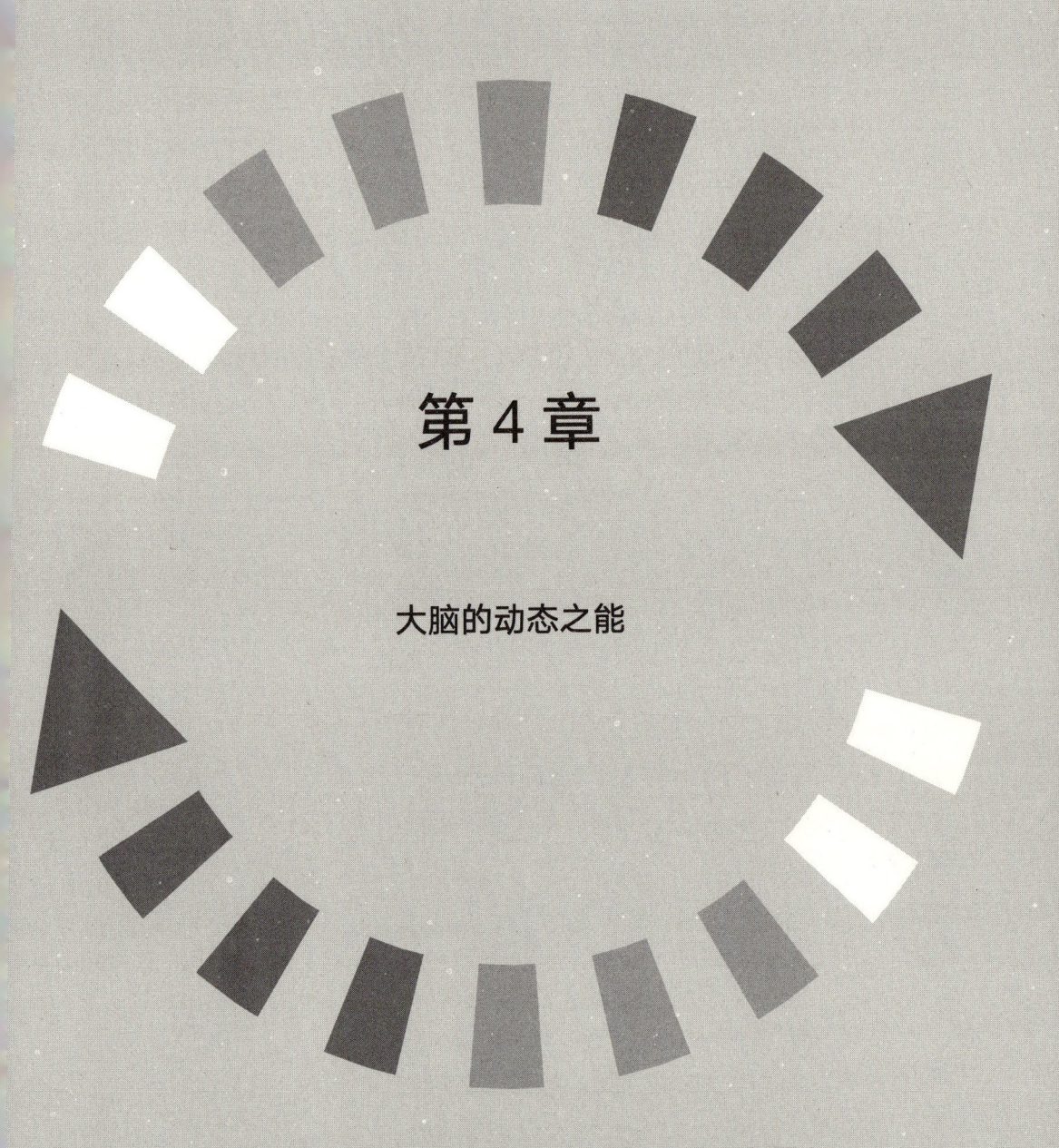

大脑的动态之能

THE TRUE CREATOR OF EVERYTHING

10万年前，每一个人类的神经系统已经拥有了大约860亿个有机处理单元，也就是神经元。这些神经元之间可以建立100万亿～1 000万亿个直接连接，我们称之为突触。真正的万物创造者就是在这无与伦比的神经元工作室内塑造了我们今天所知的人类宇宙。

　　虽然新皮质的进化史才刚开始引起人们的关注，但它占据了人类大脑总重量的82%，其重要性可见一斑。令人惊讶的是，新皮质仅含有大脑19%的神经元，大约160亿个。相比之下，人类小脑这个负责运动控制的核心脑灰质区，虽然重量只占大脑总重量的10%，却含有690亿个神经元，使之成为神经元高度密集的一个神经元集群。但据我们所知，小脑并没有构思出莎士比亚的十四行诗和戏剧，也没有创造出用来探索外太空的宇宙飞船，但建造宇宙飞船的过程离不开小脑的参与。因此，接下来，我们将重点聚焦在大脑新皮质这一部分，来阐述真正的万物创造者是如何实现其最为精妙的壮举的。

大脑，我们神秘的造物主

　　白质错综复杂的网状结构在优化新皮质功能方面起着至关重要的作用。组成白质的一些密集的神经纤维束形成环路，双向连通大脑灰质区域（见图4-1），这是白质的一个重要特征。我把这些神经环路称为生物螺线管，就像电磁学里面的线圈。胼胝体就是最大的生物螺线管。

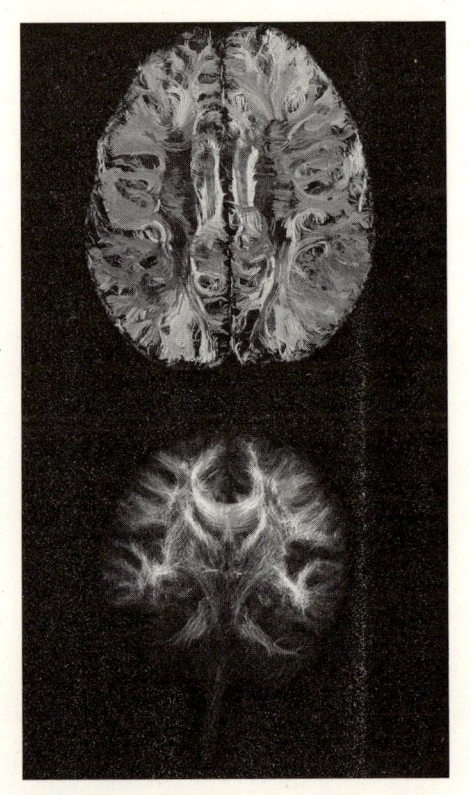

图 4-1　皮质下白质环路的典型示例
注：本图片为弥散张量成像图。
资料来源：Allen Song。

胼胝体是由大约 2 亿根神经纤维组成的一层厚厚的组织，分布在整个大脑的纵轴上，使两个大脑半球能够交换信息并协同活动。从新皮质的前面到后面，胼胝体的结构有显著的变化，包括传导动作电位（也叫电脉冲）的神经元轴突的密度和直径，以及轴突的髓鞘化水平。包裹在神经纤维外部的髓鞘层是由特定类型的支持性脑细胞形成的。在神经纤维上增加髓鞘层的最大优势在于，由此产生的髓鞘轴突可以更快地传递动作电位，传输过程中所需的能量也会减少。例如，直径为 0.2～1.5 微米的一根没有髓鞘化的 C 类神经纤维,传导动作电位的速度约为 1 米/秒,而同样的动作电位在一束髓鞘化的大神经纤维中能以 120 米/秒(超过 400 千米/时)的速度移动。因此,根据神经信号在新皮质中产生的位置不同,大脑两个半球之间信息传递所需的时间会有相当大的差异。总体而言,在统计研究中,神经信号传递速度的变化呈宽扁的钟形分布。根据这个分布,大脑两个半球运动皮质和感觉皮质区之间的信息交流非常迅速,因为二者通过胼胝体粗大的髓鞘化轴突相连。而额叶和顶叶中所谓的皮质联合区之间的交互就慢很多。

胼胝体的 2 亿根神经纤维为何能够如此精确地协调大脑两个半球?背后的运作机制目前尚不清楚,但胼胝体确实起到协调作用。因为如果胼胝体被切断,大脑两个半球就会独立工作。我们将大脑两个半球独立的患者称为裂脑人。研究人员针对他们开展了大量研究。这种现象的始作俑者是几十年前用于治疗重度癫痫的胼胝体切断术,目的是防止癫痫从一个脑半球扩散到另一个脑半球。美国神经科学家罗杰·斯佩里(Roger Sperry)凭借他在裂脑患者和胼胝体方面的开创性工作获得了 1981 年的诺贝尔生理学或医学奖。

对于绝大多数人而言,语言等关键的脑功能在新皮质中是呈单侧化分布的,也就是说,这些功能主要由大脑的其中一个半球产生(比如右利手人的语言功能是由大脑左半球产生的)。由于大脑功能单侧化现象的存在,有的裂脑患者无法将眼睛看到的所有事物用语言加以描述。比如,如果只在他们的左视野里面呈现图片,或者让他们用左手拿起一个他们无法看到的物体时,他们根本无法描述这些图片和物体或者叫出它们的名字。事实上,他们的大脑是知道正确答案的,问题在于,左侧的刺激物是由大脑右半球处理的,由于裂脑患者的胼胝体被切断了,大脑右半球无法和左半球的语言区进行交流。裂脑患者可以用他们的左手从一组物体中正确选出几分钟之前拿过的那个物体,他们对于看到和触摸过的物体是有明确的意识的,只是无法用语言描述。

大脑每个半球内部也有许多较大的白质环路和纤维束,把不通的脑区连接起来。其中的一个系统，由三条密切捆绑的主要神经纤维高速通路组成，为大脑前额叶、顶叶和颞叶之间提供了重要的连接通路。第一条神经纤维是所谓的最外囊，是颞叶的关键区域（比如颞上沟和下颞皮质）与位置靠下的前额叶皮质的连接通路。第二条神经纤维是连接上颞沟和顶叶皮质区的通路，由被称为下纵束和中纵束的纤维束组成。第三条神经纤维是连通顶叶和额叶的上纵束。这三条通路共同参与形成了语言、工具制造、动作模仿等重要脑功能的神经回路。

还有一条主要的大脑高速公路，是皮质—丘脑—皮质环路，构成了新皮质和丘脑之间的双向连接。丘脑是一种不可或缺的皮质下结构，负责接收外周神经产生的绝大部分感知信息流数据。这个多感官模态的通路对大脑自身视角与外部世界输入的原始信息样本之间的持续比对至关重要。这一环路对新皮质和丘脑之间活动的协同性也起到了决定性的作用。

白质的另一重要特征在于其发展成熟的过程。和人类的近亲黑猩猩相比，人类的大脑在刚出生时是非常不成熟的，需要 20 年才能发育完全。此外，虽然我们在出生时已经具备了几乎所有的神经元，脑白质却需要 30～40 年才能发育完全，达到功能性成熟的状态。特别是在额叶的前额叶皮质区，神经元之间的连接——无论是发出信号的轴突还是接收这些信号的树突，都要到生命的第三个十年才能达到成熟水平。综合考虑这些因素，这意味着出生以后大脑体积的增加绝大部分是由脑白质的生长与优化所致。大脑如此漫长的成熟历程，以及过程中受到干扰的可能性，也许解释了为什么人类在儿童早期和青少年时期会容易罹患精神分裂症和孤独症等精神疾病。脑白质缓慢的成熟过程也在很大程度上解释了所有人年轻时经历过的各种行为和心智功能的改变。因此，当下次你和你青春期的"叛逆少年"发生"友好"争论时，请深吸一口气，然后真心实意地把这一切归咎于脑白质成熟的延迟！

过去半个多世纪里最卓越的大脑研究发现之一，是由美国范德比尔特大学的乔恩·卡斯（Jon Kaas）和加州大学旧金山分校的迈克尔·梅策尼希（Michael

Merzenich）领导的一组神经科学家做出的。他们在 20 世纪 80 年代初就阐明，定义了哺乳动物和灵长目大脑的那些精巧的神经元回路在个体的一生中都处于持续的动态变化之中。比如在学习一项新技能时，甚至是我们自身身体周围或内部发生重大改变时，我们的大脑都会在解剖学和生理学方面做出改变，从而来应对我们接触的每一个人和每一件事。这一特性被神经科学家称为大脑可塑性，它对揭示真正的万物创造者的深层奥秘具有至关重要的意义。

突触层面的神经可塑性有多种实现方式。例如，学习一项新技能能够导致神经元突触数量和分布的显著改变，或者在身体外周或大脑本身受损诱发的恢复进程中，神经元的突触数量和分布也会发生显著改变。即使在成年动物身上，单个神经元也能生长出新的突触，以使该神经与其全部或者部分目标神经元建立更强的连接。与此相反，神经元也能够对突触进行修剪，从而减少与目标神经元的连接。每个突触对目标神经元的影响力也会因大脑所接触的事物不同而发生显著改变。核心在于，任何刺激都会导致数以万亿计的突触连接的精妙微观结构和功能发生改变，数以百亿计的皮质神经元赖以沟通交流的就是这些突触连接。

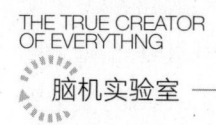

THE TRUE CREATOR
OF EVERYTHNG

脑机实验室

"赛博格鼠"实验

2005 年夏天，在对大脑可塑性进行了十多年的研究之后，我向在杜克大学实验室工作的资深神经科学家埃里克·汤姆森（Eric Thomson）提出了一个非常反传统的想法，意在探索神经可塑性这种现象可以拓展到什么程度。为此我们设计了一个实验，去测试通过将神经可塑性推向极致，成年老鼠能否在与生俱来的传统感知通道（触觉、视觉、听觉、味觉、嗅觉、前庭觉）之外获得一种全新的感知能力。我们决定尝试通过诱导老鼠的大脑学会"触摸"不可见的红外线的方式来探索。为此，我们需要建造一个设备，把外界产生的红外线转化成动作电位流（这是大脑用来传递信息的语言），然后可以将其传送到参与主管哺乳动物触觉的重要脑区：初级体感皮质（primary somatosensory cortex, S1）。通过把这个新的电子信号传递到初级体感皮质，我们想要确定，这些"赛博格鼠"（半机械化鼠）是否能够学会把红外线作为触觉通道信息的一种感知进行处理。

为了检测这个实验想法，汤姆森建造了由 1～4 个红外传感器组成的装置（见图 4-2），可以方便地放置到老鼠的颅骨上。每个传感器能够检测大约 90° 空间范围内的红外线，这意味着给老鼠佩戴有 4 个传感器的装置，它就对周围环境中的红外线获得了 360° 的 "红外视角"。我们在体感皮质中的目标区域是一块叫作桶状皮质（barrel cortex）的分区，原本负责处理老鼠的胡须被刺激时所产生的触觉信息。就像手指尖之于灵长目动物，老鼠的胡须是它们最为灵敏的触觉器官，因此，在老鼠的体感皮质中，有一大片区域专门用来处理这些胡须产生的触觉信号。

实验刚开始时，我们首先训练老鼠学会追随一束可见光找到奖励。一旦它们完成了这个基本任务，就把汤姆森设计的红外传感器加上去，看老鼠是否能够只通过触觉来探测和追随一束红外线以获得奖励。为了进行这一系列实验，汤姆森把 4 个红外线源分别放在赛博格鼠所处的圆形笼子内壁的 0°、90°、180°、270° 位置。红外线源的这种位置分布，让我们可以在实验中随机改变红外线的来源，从而确保了老鼠在实验中不是依靠其他的常规感官来学会寻找奖励的。一开始我们只在老鼠体内植入了一个红外传感器，经过大约 4 周的训练，这些老鼠学会了成功"触摸"并追随红外线找到奖励，正确率超过 90%。

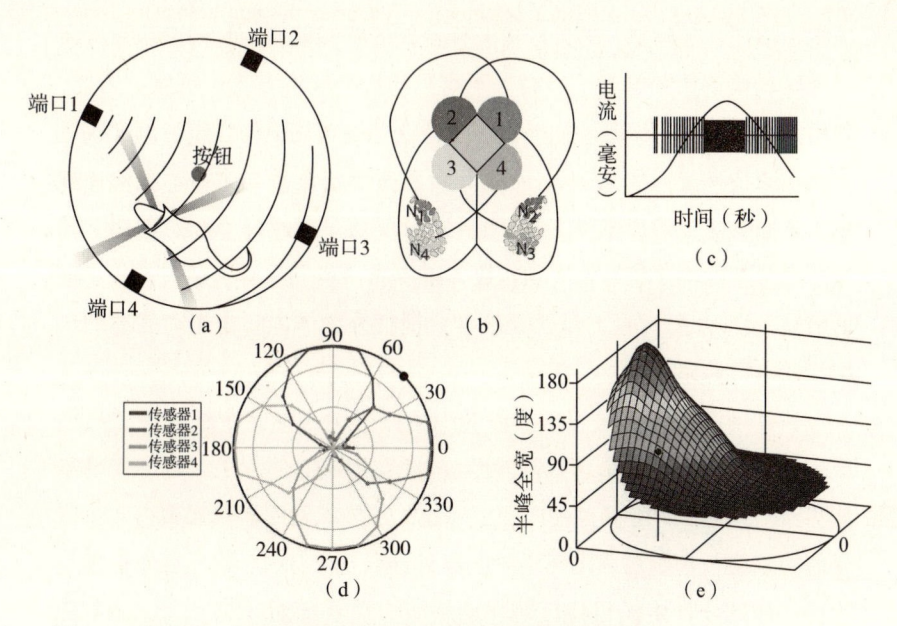

图 4-2 埃里克·汤姆森最初使用的红外神经假体装置配置

注：图 a，红外线识别任务中使用的行为记录室示意图。在一个直径 24 英寸[①]的大圆柱体内表面对称布置了 4 个端口，每个端口有一个探鼻器、一个红外线和一个可见光。图 b，4 个植入老鼠初级体感皮质的设备的局部，这些植入设备负责传输由 4 个红外线探测器发出的电信号。红外线探测器之间相隔 90°，每个探测器对应初级体感皮质的一对刺激电极。图 c，刺激的频率取决于每个探测器探测到的红外线的强度，每个红外线源发出的红外线强度在其对应的刺激通道中被实时转化为不同的刺激频率。图 d，极坐标图，显示当只有一个红外线源被激活时，红外线探测器的反应与圆柱体内 4 个红外探测器和红外线源角度的关系函数。圆周上的黑点（右上角）表示红外线源的相对位置。图 e，红外线探测器反应的半峰全宽与老鼠在笼内相对位置的关系函数。黑点表示激活的红外线源的位置。半峰全宽代表 4 个探测器的半峰全宽的平均值。当远离光源时，反应模式变窄。黑点所处位置是图 d 所呈现的数据。

资料来源：经许可复制。首次发表信息：K. Hartmann, E. E. Thomson, R. Yun, P. Mullen, J. Canarick, A. Huh, M. A. Nicolelis, "Embedding a Novel Representation

---

① 1 英寸约合 2.54 厘米。为保证数据的准确性，本书保留了部分英制单位。——编者注

of Infrared Light in the Adult Rat Somatosensory Cortex through a Sensory Neuroprosthesis," *Journal of Neuroscience* 36, no. 8 [February 2016]: 2406-24。

在实验初期，这些赛博格鼠都表现出一种很有趣的行为：它们首先朝两侧移动脑袋，好像在扫描身边的环境来寻找信号。当红外线出现时，老鼠都总是先抬起前爪梳理脸部，然后才顺着红外线追踪到发射源。虽然第一次观察表明，老鼠自己制定了一些策略来探测最初出现的红外线束，但第二次观察显示，它们感觉到了红外线，就像它们感觉到胡须被外物触碰了一样。事实上，没有任何东西触碰到它们的胡须，而是老鼠的大脑自己学会了把红外线当作了某种胡须触觉刺激物。

这些结果非常鼓舞人心，而在汤姆森开始分析这些会追踪红外线的老鼠的体感皮质中单个神经元的电活动记录时，最大的惊喜出现了。大多数这些原先只在胡须碰到东西时才会被激发的神经元，现在已经获得了对环境中出现的红外线做出反应的能力（见图 4-3）。

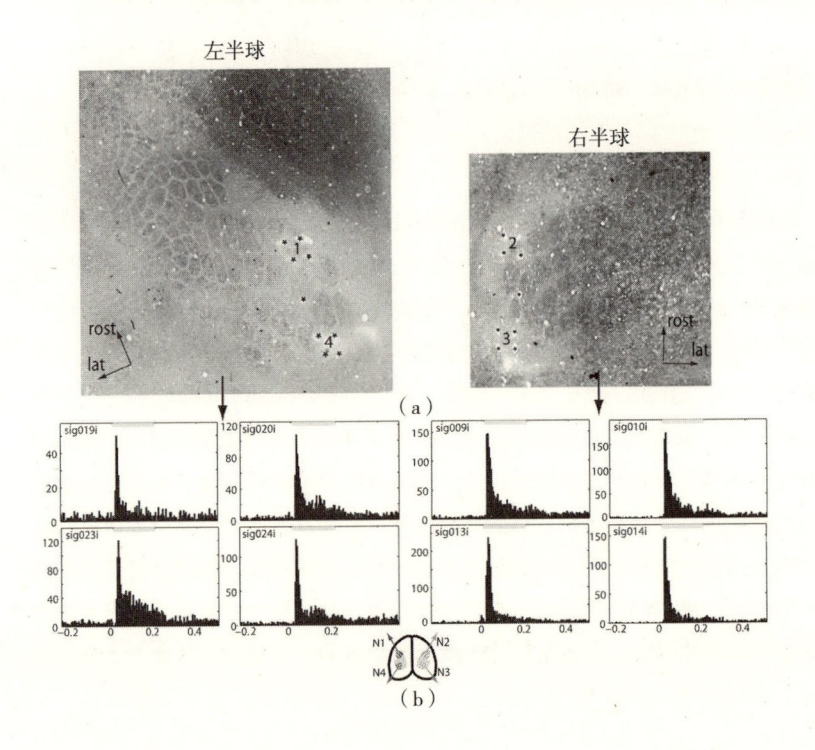

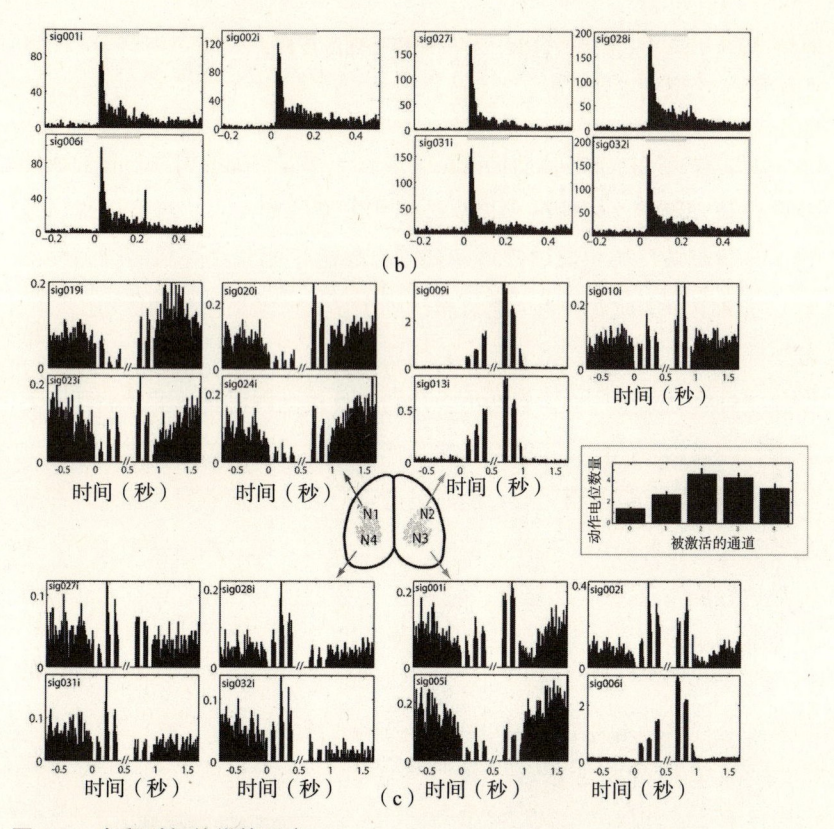

图 4-3 老鼠对红外线的反应

注：大鼠初级体感皮质（图 a）中单个神经元对老鼠胡须的机械刺激（图 b 上面一排图）和红外线均有反应。老鼠胡须对红外线的反应是通过植入的红外神经刺激装置（图 c 下面一排图）实现的，该装置向初级体感皮发出电刺激。图 a：通过一只老鼠两个初级体感皮质半球的扁平皮质切片显示电极的位置。星号标志着电极的植入位置。图 b 上面一排图：同一只老鼠的 15 个初级体感皮质神经元在胡须的机械偏移之后，出现了强烈的感觉诱发反应，表现为周围刺激时间直方图中的神经元电活动的清晰峰值。这种神经元诱发的触觉反应是在对老鼠进行红外线识别任务训练后获得的。周围刺激时间直方图的组间宽度等于 1 毫秒。图 c 上面一排图：周围刺激时间直方图描述了初级体感皮质神经元对红外线刺激序列的电反应。箭头表示神经元在初级体感皮质中的位置。右图为峰值计数的标准分数（z），它是活跃的刺激通道数量的一个函数。这是一个典型的

曲线，当两个通道被共同激活时，会出现最强烈的反应。

资料来源：经许可修改。首次发表信息：K. Hartmann, E. E. Thomson, R. Yun, P. Mullen, J. Canarick, A. Huh, M. A. Nicolelis. "Embedding a Novel Representation of Infrared Light in the Adult Rat Somatosensory Cortex through a Sensory Neuroprosthesis," *Journal of Neuroscience* 36, no. 8 [February 2016]: 2406–24。

接下来的实验采用了 4 个红外传感器，以便对实验环境进行全景式观察。在这一系列实验中，老鼠只需要 3 天，而不是 4 周，就能掌握同样的技能。对照实验显示，即使把红外传感器的输出位置与被刺激的体感皮质亚区之间的空间关系打乱，老鼠也能在超过 90% 的情况下快速重新学会如何通过追踪红外线找到奖励。

综合起来，这两项研究彻底证实了一点：我们可以赋予老鼠一个全新的感官。值得指出的是，这个新感官的出现并没有以牺牲原有的感官能力为代价：到 2016 年夏天，汤姆森已经证明，没有一只学会了追踪红外线的老鼠丧失了它们的成名技，即用长长的胡须进行常规的触觉操作。换句话说，新皮质里一块过去专门用来处理一种关键信息——在本例中是触觉信息的区域，已经演变成一个多感觉通道的脑区，即使老鼠这个顽强的物种在其漫长的进化史上从未经历过这类信号的处理。从本质上说，通过使用皮质感知神经假体，被增强的老鼠大脑能够在现存的触觉表征基础上，创造一种全新的基于红外线的周遭世界图景。

就像我们在重新行走项目中的发现一样，"赛博格红外线老鼠"这类实验代表了一系列非常具象的成果，用于确认和描绘以定义人类大脑工作的关键功能性原理为目标的科学发现。

对大脑回路的这种强烈兴趣奠定了现代神经科学的基础。这种探索的主要开创者是英国天才物理学家、医师托马斯·杨（Thomas Young）。他成就卓著、博学多才，其中最广为人知的便是著名的双缝实验，该实验证明了光的本质是一种波。托马斯·杨在神经科学这个领域还未成名之前，就已经开始了探索之旅。其中一项成就就是解释颜色视觉的三原色假说。托马斯·杨提出，人类视网膜可以仅通过三种颜色感受器来编码任何颜色，每种颜色感受器对部分重叠的不同波长的光分别做出反应。根据托马斯·杨的理论，三种视网膜颜色感受器各自的反应模式都遵循钟形曲线，各自的最大反应峰值不一样，这意味着它们分别对某一特定颜色的反应最大，而反应范围有部分重叠（见图4-4）。因此，每个颜色感受器也会对多个其他颜色有幅度较小的反应。虽然托马斯·杨从未检验过一个真正的视网膜的组织学构成，但随着时间的推移，事实证明，他的三原色理论的所有预测是正确的。

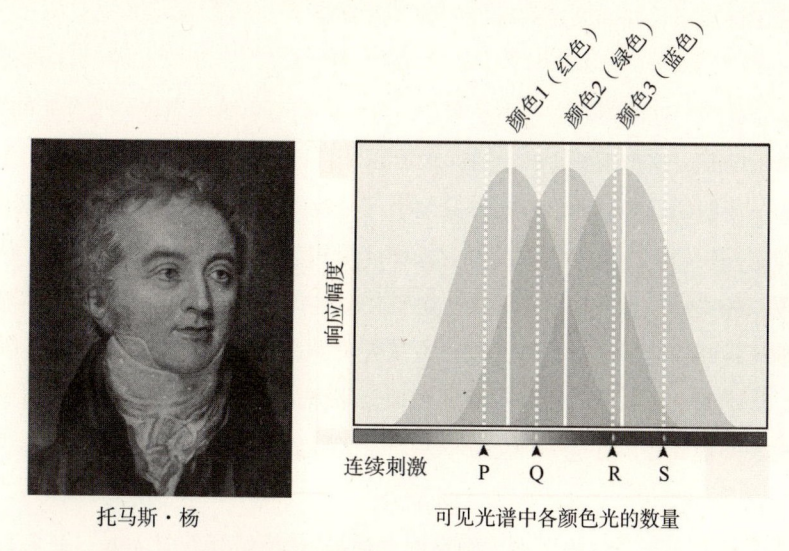

图4-4　托马斯·杨及其经典三原色理论示意图

资料来源：经许可复制。首次发表信息：M. A. L. Nicolelis, "Brain-Machine Interfaces to Restore Motor Function and Probe Neural Circuits," *Nature Reviews Neuroscience* 4, no. 5 [May 2003]: 417-22。托马斯·杨的肖像版权：©National Portrait Gallery, London。

托马斯·杨的神经元功能模型是神经元集群模型或者叫神经系统的分布式模型（distributionist model）的最早期例子。在分布式模型中，任何一个脑功能的实现都需要大量的、分布在多个脑区的神经元相互合作。另外一种理论则认为不同脑区各自负责不同的特定神经功能，该理论被称为定位主义模型（localizationist model）。要想全面了解分布式模型和定位主义模型的支持者之间长达 200 年的论战，可以参看我的上一本书《脑机穿越》①。根据本书的目的，只说这一点就足够了：要决定这两种模型中的哪一个更好地描述了大脑的工作方式，确实需要两个世纪。

直到近 30 年来，随着神经科学家可以通过技术手段在可自由活动的动物或人类被试身上获得详细的脑回路神经生理学特性，分布式模型才获得了更明确的支持。确实，得益于神经生理学创新研究方法的引入，以及在过去 20 年里各种脑成像技术的出现，现代神经科学的焦点已经从单个神经元转移到了相互连通的神经元集群，这些神经元集群定义了巨大的神经回路，这些神经回路是大脑工作的真正执行者。这样看来，人们终于可以在 2018 年宣布，托马斯·杨提出的有关人类大脑的理论最终获得了胜利。

在用于研究动物大脑特性的新技术中，慢性、多点、多电极记录（chronic, multisite, multielectrode recordings，CMMR）研究方法提供了最为全面的神经生理学数据，它支持这样一种观点：分布式神经元集群定义了包括人类在内的哺乳动物大脑的真正功能单元。我本人在 CMMR 研究方法上有相当多的经验：在 5 年博士后训练期间，我曾在美国杰出的神经生理学家约翰·蔡平（John K. Chapin）的实验室工作，主要的工作就是在能够自由行动的老鼠身上开发和应用这个技术的最初版本。

感谢所有这些工作，以及在我的实验室工作的其他几代神经科学家和世界各地更多人的努力，如今这项技术已可以将数百根细如发丝的柔性金属丝，即微电极，植入老鼠或者非人灵长目动物的大脑中。这些微电极使我们能够同时

---

① 《脑机穿越》讲述了"人机融合"的未来，是一部极富前瞻性的作品。该书中文简体字版已由湛庐引进、浙江人民出版社出版。——编者注

记录几千个来自某个特定神经回路的不同神经元，比如负责产生支配肢体运动所需的高级运动计划的运动系统，产生的动作电位。用于制造微电极的材料特性，使我们实验室进行的多电极神经元记录得以持续数月（在老鼠身上）甚至数年（在猴子身上）。凭借这个核心的技术特征，我们不仅可以追踪动物在学习一项新任务时的大脑电活动，还能记录在学习过程中，大脑可塑性是如何体现的。

事实证明，CMMR 研究方法对我在脑机接口领域的工作至关重要（见图 4-5）。大约 20 年前，我和约翰·蔡平及其实验室开创了这项研究。在这个研究范式里，位于一个或多个互联脑区的神经元的集体放电被记录下来，用作控制人工设备，如机械臂或腿甚至完全虚拟的身体的运动所需的运动信号源。通过一个实时计算界面，记录的脑信号会被输入一系列数学模型，转化为计算算法。这些算法专门被设计用来从大脑电活动中提取这些运动指令，并将其转换为人工设备可以理解的数字控制信号。这种方法成了实验的种子，经过一系列发展直接在 10 年后结出了重新行走项目这一硕果。

脑机接口研究经历了 20 多年的发展，产生了大量的实验数据。这些数据主要与自由活动的动物（如老鼠、猴子甚至人类）的大脑回路如何运行相关。总的来说，关于新皮质，这些研究结果为人们提供了一种相当有力的观点，这与几十年前大多数神经科学家所持的观点大相径庭。

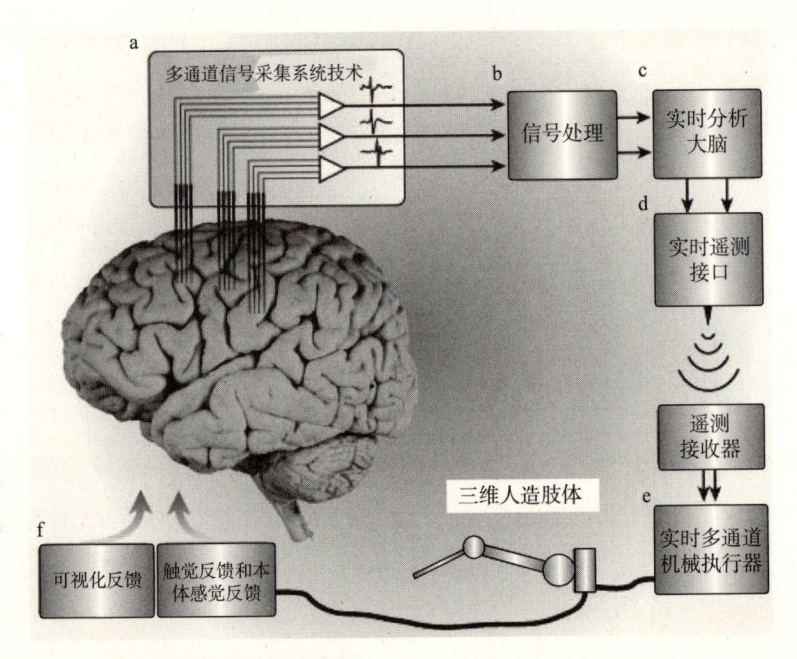

图 4-5 典型脑机接口的经典示意图

资料来源：经许可复制，首次发表信息：M. A. Lebedev, M. A. Nicolelis, "Brain-Machine Interfaces: From Basic Science to Neuroprostheses and Neurorehabilitation," *Physiological Reviews* 97, no. 2 [April 2017]: 767–837。

神经元五大生理学原理，心智抽象的基础

25 年来，我在杜克大学的实验室中进行了神经元同步记录。基于对记录结果的分析，我开始提出一系列神经生理学准则，我称之为神经元集群生理学原理，用以解释人类大脑动态产生的根本原因。

这些原理之中最重要的是第一个原理——分布式原理（distributed principle），它认为像人类这样复杂的动物大脑产生的所有功能和行为，都取决于分布在中枢神经系统多个区域的大量神经元的协同工作。我们的实验可以明确地证实分

067

布式原理的存在：猴子通过训练可以学会使用脑机接口来控制机械臂的移动，这一过程仅通过其脑电活动实现，而不需要其他任何明显的身体运动。在这些实验中，只有将皮质神经元集群的联合电活动输入接口后，动物才能成功完成移动。任何使用单个或少量神经元样本作为脑机接口的运动控制信号源的尝试，均无法产生正确的机械臂运动。此外，我们注意到，分布在两个大脑半球的额叶甚至顶叶等多个区域的神经元，可以极大地促进所需的神经元集群组通过脑机接口完成这项运动任务。

对这些结果进行进一步定量化研究为我们展开了第二个原理，即神经元集群原理（neural-mass principle）。该原理描述了这样一个事实，即任何皮质神经元集群对编码行为参数的贡献，如我们的脑机接口技术用以产生机械手臂运动的运动输出，都与被添加到集群的神经元数量的对数呈正相关。由于不同的皮质区表现出不同的特化水平，因此该对数关系有着明显的区域差异（见图4-6中的神经元下降曲线）。这一发现表明，所有这些皮质区都能为"仅通过思考即可移动机器人手臂"这一最终目标提供一些有意义的信息。

多任务原理（multitasking principle）认为，单个神经元产生的电活动可以同时促进多个神经元集群的运作。也就是说，单个神经元可以同时参与多个回路，这些回路涉及多个大脑功能或行为参数的编码和计算。例如，在上述脑机接口实验中，同一个皮质神经元可以同时促进两个不同的运动参数的产生，即手臂运动的方向与手握力大小的精确数据。

神经退化原理（neural-degeneracy principle）假定，特定的行为结果，如移动手臂去拿一杯水，可以在不同的时间点由皮质神经元的不同组合产生。运动行为可能需要多个皮质区的协调活动，更不用说一组皮质下结构，如基底神经节、丘脑和小脑之间的协调，这种情况在单个皮质区内和多个皮质区间均会发生。换句话说，在皮质区之内和之间的多种皮质神经元组合的协作，可以在不同时刻产生相同的行为结果；并不存在一个固定的神经元活动模式负责控制你抬起右臂或你可能采取的其他任何操作。实际上，我的实验室获得的一些证据初步表明，相同的神经元组合绝不会重复产生相同的运动。

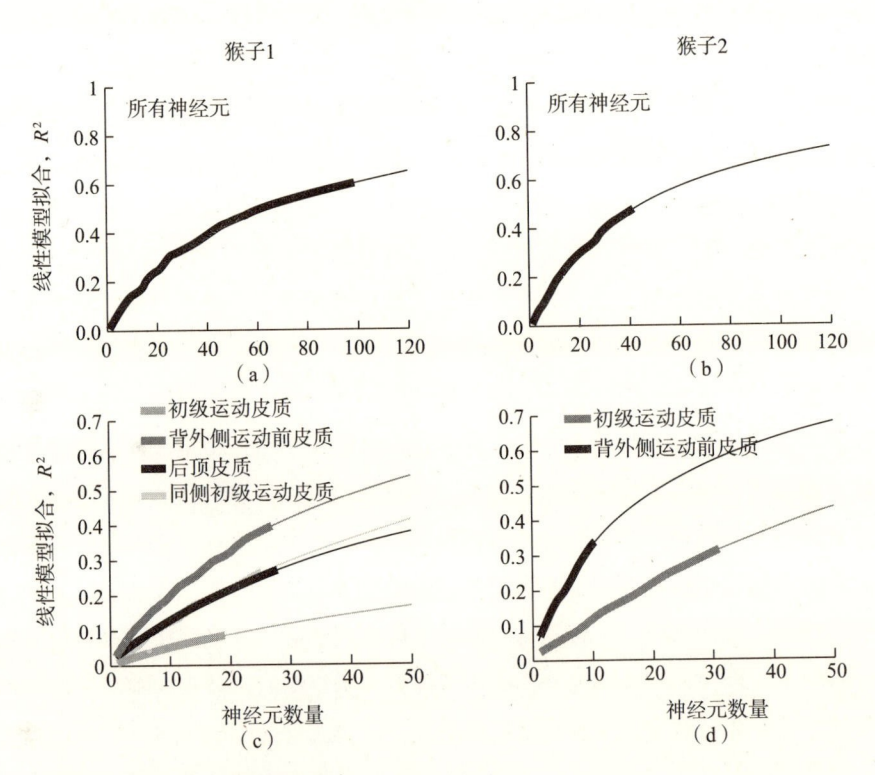

图 4-6　神经元下降曲线示例

注：通过使用线性解码者预测手臂运动的精确度。解码精确度通过确定系数 R^2 进行计算。在神经元下降曲线中，R^2 被表示为神经元集群规模的函数。这些曲线通过计算整个神经元集群的 R^2 来构建，然后从集群中删除一个神经元并再次计算 R^2，依此类推，直到只剩下一个神经元。

资料来源：首次发表信息：J. C. Wessberg, C. R. Stambaugh, J. D. Kralik, P. D. Beck, M. Laubach, J. K. Chapin, J. Kim, et al. "Real-Time Prediction of Hand Trajectory by Ensembles of Cortical Neurons in Primates," *Nature* 408, no. 6810 [November 2000]: 361–65。

几年前，我想出了一个模型来描述大脑如何募集并结合分布在整个皮质区的大量皮质神经元，从而产生特定的身体运动。对于任何既定的动作，都有一个巨大的初始皮质神经元库，其中有数以亿计的皮质神经元可能参与该动作。但在它们中，实际上只有几千到几百万个皮质神经元真正参与产生运动所需参数的计算。这种皮质神经元库的缩减化聚合并不会在同一瞬间发生。该过程将持续数百毫秒，以计划、界定、发布志愿皮质运动程序至皮质下结构，并由其负责实施。我认为这个过程相当于大脑在主体产生任何明显的身体运动之前，在新皮质内部创建了一个"临时的有机计算机"。但是，这台皮质内的临时有机计算机的神经元组成有时会发生很大变化。因为部分或所有参与了更早期运动任务计算程序的神经元，可能无法立刻再次参与新任务。一些神经元可能处于休止不应期，在几毫秒内它们无法产生电火花，另一些神经元则可能被其他神经元抑制，或者在对该模拟皮质计算机做出最后贡献后已经死亡。

神经元的这种特殊临时组合为其动态稳健性增添了另一个维度。这种稳健性表征了新皮质的分布式操作模式。的确，对我来说可以肯定的是，在灵活性方面的巨大收益不仅解释了为什么进化过程偏爱大脑中的集群或分布式编码，还解释了为什么大脑进化过程选择了跨组织多层次的这种分布式行为生物系统：从蛋白质和基因到细胞和组织，一直到特定物种个体之间的社会互动层次。在新皮质的特定情况下，即使在被疾病或外伤破坏了许多皮质组织后，分布式神经元编码仍然能够持续产生运动或感知刺激。换句话说，分布式神经编码方案可以很好地防止灾难性故障。确实，当我还在医学院的时候曾有机会看到几名患者，尽管他们因轻微中风而发生了灰质的局部损失，但没有表现出与这种可怕的情况相关的临床运动症状。碰巧的是，通常表现出典型中风症状的患者不仅运动皮质的大部分灰质会受到损害，而且灰质下方的白质也会受损。这意味着，当负责连接运动计划与执行的巨大的新皮质回路连接性受到损伤时，情况就变得非常糟糕。但如果中风局限在灰质的一个小的局部区域，则患者可能仍可以正常地移动其四肢，前提是中风不会破坏整个初级运动皮质。

接下来我要讲的是情境原理（context principle）。该原理认为，在任何时间点，大脑的整体内部状态决定了它将如何响应一些传入的感官刺激。从某种意上说，情境原理是对神经退化原理的补充，因为它解释了在不同的大脑状态下（即动物完全清醒、睡眠或处于麻醉作用下），相同神经元对传入的感官刺激（例如触碰老鼠的触须）会产生完全不同的响应这种现象产生的原因及内在模式。

尽管对于有些人来说，情境原理似乎是显而易见的，但是从神经生理学的角度严格地进行证明还是花费了很多功夫。如果我们用稍微不同的术语来表述，即情境原理基本上假定了大脑是依靠"自己的观点"对外界发生的任何新事件做出决策的。这是一个十分重要的结论。在我的定义中，"大脑的观点"是由一系列起助力与相互作用的因素所决定的，包括该对象累积的进化历史与个体的感知历史，它总结了大脑先前多次经历过的相似与不同的刺激、遇到新刺激时大脑内部的特定动态状态、大脑先前设定的内部期望、与潜在的传入刺激相关的情感与享乐价值，以及探索性运动程序，其表现为试图对特定刺激进行采样的协调的眼、手、头和身体运动。

多年来，我的实验室通过一系列动物研究记录了大脑内部现实模型的表现。例如，在老鼠实验中，我们证明了当这些动物执行主动触觉识别任务时，大多数皮质和皮质下结构都会发生"预期"神经电活动，这些结构定义了老鼠的躯体感觉系统。在老鼠开始用胡须接触物体之前，单个神经元的放电率会出现大幅增加或降低，即表示了这种预期的神经元活动的存在（见图4-7）。

只要信号嵌入这种广泛的预期神经元活动，我们就可以识别出与执行计划任务所需的胡须和身体运动有关的信号，以及老鼠使用胡须探索外界时，大脑对即将遇到的情况的期望信号。对我而言，这种预期活动描绘了老鼠大脑自身的观点，为它在不久后将要遇到的情况设立了广泛的初步假设。我们的实验室对猴子进行的进一步研究支持了这一观点：如果改变实验任务结束时提供的奖励量，则这种结果与该动物的大脑最初的预期明显不匹配。个别皮质神经元往往会因其偏离大脑预期的反应而明显改变其放电率。

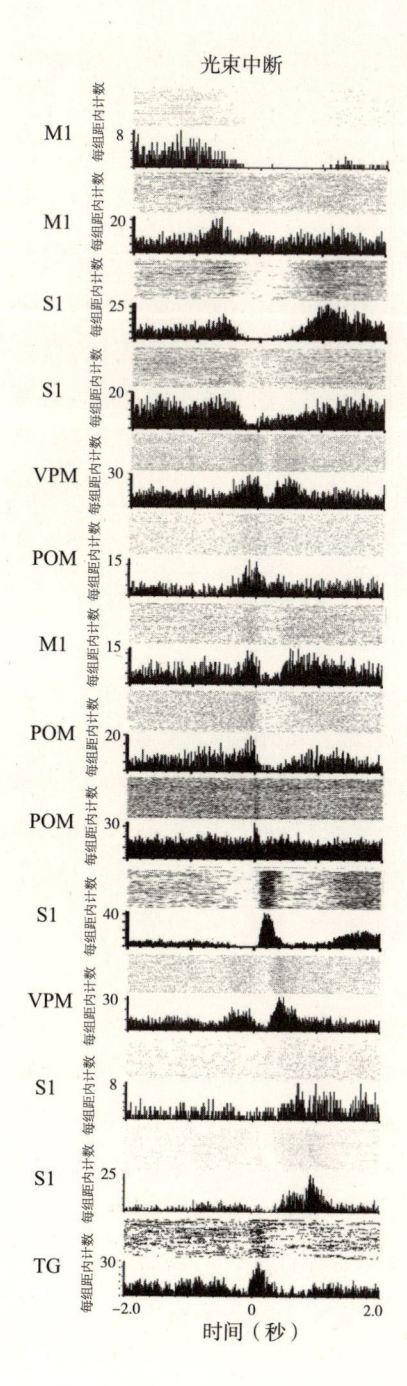

图 4-7　老鼠做出预测时对应的神经元反应

注：在老鼠的胡须接触一对识别条之前，位于老鼠体感通路不同处理水平的单个神经元表现出大范围的预期放电调制（放电增加或减少）。周围刺激时间直方图用于显示整个实验期间皮质和皮质下结构的神经元放电活动增加或减少的不同时期。时间 0 对应老鼠在识别条前恰好中断光束的时间。在实验开始前，记录在 M1（初级运动皮质）和 S1（初级体感皮质）中的前 4 个神经元显示一段时间（预期）的放电活动。门一打开，这些神经元中的 3 个就明显降低了其放电率。这种活动降低的发生与在其他神经元中观察到的放电增强的开始相吻合，例如在 S1 的神经元（第 10 张图）中。这表明 M1 在实验的准备阶段发挥了初始作用。随后是 M1 和 S1 中的第二类细胞都与开门时（约 0.5 秒）的早期预期活动有关。当老鼠从门移动到识别条时，丘脑腹后内侧（ventral posterior medial，VPM）和正内侧（posterior medial，POM）核中的预期细胞（皮质下结构）以及 M1（第 5 张至第 8 张图）的活动急剧增加，当胡须接触到识别条时（时间 0）结束。随着这组预期细胞的活性降低，POM、S1 和 VPM（第 9 张至第 11 张图）中神经元的不同子集呈现放电活性的增加。这个过程与老鼠的胡须对识别条进行取样在同一时间发生。此外，当老鼠的胡须触碰到中央探鼻器，并且老鼠选择了其中一个奖励端口时，可以观察到 S1（第 12 张和第 13 张图）的放电增加。第 14 张图显示了三叉神经节（trigeminal ganglion，TG）神经元，即支配晶须毛囊的细胞对单个胡须的机械位移做出了怎样的强烈反应。

资料来源：经许可复制。首次发表信息：M. Pais-Vieira, M. A. Lebedev, M. A. Nicolelis, "Simultaneous Top-Down Modulation of the Primary Somatosensory Cortex and Thalamic Nuclei during Active Tactile Discrimination," *Journal of Neuroscience* 33, no. 9 [February 2013]: 4076-93。

在类似的实验条件下，许多其他大脑区域也记录了这种"神经元惊喜"。根据许多神经科学家的观点，获得奖励后神经元放电率的这些变化描述了大脑最初预期发生的情况与实际奖励情况的偏差。但是，一旦发生这种不匹配，大脑就会使用新信息重新配置其内部观点，从而改变对下一次实验的期望。

因此，我想说的是，通过将实验对象一生中积累的经验与每时每刻收集的信息进行比较，大脑不断重塑和更新其内部视点，以完善其基于神经元的对周围世界的认知模型。就人类而言，这还涉及实验对象自身自我意识的不断更新。

图 4-8 清楚地说明了情境原理。该图阐明了当老鼠分别处于麻醉、完全清醒但静止不动、移动中并使其胡须受到等效的机械刺激时，老鼠体感皮质中相同的单个神经元如何做出不同的反应。老鼠初级体感皮质中相同皮质神经元对同一物体的反应方式之所以有如此显著的不同，是因为在以下情况下，大脑自身的观点表达截然不同：同一只老鼠从完全麻醉时的无意识状态转变为醒来时的状态，有着不同的表达水平。当这些动物可以随意走动并自由探索物体时，它们会保持清醒并发挥最优的表达水平。

总体而言，情境原理的证明对本书介绍的脑功能模型与一些更为经典的理论之间的根本区别做出了解释。例如，图 4-9 的金字塔图将经典的休伯尔—威泽尔视觉模型与大脑相对论进行了比较。经典的休伯尔—威泽尔视觉模型最初是从被深度麻醉动物的实验数据中得出的，而我的大脑相对论则是基于从完全清醒和能自由活动的动物身上收集的神经生理学数据得出的。

回到我们对增强型老鼠的实验，我现在可以说，它们大脑自身观点发生的根本性变化，使我们的赛博格鼠能够学会如何理解传递给它们体感皮质的红外线信号。而一旦大脑观点被更新，它们就会认为"触摸"红外线属于它们自然的知觉能力。从本质上讲，这表明一旦将大脑自己的观点更新到囊括了一系列新的外界数据的状态，那么曾经被认为是出乎意料和不寻常的事物，例如触摸本不可见的红外线这类事情，便会成为大脑生成新版本现实观念的一部分。

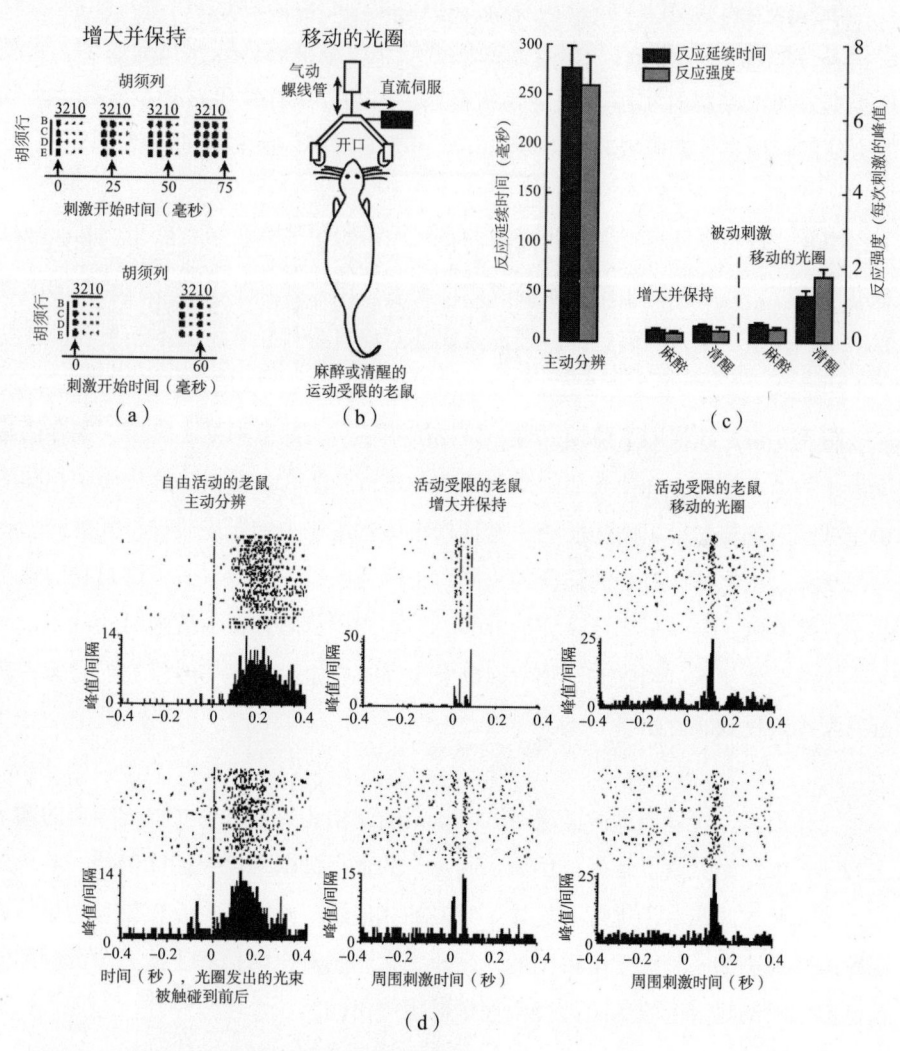

图 4-8 老鼠处于不同状态时的神经元反应

注：图 a，上方的示意图显示了传递到麻醉老鼠的多触须斜坡并保持被动刺激的模式。大黑点表示特定胡须的刺激。向上的箭头表示刺激的发生。箭头下方的示意图显示了清醒但运动受限的老鼠的刺激模式。图 b，移动光圈刺激的示意图。气动螺线管使光圈加速穿过胡须（具有可变的起点和速度），同时以不同的幅度横向偏转，以准确复制主动分辨过程中发生的胡须偏转动态范围。图 c，在主动辨别过程中，向麻醉或清醒状态运动受限的老鼠传递的不同被动刺激诱发

的平均兴奋性反应持续时间（左侧纵坐标）和幅度（右侧纵坐标）。图 d，最左侧的两张图为初级体感皮质的代表性神经元反应，显示了在持续的强直激活下，老鼠表现出积极的主动辨别力。图的上部是光栅图，每条线代表记录会话中的连续实验，每个点是一个单位峰值；每个图的下部是周围刺激时间直方图，描述了在 5 毫秒间隔中所有实验的总神经元活动。0 时间点代表老鼠触碰光圈发出的光束的时刻。中间的两张图，显示了在轻度麻醉的老鼠中，通过被动增大对 16 根胡须的刺激以及保持刺激诱发的神经元反应。0 时间点表示刺激触发。最右侧的两张图，显示了清醒状态、运动受限的老鼠在移动光圈的刺激下出现的神经元反应（0 时间点代表光圈开始移动）。

资料来源：经许可复制。首次发表信息：D. J. Krupa, M. C. Wiest, M. G. Shuler, M. Laubach, M. A. Nicolelis, "Layer-Specific Somatosensory Cortical Activation during Active Tactile Discrimination," *Science* 304, no. 5679 [June 2004]: 1989–92。

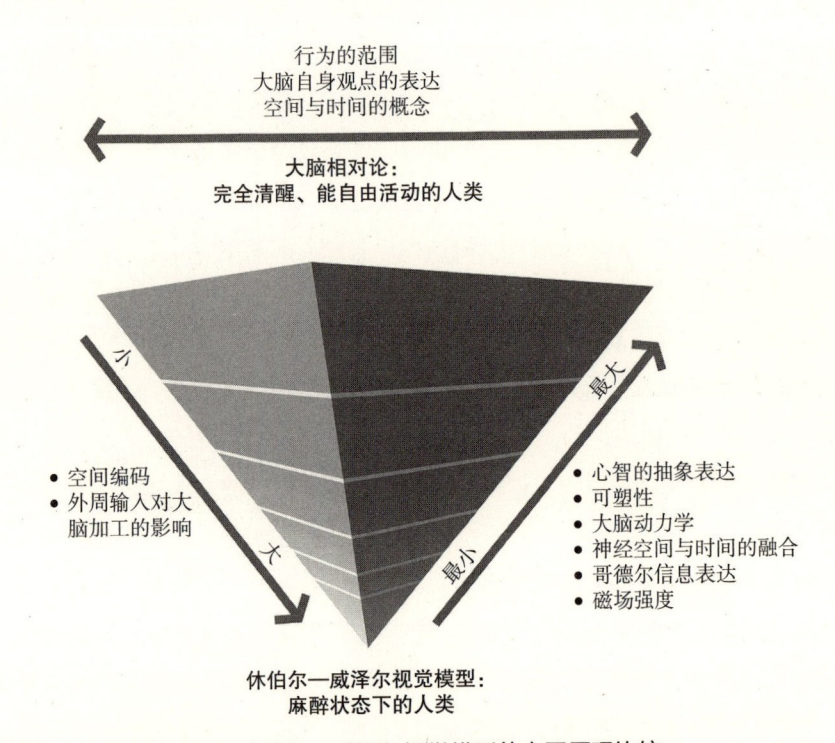

图 4-9 大脑相对论与休伯尔—威泽尔视觉模型的主要原理比较

注：休伯尔—威泽尔视觉模型最初根据深度麻醉的动物的实验数据得出。

资料来源：Custódio Rosa。

大脑可塑性现象是神经元回路所有惊人延展性的基础。这种精致的特性不仅使人类能够学习和适应，也使得大脑与其他计算系统之间形成了很深而无懈可击的鸿沟。凭借可塑性，动物大脑不断适应性地调整其微观形态和功能，以应对新的经历。根据神经元可塑性原理，大脑内部对世界的表述，乃至人类的自我意识，在其一生中都在不断变化。也正是由于这一原理，我们才能一直保持学习的能力，直至死亡。比如说，可塑性原理解释了为什么在盲人患者中，视觉皮质中的神经元会对触摸产生反应。

在早期发育过程中，大脑可塑性可以完成真正令人惊叹的壮举。例如，患有大脑自身免疫性炎症的婴儿，如患有拉斯马森综合征的婴儿，可能整个大脑半球都遭受了不可逆的损伤。这种疾病带来的结果是，患者可能会癫痫发作，而药物对此却完全无效。有时在这种情况下，唯一可能的治疗方法是完全切除患病的大脑半球。这种治疗方法看起来可能会导致患者发生严重的神经功能缺损。确实，尝试这种治疗方案的第一批医生就是做好了面对这种后果的准备。然而如果这些手术在婴儿出生后尽早进行，那么大多数接受手术的儿童长大后几乎都能过上正常的生活。事实上，接触过成年后的这些患者的外部观察者，可能永远不会意识到对方实际上缺少了整个新皮质。这就是大脑适应创伤的能力。有时，只有在对昏迷的被试进行紧急头部扫描的情况下（可能是由于交通事故而被送往医院），放射科医生才会惊讶地发现，在患者的颅骨内有一个巨大的空白区域。

大脑可塑性现象还可以在连接皮质区的白质束中观察到。例如，在埃琳·赫克特（Erin Hecht）和同事进行的一项研究中，他们对被试进行了为期两年的长期且密集的实践训练以使其能够熟练制造类似旧石器时代的石材工具，并在其接受训练之前、之中和之后都进行了脑部扫描。研究者惊讶地发现，实验证明这种工具制造训练在上纵束及其附近引起了显著的代谢和结构变化，表现为神经密度、神经口径和轴突髓鞘水平的变化。

我们在自由行动的啮齿动物和猴子中进行了多电极记录实验，其中更令人惊讶的结果之一是发现了能量守恒原理。随着动物学会执行各种不同的任务，单个神经元的放电率会不断变化。然而，在大型皮质回路中，总体电活动往往趋于恒定。说得更专业一些就是，包含数百个给定回路的神经元的伪随机样本（例如体感系统）所产生的动作电位总数往往趋近于一个平均值。现在我们已经通过从几种动物（包括小鼠、大鼠和猴子）的多个皮质区获得的记录对这一发现进行了验证。的确，仅在几年前，我的好友、世界知名的脑成像专家、杜克大学神经放射学教授艾伦·宋（Allen Song）就向我展示了研究员在检查人类大脑的磁共振成像时，不仅可以识别出耗氧量和神经元放电高于基线的区域，还可以识别出耗氧量成比例减少的区域，这表明大脑的总能耗水平保持恒定。这些发现进一步证实了研究人员在动物神经生理学实验中观察到的能量守恒原理。

该原理的一个主要含义是，由于大脑有固定的能量预算，因此神经回路必须保持一个放电率上限。因此，如果某些皮质神经元通过提高其瞬时放电率以发出特定的感觉刺激信号、参与运动或做出其他行为时，则其他邻近的细胞将不得不按比例降低其放电率，以使整个神经元集群的整体活动保持不变。为了总结关于神经元集成原理的讨论，图 4-10 展示了这些原理之间的潜在层次：自外圈到内圈代表从更普遍的原理到更具体的原理。

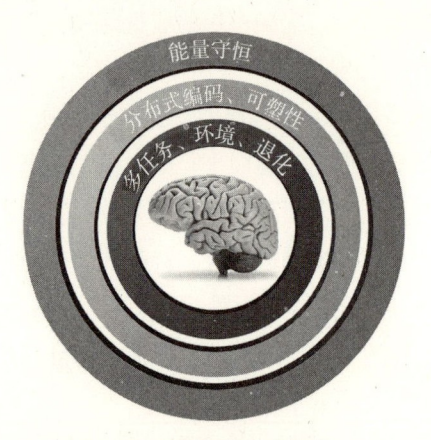

图 4-10　不同神经元集群生理学原理间的层次结构

资料来源：Custódio Rosa。

尽管我从近 30 年来的多电极实验中得出了一些其他规律，但刚刚回顾的内容足以描述神经科学家在寻求有关复杂动物大脑如何运作的综合理论时所面临的困境。当然，主流神经科学界的经典理论都无法解释过去 30 年来多电极记录实验中的发现。这些经典理论多数都没有考虑到大脑动力学的任何概念：从神经回路的毫秒级运行到发生大脑可塑性的时间尺度，再到产生行为所需的秒数与分钟数，近一个世纪的大脑研究都完全忽视了大脑动力学。因此，神经元计时的各种表现形式从未成为神经科学经典理论认知的一部分，经典的教条学说仍然由诸如细胞结构图、皮质图与对特定神经元调节特性无休止的分类学说等静态概念所主导。此外，关于脑功能的竞争理论也并没有考虑我在记录大量皮质神经元活动时得出的其他原理。

过去的 10 年中，我一直在尝试建立一个脑功能理论，以解释上述所有原理和实验数据。这个新理论的一个关键特征是它必须能够解释为什么没有固定的空间边界以约束皮质作为一个功能整体的运作。对此我的回应是将皮质想象为一个连续实体，它通过募集广泛分布的神经元集群作为整体的一部分而生成神经功能与行为。此类神经元集群的运作将受到一系列限制，其中包括物种的进化史、由遗传因素和出生后发育情况决定的大脑布局、感觉周围事物的状态、内部大脑状态、其他身体约束、任务背景、大脑可用的能量以及神经元放电的最大速度。

建立新的脑功能理论的另一个主要挑战是，如何确定一种强大的生理机制，以解释面积较大的皮质组织如何精确同步它们的相互作用并形成功能连续体，从而完成人脑程序化进程的所有主要任务。这使我想到了大脑的白质环路，即那些允许大脑各个区域相互交流的生物螺线管，它们可以作为寻找这种同步机制的可能突破点。螺线管是一个环路，当电流通过时，它就可以充当电磁体。在我看来，我们的大脑充满了螺线管。所以我不禁思考，穿过白质束的动作电位产生的电磁场对我们的大脑功能又贡献了什么呢？

第 5 章

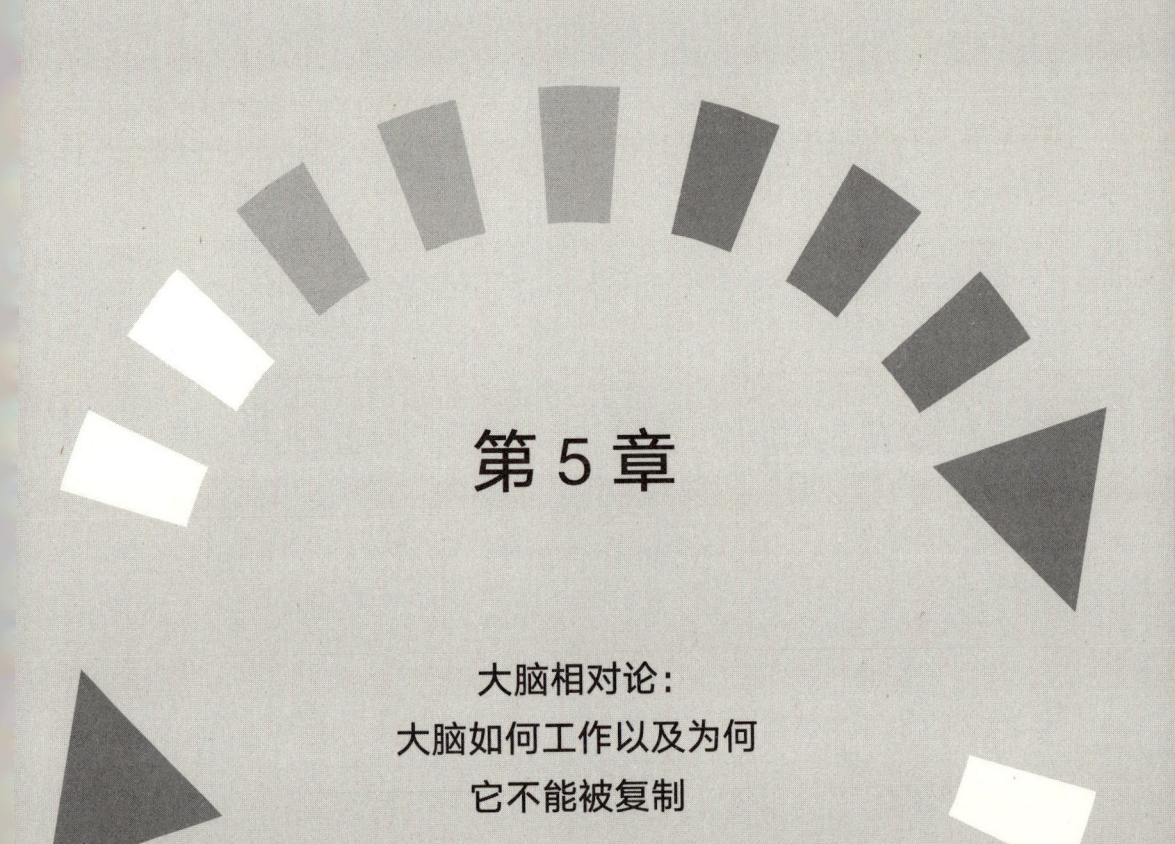

大脑相对论：
大脑如何工作以及为何
它不能被复制

THE TRUE CREATOR OF
EVERYTHING

人类大脑依赖于大量分布广泛的神经元之间的动态相互作用，这些神经元以精心设计的电路形式组织在一起。这一发现有望解释现代脑科学研究中一些悬而未决的根本问题。比如：在进化过程中，是什么样的神经生理机制能够将人类众多而又独特的心智能力——语言、心智理论、工具制造、一般智力与社会智力、自我意识融合在一起，使它们形成一个单一的、紧密连接的功能性智能？大脑又是怎样使这些解剖学意义上的不同部件同步运转，在功能上结合整个新皮质，从而将我们所体验到的多种感官信号、动作、抽象与思想作为一个连续体融合在一起？我们的记忆如何能够被终身保存和持续更新？

可能我穷尽一生都无法找到这些问题的终极答案，但作为一名系统神经科学家，正是这些未知构成了我长久以来的工作动力。事实上，如果我们假设（这是一个很大的假设）人类能够完全理解自身，那么我认为没有什么比寻求这些本质问题的突破更有价值了。

根据我们在第 4 章中讨论的神经元集群生理学原理，如果必须用几句话来描述我对解决这些问题的最佳猜测，那么它应该是这样的：大脑在运转过程中通过递归的方式将模拟神经元信号和数字神经元信号进行混合，这一动态过程使得神经元组织融合成一个持续运转的连续体，并参与香农信息和哥德尔信息的双向转化过程（见图 3-2）。通过耗散能量，哥德尔信息被真正嵌入神经元组织，使信息与作为其载体的解剖结构之间产生直接的因果联系。大脑能够利用新传入的信

第 5 章　大脑相对论：大脑如何工作以及为何它不能被复制

号描述周围的世界，并基于此不断更新其内部关于现实世界构建的模型。最终，正是这一检查与更新大脑自身观点的过程，时时刻刻指导着我们的中枢神经系统的运作。

在这一点上，这种"凭直觉"的说法对许多读者来说可能没有意义，但请不要因此而感到绝望。在本章和接下来的几章中，我将对上一段文字进行剖析，并尽可能清楚地从字面上以及隐喻层面解释我的想法。

我对神经科学核心问题的解答就是我所说的大脑相对论。在《脑机穿越》一书中，我第一次提出了"大脑相对论"这一概念。在过去的 8 年中，我与我的好朋友罗纳德共同对其原理做了进一步阐明。2015 年，我们共同撰写了一本关于该主题的学术专著：《相对性大脑：它如何工作以及为何它不能被图灵机所复制》(*The Relativistic Brain: How It Works and Why It Cannot Be Reproduced By a Turing Machine*)。我选择使用"相对"一词的灵感源于它的历史用途，因为它暗含自然现象不存在绝对的参照系这层意思。在不同的领域，亚里士多德和伽利略等人也曾捍卫人为建构（即伦理道德）和自然现象（比如自由落体）的"相对主义"观点。德国哲学家康德引入了一种可以被认为是相对主义的感知观。他提出，我们不能直接理解宇宙中存在的事物，而只能依靠感官和推理来创造这种现实的心理表征。基于这一观点，奥地利杰出的物理学家、哲学家恩斯特·马赫（Ernst Mach）认为所有运动都只能被描述为相对于宇宙其他部分的运动。马赫还运用他的相对主义观点来讨论人类的感知。他在 1886 年出版的哲学著作《感觉的分析》(*The Analysis of Sensations*) 中回应了康德的观点："我们感知到的对象只是由一束束以常规方式连接的感觉数据组成的。独立于我们感觉之外的物体是不存在的，即不存在物自体（Things-In-Itself）[①]。因此，我们只知道表象，从不知道物自体。我们只能由自己的感觉构造世界。因而我们永远无法知道是否存在一个物自体。也正因如此，谈论这种概念是没有意义的。"

[①] "物自体"是康德提出的概念，指独立于观察者的客体。——译者注

有趣的是，马赫的感知观显然与 19 世纪后期在法国掀起印象主义运动的一些画家的观点非常一致。这群极富开创性的艺术家提出了看待世界的新方式。现实主义学派坚持忠实记录世界的外在现实，认为绘画应像照片一样精准。而印象派画家正面驳斥了这一观点。他们坚信自己的主要工作在于呈现对外在世界的内在、主观的个人看法。正如巴西艺术评论家马里奥·佩德罗萨（Mário Pedrosa）的精准所述，印象派提出"液化实体，消除边角，将这一切事物，无论是大教堂的外立面还是桥梁的结构，都变为同样的色彩斑斓的颜料块铺满整个画布，而不带任何平面层次的空间结构"。

印象派画家真是我的知音啊！

总而言之，马赫的观点和我选择用"相对"一词命名这一全新的大脑理论的原因不谋而合。尽管人们认为是爱因斯坦最终将人类观察者纳入了描述整个宇宙结构的一个相对框架体系中，但无论是他的前辈还是追随者都没有更进一步，尝试找出观察者大脑内在的相对机制。希望大脑相对论的引入能推动这一目标的真正实现。

人类大脑为每个人"雕刻"出自我意识，也"雕刻"出宇宙

我认为，大脑相对论是马赫思想的神经生理学版本。一般哺乳动物大脑的运作模式基于持续比较世界（和主体的身体）的内部模型与连续不断的多维感官信息流。在我们生命的每一刻，这种比较结果都被源源不断地输送至中枢神经系统。这便是大脑相对论的中心公理。通过这种比较，人类大脑为每个人雕琢出了自我意识，也雕琢出了以大脑为中心的对周围宇宙的描述。因此，为了完成任务，无论是计算手臂的运动行为，还是建造一艘宇宙飞船所需的最复杂的因果关系链，人脑都在不断构建心理抽象和类比，在其内部基于神经元的模拟——它对世界的描述和需要执行的任务之间寻找最佳契合点。无论是说出口的一句话、新

工具的发明、交响乐的谱写还是发动可怕的战争，人类宇宙中的任何事物都必须先以心理抽象或类比的方式出现在某个人的大脑中。因此，在我开始做一个复杂的手部动作之前，数以千计甚至数以百万计的皮质神经元必须瞬时汇聚在一起，形成一个有机的计算实体，而数以千计的皮质神经元也会加入这个功能单元，但为了阐述清晰起见，我们暂时不考虑它们，仅将注意力放在新皮质上。这个计算实体是一个将功能进行了整合的神经元网络，负责计算继而引发执行这一动作的运动程序。我把这个基于神经元的运动程序称作内存心理模拟，它模拟的是在几百毫秒后身体即将执行的运动。因此，按照神经元集群生理学原理，这一神经生物学实体就像是一台真正的模拟计算机，它用特定的神经元活动分布模式模拟身体的运动。然而，根据简并原则，每次必须执行某个动作的瞬间，都有一套不同的神经元组合在该动作真正执行前完成这一心智工作。

以上观点引出的第一个重大问题是：大脑如何能够如此迅速地形成这些临时的模拟计算机呢？小提琴演奏家、芭蕾舞演员、棒球投手或是外科医生，这些截然不同的人所拥有的不同有机计算实体，又是如何准确地做出相应的动作的呢？

第二个重大问题是：如何调和大脑局部和整体的运行模式？在一个层面上，大脑利用动作电位，在神经元之间交换信息。这种传输具有数字性质，这主要由两个因素决定：第一，动作电位遵循的全有全无律[①]；第二，属于某一神经回路的每个独立神经元产生动作电位的精确时间。这些动作电位的序列由神经元的轴突传输。当它们到达突触——由突触前细胞的轴突与另一个神经元建立的终端接触时，这些电信息便会在突触间隙中触发神经递质的释放。这些数字信号的传输和处理可以用香农信息论来描述。也就是说，就像我们描述电话线中传输的信息或你桌上的计算机所显示的符号一样，我们可以用比特和字节来衡量数字信号中的信息。

---

① 全有全无律是指，一个初始刺激，只要达到了阈电位（threshold potential），不论超过了多少，都能引起一系列离子通道的开放和关闭，形成离子的流动，改变跨膜电位。——译者注

然而，大脑也依赖神经元的模拟信号，为了产生人类的行为，中枢神经系统需要进行特定的信号处理，而模拟信号是这类信号处理的基础。正如第3章所讨论的那样，我认为除了香农信息之外，动物的大脑，尤其是人类的大脑，能够通过利用模拟哥德尔信息来产生区别于数字机器的功能和行为。简单来说，只有模拟信号才能实现对自然界中物理量的完美类比，例如电压、电流、温度、压力或磁场。与那些物理实体一样，神经元产生的信号也必须随着时间不断变化，以确保大脑能够正常无误地工作。因此，这些神经元信号的数字形式只代表在某个预定义的时间间隔内获取的连续信号的离散样本。而且，尽管神经元产生动作电位的确切时间可以用数字表示，但这些由大脑细胞产生的电信号，例如它们的膜电位、突触电位和动作电位本身，都是一种电压随时间变化的模拟波。此外，大脑的整体电活动也是一种模拟信号，它由数十亿个神经元产生的突触和动作电位混合产生。综上所述，我认为动物和人类的大脑可以说是通过数字—模拟混合计算引擎来运作的。

经过几年的研究，我清楚地认识到，神经传导动作电位的最大速度——大约120米/秒，不足以解释大脑执行一些最基本功能的速度，比如将多种认知技能融合为一个具有凝聚力的整体。因此，我开始寻找一种模拟信号，它能以接近已知宇宙中最快的速度传遍整个大脑。比费城老鹰队的外接手快得多，像光速那样快！

人类大脑最基本的结构特征之一是存在着高度聚集的神经束和神经环路，它们由数以千万计的轴突组成，负责将快速移动的动作电位序列从一个脑区传输到另一个脑区（详见第2章和第4章）。19世纪初，法拉第发现电流可以产生磁场。同样，变化的磁场会在导体中产生电流。我由此推断：所有我们大脑中的这些环状白质不仅导电，而且将大脑包裹在大量随时间变化的神经元电磁场中。这便是我喜欢把连接皮质和皮质下结构的白质称为"生物螺线管"的原因。

自20世纪20年代中期以来，人们通过脑电图技术测量了皮质电场。此外，通过脑磁图测量大脑磁场的方法在几十年前就出现了。然而，由于目前缺乏能够深入大脑的高敏感度测量方法，脑磁图的测量对象主要是新皮质。

大脑相对论认为，当电位流经遍布大脑的大量生物螺线管时，神经元电磁场将会出现非常复杂的时空模式。值得一提的是，这些生物螺线管不仅包括大型的神经环路，也包括无数大小不同的其他白质环路，包括由小型神经元网络的树突和轴突形成的微型环路。由于这样的解剖结构在大脑中非常普遍，大脑相对论预测，除了人们已知的皮质电磁场，皮质下电磁场也应该广泛存在。

在我看来，数字生成的动作电位信号和它们在神经中运动产生的模拟电磁场信号之间的递归互动——递归模拟—数字交互，是人类大脑独特运算能力的核心（见图 5-1）。在这个前提下，我认为神经元电磁场的存在赋予了人类头等重要的神经属性，这使得我们的大脑能够拥有更加高级的心智和认知能力。之所以能够实现这样的高级智能，是因为这些电磁场就像"生理胶水"一般，将整个新皮质融合为一个单一的有机计算实体。它能够融合我们所有的心智能力，并使得大脑的皮质和皮质下区域之间实现高速协调。这一过程的最终结果便是大脑能够作为一个整体进行计算。大量的模拟电磁场组合在一起，远离平衡态，便形成了我所说的"神经元时空连续体"。由此，神经元的时间和空间融合在了一起，正如爱因斯坦的广义相对论将整个宇宙联系在一起了一样。

总的来说，在我看来，这种电磁结合使得大脑能够协调不同区域的活动，并使得处在不同位置或时间的区域精准同步。在爱因斯坦的理论中，质量的存在使空间和时间本身被扭曲折叠，从而改变了物体之间的时空距离。我认为，这种神经元时空连续体同样可以从神经生理学的角度看作发生了折叠。仅以厘米作为测量单位，这种折叠将能够把大脑中相隔甚远的不同区域汇聚到一起，成为同一个神经生理实体或可计算实体。我相信这种现象在所有高等哺乳动物中都以某种更初级的方式存在着。而在人类大脑中，这一神经元连续体——我喜欢称之为"心智空间"，是模拟神经元的基质，人类大脑的一切高级功能都是从这里诞生的。

（a）

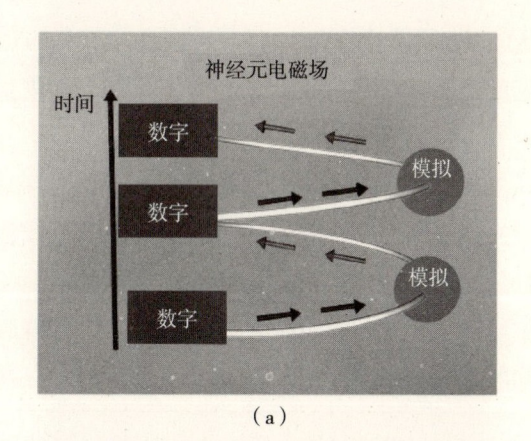

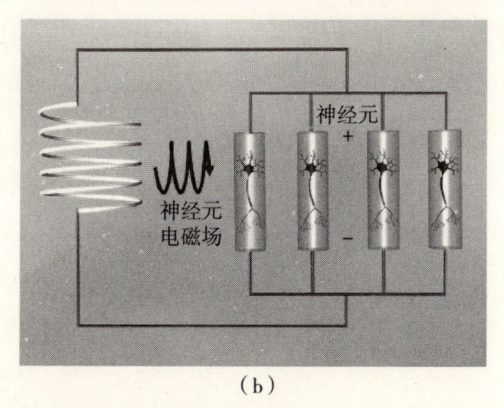

（b）

图 5-1　新皮质中的递归模拟—数字计算系统

注：根据大脑相对论，这一交互由神经元电磁场引起。图 a：神经元产生动作电位序列，这是大脑产生的主要数字信号。动作电位序列引发模拟的电磁场信号，并由神经束传播。图 b：这种电磁场信号影响相邻神经元产生新的动作电位。

资料来源：Custódio Rosa。

　　心智空间的动态受到以下几个因素影响：大脑中神经元池的空间分布和组成；连接这些神经元簇的神经通路和白质环路的结构特征；大脑可用的能量；神经组织中存在的不同类型的神经递质；我们的记忆，这是决定大脑自主观点的关键组成部分。事实上，人类在 600 万年的进化中，大脑能力发生了重大变化，除了脑容量和神经元数量的增长之外，诸如空间结构、轴突密度、白质环的髓鞘水平这些独立因素中一个或多个因素的改变，都可以很好地说明其原因。

为了研究大脑相对论引发的一些观点，我在杜克大学的研究生维韦克·萨布拉马尼安（Vivek Subramanian）模拟了一个递归模拟—数字计算系统，用于模拟神经元的交互机制。其中，单个神经元会激发类似数字信号的动作电位，由此产生电磁场，并通过电磁感应影响同一神经元的下一个激发周期。这个系统运行了几周后，维韦克观察到，一旦有数量极少的一组神经元产生一个动作电位，分散在整个空间的整个神经网络便会迅速进入一种高度同步状态，使得大部分神经元趋于同时激发信号，产生一个完美的、有节律的振荡。单个神经元的这种紧密同步性也反映在同一组神经元集群的联合活动所产生的电磁场上。尽管这种简单的模拟无论如何也算不上一个严谨的证明，但它完成了原理上的验证：递归模拟—数字计算系统可以解释大规模同步机制的类型，而这种大规模同步机制正是将皮质和皮质下结构融合成单个计算实体所必需的。此外，这项研究为以大脑为灵感来源的模拟—数字计算系统提供了可能性。目前，人工智能中用于模仿人类行为的机器学习算法完全基于数字信息。由于递归模拟—数字计算系统可能能够解决当代数字计算机无法解决的问题，我相信未来这种应用可能比纯数字机器学习算法更加有效。

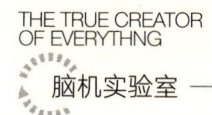

THE TRUE CREATOR
OF EVERYTHNG

脑机实验室

模拟"白质线圈"

在取得这些初步成果后，我和维韦克以及我实验室的另一名成员加里·里修（Gary Lehew），决定建立该计算机模拟的一个实体版本。我们利用弥散张量成像对人脑白质束进行成像，并通过3D打印技术将其打印输出，得到"白质线圈"（见图 5-2）。同时，我们通过对大型神经网络的模拟得到了电信号，将其与白质束的模型相连接。当电荷流经模型时，该实体模型中的每一个线圈都会产生一个电磁场。这些生物线圈产生的电磁场反过来又会通过电磁感应触发系统中数字信号的激发。这样一个"神经电磁反应堆"物理模型便是一个混合的模拟—数字计算机。通过在这个计算机上进行实验，我们将能够非常仔细地观察和测量自己大脑中可能正进行的动态行为。

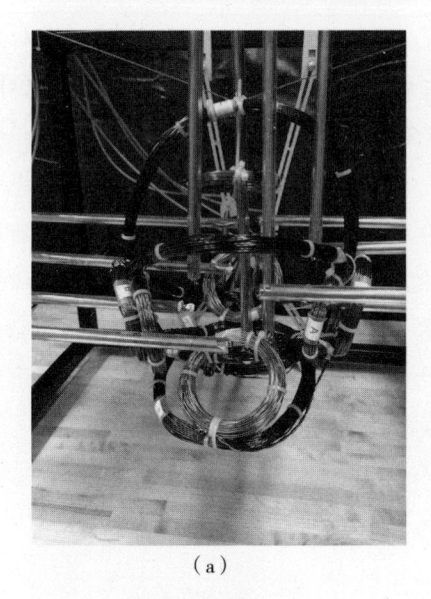

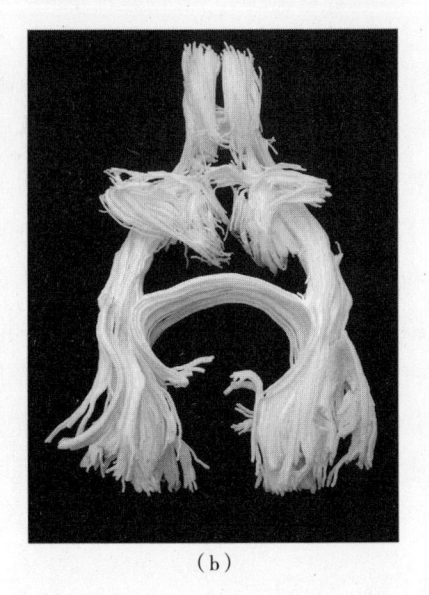

（a）　　　　　　　　　　　（b）

图 5-2　模拟白质线圈

注：图 a：以大脑为灵感来源的模拟—数字计算系统中的模拟部分。图 b：通过 3D 打印得到的与运动控制有关的皮质白质束组织模型。这一模型最初通过弥散张量成像得到。

资料来源：Custódio Rosa。

有趣的是，就在我写下这些文字描述以大脑为灵感来源的模拟—数字计算系统时，位于科罗拉多州博尔德的美国国家标准与技术研究所的一个研究组也刚刚发表了类似的内容。他们试图利用磁场添加新维度的信息，从而建立一台"神经形态"设备，这台设备将会以更加贴近人类大脑的方式运转。这一成果，以及我们自己的研究成果，都表明神经元电磁场可能在不久的将来成为神经形态计算的一个热门研究领域。

上述模拟大脑运转方式的模拟—数字计算系统面临的一个主要问题是：我们周围的磁场，比如地磁场，能否影响大脑的活动？这个问题十分重要，因为研究人员已经发现了许多生物都有探测地磁场的能力，比如细菌（如海洋趋磁球菌）、昆虫、线虫、软体动物、鳗鱼、鸟类，甚至是哺乳动物，包括小林姬鼠、赞比亚鼹鼠、大棕蝠和赤狐。赤狐有一种独特的狩猎行为：它们能够追踪在地下隧道中活动的小型啮齿动物，直到某一时刻高高跳起，然后头朝下潜入地下捕获猎物。而这些高跳都是朝着东北方向进行的。

尽管迄今为止，动物磁感应的相关话题尚未得到应有的重视，但这类磁感应的广泛存在有力表明，地磁场在进化过程中发挥了某种重要的选择作用。

动物对磁感应的广泛依赖也意味着，地磁场的任何急剧变化，比如过去在地球上已发生多次的地磁逆转，都可能给这些物种带来浩劫，极大地影响它们觅食和辨别方向的能力。关于这个观点有一个有趣的推论：在阿波罗计划中，前往月球的宇航员曾经历过短暂的轻微认知障碍，这可能是由于他们离开了自受精卵阶段便已身处其中的地磁场，因而神经系统受到了影响。不过，这一假设仍然有待证明。

同样的道理，假设人脑依靠微小的神经元电磁场来正常运作，你可能很容易就会觉得人造磁场，例如磁共振成像仪产生的磁场，会对我们的精神活动产生一些重要影响。毕竟，这些设备产生的磁场是人大脑中的磁场强度的几万亿倍。

地磁场和大多数磁共振成像技术所产生的磁场并不会影响我们的大脑。首先，二者都是静态的，因此我们与它们接触也都不能诱导任何神经元产生动作电位。其次，尽管磁共振中的梯度磁场是振荡的，但它的频率比大脑中的低频（0～100赫兹）电信号要高得多。换句话说，人脑对自然界中存在的或人工创造的大多数磁场基本是茫然无感的。尽管如此，仍有一些做了磁共振成像的患者反馈，他们的神经系统受到了轻微影响，例如头晕或是口中有金属味。如果将人类置于比普通磁共振成像仪的磁场还要高得多的磁场中，这些影响可能会加剧，还可能会出现一些其他影响。

经颅磁刺激技术的出现为神经电磁场在大脑功能中的作用提供了新的证据。当把特定形状的导电金属线圈贴在被试的头皮上并通电时，所产生的低频磁场既能够诱发神经元放电，又可以抑制其放电。因此，在新皮质的不同区域应用经颅磁刺激，会诱发一系列不同的神经生理学和行为学效应，而且已发现的影响还在不断增加。

到目前为止，除了电路层面的同步，神经元磁场的另一种潜在效应很大程度上仍然被忽视了。图5-3展示了大脑可被视为一个多层结构，从原子/量子层级，到分子、基因、神经化学物质、亚细胞、细胞层级，再到电路、新皮质层级。在大脑的运作过程中，各个层级的信息处理是紧密结合的。这些层级由多个前馈环路和反馈环路连接，为了正常工作，大脑必须确保信息在流经这些层级时能够完美地同步。每一个层次都定义了一个开放的系统，它们之间的互动可能是极其非线性的，甚至是不可计算的，这意味着它们不能简单地由算法或数字过程来调节。相反，大脑必须将所有层级的信息处理集成到单个操作单元，而这项工作只能通过模拟信号才能实现。该信号能在所有层级上同时引发电子效应，从而得以将所有信息融合。电磁场满足了这一严格的先决条件。因此，神经元电磁信号通过调节从量子到新皮质的所有层级之间的操作和信息交换，确保了大脑能够作为一个集成的计算系统运行。

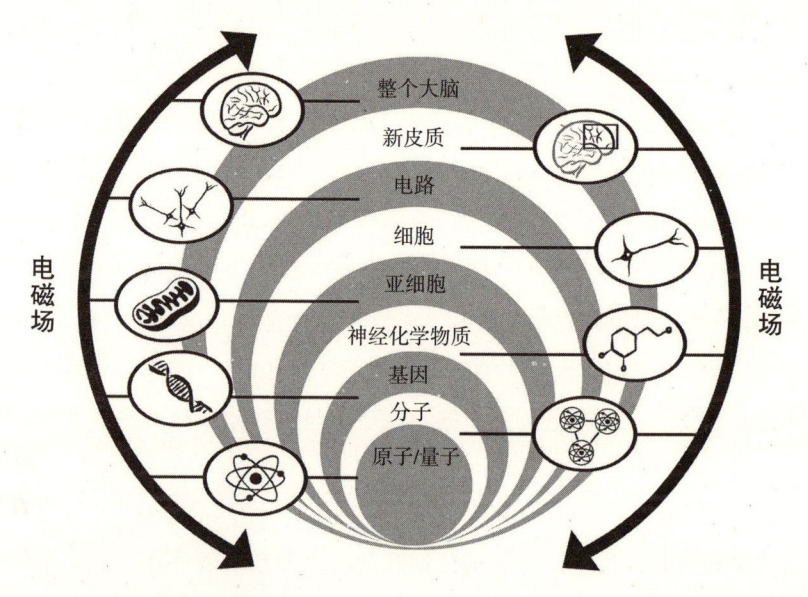

第 5 章 大脑相对论：大脑如何工作以及为何它不能被复制

图 5-3 大脑组织的不同层级

资料来源：Custódio Rosa。

一般来说，神经科学中的许多发现无法由传统的理论来解释，例如休伯尔—威泽尔视觉模型。而大脑相对论则试图填补这一空白。例如，由于引入了大脑自主观点的概念，大脑相对论为我称为"情境原理"的理论提供了生理学解释。情境原理提出，动物在不同的行为状态下（麻醉、清醒且可自由活动、清醒但静止不动），大脑的内部动态是不同的。因此，"大脑的自主观点"在各个情境下会有截然不同的体现。对处于麻醉状态的动物来说，大脑基本没有表述自主观点的行为，而运动中的动物主体由于随时在对其位置进行取样，大脑的自主观点则会得到充分的表达。由于大脑对同一感官刺激的反应取决于将传入的感观刺激与大脑对世界的内部模型进行比较，因此，神经元的感觉诱发反馈在从麻醉到完全清醒/可自由活动的状态下应该有很大的差异。这正是我们目前在涉及触觉、味觉、听觉、视觉和嗅觉系统的各类动物实验中观察到的现象。这一原理对于处于不同情绪状态下的人类来说同样适用。例如，众所周知，在战场上参与激烈战斗的战士可能在短时间内失去痛感，而他们正在经受的疼痛在非战争环境中是痛苦

091

且难以忍受的。

事实上，痛感是一个很棒的例子，它很好地说明了这样一个观点：通过定义心智空间的神经元电磁场的相互作用，可以产生复杂的心理体验。尽管与痛觉（即与疼痛有关的信息处理）的不同方面相关的神经元已经被确认，但复杂的综合痛觉（涉及多种因素，包括一系列情绪相关因素），是在形成于多个皮质和皮质下结构的分布式神经回路中产生的，而这其中的细节和机制仍然难以捉摸。例如，我们已经能够确定，大脑中的特定皮质区与疼痛的产生有关，然而仅仅通过对任何特定的皮质区进行电刺激，并不能引发与疼痛体验相关的一系列感觉和情绪。

大脑相对论告诉我们，疼痛或任何其他复杂的精神或认知功能都是神经元组织和它们产生的电磁场广泛存在的相互作用的结果，因而我们很难确定痛感的确切来源。用大脑相对论的术语来说，痛感是由位置、强度、痛觉刺激的记忆储存和情绪状态等多种因素严丝合缝地结合在一起产生的。因此，若假定疼痛来源于大脑中的模拟部分，是神经数字信号和记忆痕迹相结合产生的特定电磁场引发的结果，那么我们可以确定痛觉信号的一种机制，通过这种机制，主体的情感、所处情境和记忆可以在调节身体外周的痛觉信号中发挥至关重要的作用，并能解释为什么相同的外周痛觉信号并不总是产生相同的主观疼痛体验。

其他临床发现也支持大脑的运作过程中存在模拟信号处理这一结论。例如，有一组有趣的现象，统称为身体基模（body schema）的改变，它与大脑相对论和神经电磁场的潜在生理作用相一致。在这些现象中一个最广为人知的例子是第3章中曾讨论过的幻肢现象。它指的是许多患者在失去肢体后感觉已经失去的肢体依然存在。不仅如此，多数截肢者还声称他们能感受到这一不复存在的肢体上的剧烈疼痛。

橡胶手错觉实验

在重新行走项目中，我再次接触到了幻肢现象。所有参加我们训练方案的截瘫患者，在使用脑机接口来控制一个虚拟足球运动员的腿部动作时，他们的下半身都出现了幻觉。在第一阶段的训练中，患者沉浸在一个虚拟现实环境中，他们通过脑电活动来控制一个虚拟足球运动员的行走。同时，他们也会收到同步的视觉和触觉反馈，为其描述在虚拟足球场上的模拟漫步过程。视觉反馈通过虚拟现实眼镜来提供，而触觉信息则在虚拟足球运动员的脚行走在虚拟足球场上时，通过刺激患者的前臂皮肤表面做出反馈。当他们通过这个脑机接口和虚拟现实设备互动时，所有被试都清晰地体验到了再次拥有双腿的感觉。事实上，他们说自己能感受到双腿在移动并接触到了地面，尽管他们仍然是瘫痪的，只有虚拟运动员在移动。这对我们来说是一个很大的惊喜，因为我们仅仅将触觉反馈传递到了患者的前臂。不知为何，当看到虚拟球员在虚拟球场上行走，同时在他们的前臂上接收到一个描述球员与地面精准接触的连贯触觉反馈时，截瘫患者的大脑基本上合成了一个生动的幻觉。这栩栩如生的"重新行走"的感觉让一些患者感动得热泪盈眶。

与此截然相反，有一类患有高级认知缺陷的人由于一侧大脑顶叶受损，因而会"忽略"身体另一侧的空间。这种病症被称为"偏侧空间忽略"。偏侧空间忽略在右脑半球发生大面积病变的患者身上最为常见。当右侧顶叶区域发生中风或创伤性病变后，患者不能识别自己的左侧身体以及左侧的外部空间。我们很容易辨别患有此病的人，因为他们身体的左侧往往衣冠不整，他们也往往疏于照顾自己的左侧身体。此外，若要求患者在一条长长的走廊上行走时向左转弯并进入一扇门，他们通常会再走一段路，向右转，然后在到达指定的门时再向右转。如果让他们画出面前墙上的一面时钟，他们能够画出一个封闭的圆圈，但会把所有代表小时的数字全部画在时钟的右半部分。

橡胶手错觉

"橡胶手错觉"也是一个有趣的例子。健康的被试反馈说,人体模型的手感觉像他们自己本身的生物手,这一现象也为大脑相对论提供了样本支持。在这个实验中,研究人员首先将被试的一只手遮挡起来,让被试看不见这只手,然后将一个人体模型的手臂放在被试面前。接下来的三五分钟内,研究人员同时触摸被试的手和人体模型的手。随后,他们停止触摸被试,但继续触摸人体模型的手,大多数被试会把人体模型的手当成自己的手。

幻肢感觉、偏侧空间忽略和橡胶手错觉都表明,大脑中包含一个先验的内部和连续的身体形象,可以根据被试的体验被快速重塑。这种内部身体表征可以解释我们体验到的身体的种种独特的感觉与情感。加拿大神经科学家罗纳德·梅尔扎克(Ronald Melzack)将这种身体形象命名为"神经矩阵"(neuromatrix),并提出它的一些基础是由遗传因素决定的。然而,是什么样的神经生理学机制使这种基于神经元的内部身体形象得以自我们出生起一直维持至生命消亡呢?梅尔扎克对此并没有展开说明。

显然,缺失的肢体和人体模型的橡胶手无法接受外周触觉或本体感觉的输入,因此休伯尔和威泽尔关于感知起源的经典理论根本无法解释这些现象。这一经典理论的前提在于,为了感知任何来自肢体的躯体感觉、疼痛或运动,与之相应的触觉、痛觉或本体感觉信号必须在肢体本身产生,然后通过外周神经和感觉通路传输到大脑。一旦信号到达,大脑首先会提取出关键的感觉特征,随后再与肢体的整体感知描述相结合。休伯尔和威泽尔的理论也没有说明二者采取了怎样的结合机制从而对外物或是我们的身体创造一个整体的、多维的感知。

这一先决条件在幻肢、偏侧空间忽略和橡胶手错觉中并不存在，因而需要一种全新的理论模型来解释这些错觉的产生机制。此外，休伯尔—威泽尔视觉模型中没有任何内容可以解释我们在描述自我意识时多种感觉和情感的融合。

在我看来，与我们大脑中身体基模（和自我意识）相关的许多现象都只能被描述为被试自己的大脑衍生期望，这是一种对主体自身的身体构型的模拟心智抽象，尽管这种期望的原始根源在于我们的遗传基因，但我们的一生都需要积极地更新和维护它。根据这一观点，最初由遗传基因奠定的存储记忆，即我们的身体有两条胳膊和两条腿，和我们一生中积累的感知经验相结合，使大脑在其内部产生了对主体身体的期望。在我们生命中的每一刻，大脑都在分析不断传递到中枢神经系统的感觉信号，以此不断测试内部身体形象的准确性，这一形象也包含在大脑自主观点中。如果身体形象能够被周围的信号所证实，那么一切都好，我们能够将自己的身体作为一个整体来体验。但若是外周感觉信息流发生了巨大变化（例如，当肢体被截断或被遮挡在视野之外时），大脑中基于神经元的身体图像与身体的真实物理构造之间不再匹配。由于这种不匹配，截肢者会生动地体验到不复存在的肢体上的感觉，人们也会把人体模型的手当作自己的手。对于患有偏侧空间忽略的人来说，负责产生身体期望的皮质回路组件发生了病变，于是他们所认为的身体的物理边界也发生了深刻的改变。

在橡胶手错觉的实验中，最初的调节阶段很可能诱导被试体验到随后只针对橡胶手的触摸像是作用在了自己的皮肤上。这可能是因为，在调节阶段，被试能够看到刷子触碰橡胶手，并能感受自己手上的触觉刺激，而这只手在他的视野中是被遮挡的。由此，一种视觉—触觉联想形成了。从此以后，每次只要只触摸橡胶手便都能触发这种联想。我们对猕猴进行了同样的实验。在接受了等效的任务训练后，我们发现其大脑初级体感皮质中的一些独立神经元能够对视觉输入信号产生反应。而在这种调节训练前，这些细胞仅仅对来自手臂的信号有反应，对视觉输入都没有反应。这一发现为视觉—触觉联想的假说提供了支持。

总的来说，为了解释这一系列神经科学现象，大脑相对论提出了如下假设：大脑中身体基模的许多皮质和皮质下结构能够生成一个分布广泛的电磁场，自我意识和身体形象便从其中产生。

越来越多的文献表明，人们可将低频（通常是 1 赫兹）经颅磁刺激应用在患有幻肢感觉/疼痛、偏侧空间忽略和慢性神经性疼痛者的新皮质。这些结果有力地为神经元电磁场可能参与定义高度复杂的认知功能这一假设，提供了初步的证据支持，这令人鼓舞。我欣喜地发现，经颅磁刺激也被应用于经历橡胶手错觉的被试的新皮质。简而言之，该文献表明，将经颅磁刺激应用于不同的皮质区可以大幅减少被试的幻肢疼痛；应用于左顶叶皮质的经颅磁刺激可以对左半侧空间忽略产生临床改善。此外，事实证明与假性刺激相比，将刺激应用于枕叶和颞叶交界处会明显加剧橡胶手错觉。经颅磁刺激也与神经性疼痛的改善有关。

有趣的是，越来越多的证据表明，经颅磁刺激可以在大脑的多个层面发挥作用：基因、分子、突触和细胞。尽管大多数研究人员认为，经颅磁刺激效应主要通过引发神经元的电流感应来调节，但由于感应磁场也可以作用于物理、化学和生物系统上，我们也不能排除经颅磁刺激对神经元组织产生直接磁效应的可能性。

事实上，亚历山大·切尔维亚科夫（Alexander Chervyakov）及其同事于 2015 年在《人类神经科学前沿》（*Frontiers in Human Neuroscience*）期刊中发表的一篇关于经颅磁刺激的综述文章提出了一个有趣的想法，认为这项技术产生的低频电磁波可以同时在量子、基因和分子水平上影响脑组织。现已有证据表明大分子甚至细胞器都可能在磁场的作用下发生形变或磁场方向转换，经颅磁刺激或许可以调节甚至改变多个神经元功能。蛋白质复合物是其中关键的一环，众所周知，它参与了大脑的许多基本功能，如可塑性、学习能力以及记忆的产生、储存和维持。鉴于经颅磁刺激产生的效果能在治疗结束后持续 6 个月之久，"经颅磁刺激或许可以调节甚至改变多个神经元功能"这一点是非常有意义且合理的。这基本上意味着经颅磁刺激的应用可以触发神经元回路的长期可塑性变化，这一发现与我们之前的讨论高度相关。

虽然经颅磁刺激可能直接以磁效应作用于大脑的结论印证了我之前的一个观点，即我们的内在身体形象由模拟信号的处理塑造而成，但经颅磁刺激可以触发神经可塑性的改变这一发现也支持了另一个假说，即神经元电磁场可能对神经元组织产生因果效应，这是由于电磁场在哥德尔信息被嵌入神经元电路的过程中起着关键作用。如果这一假说能得到实验证实，我们可以进一步认为，记忆是通过电磁场对神经元的"雕刻"形成的。在我对这一神经生理学过程的设想中，电磁场同步调节整个新皮质的大量细胞内神经元和突触蛋白的三维结构和功能，从而影响了突触的数量和强度。此外，记忆不是存储在一个单一、确定的位置，而通常是分散在整个新皮质的广大区域。上述机制也能解释这种众所周知的记忆的非定域性。

反之，电磁场也可以参与记忆的读取并将其转化为广泛分布的神经元电活动的时空模式。因此，通过电磁感应过程，携带高维哥德尔信息的电磁波将投射到低维的香农信息（见图3-2）。香农信息由神经元脉冲电流定义，可以很容易地被转化为身体运动、语言和其他主要依靠数字信号的交流模式。

我相信，与纯数字模型相比，模拟—数字计算系统更容易解释长期记忆以分布式方式存储在整个皮质组织中的概念。事实上，由于皮质电路中存在复杂的、不断变化的微型连接，如果没有模拟大脑成分的存在，就很难解释新皮质电路为何几乎能在瞬间提取人生某一时刻记忆的全部精准信息。

我们知道，睡眠周期的主要功能之一是帮助巩固在前一个清醒期获得的记忆。这一现象也与神经元电磁场在将哥德尔信息嵌入神经元组织的潜在作用有关。总的来说，当被试处于睡眠周期的不同阶段时，研究人员可以在脑电图中观察到各种高度同步的神经元振荡。当我们进入深睡眠时，一种高振幅、低频率的皮质振荡脑波（0.5～4赫兹）在脑电图中占主导地位，这种脑波也被称作德尔塔波。人们普遍认为，德尔塔波对新陈代谢来说十分重要。在夜间，慢波睡眠期之后是短暂的快速眼动期（rapid eye movement）。在快速眼动睡眠期间，新皮质活动由快速伽马神经元振荡（fast gamma neuronal oscillations）主导，其频率为30～60赫兹，与我们完全清醒时的脑波频率相似。只有在此期间，我们才可能经历梦境。快速眼动睡眠与记忆巩固和运动技能学习有关。根据大脑相对论，在睡眠周期中，神经元电磁场除了作为紧密连接大脑中广泛同步的不同状态的"黏合剂"，还有可能巩固或消除一天中产生的突触，从而驱动记忆的生成。根据这一观点，模拟—数字计算系统依托的神经元交互机制，在我们生命中的每个夜晚对神经元微电路进行着精细雕刻，以此来维护和完善我们的记忆记录。而梦境，便是这一引擎工作时的副产品之一。

总而言之，大脑相对论提出了一种新的生物机制：通过递归模拟—数字计算系统，生成高度复杂且可能无法被计算的人类认知技能，例如直觉、洞察力、创造力和归纳能力。半个世纪以来，研究人工智能的科学家尝试在数字平台上模拟任何这些基本的人类认知技能时，遇到了难以克服的困难，因而我称它们为无法被计算的实体。在第3章中我曾提出，人类独特的心智属性既无法被简化为算法的表述，也不能在任何数字系统中被模拟或仿效。因此，这一递归模拟—数字计算系统结合物理嵌入的哥德尔信息的能力，对神经元组织施加因果效应，可能恰恰构成了人类这些心智属性的神经生理学机制的某一部分。

模拟区域的存在赋予了动物大脑在另一个层面上的神经可塑性适应能力。如果电磁场可以将新皮质融合成一个神经元连续体，那么当面对一项特别艰巨的任务时，新皮质的任何部分原则上都可以被募集起来（至少是部分被募集起来）加以应对。例如，当人类暂时或永久失明时，视觉皮质会迅速被募集起来，在几秒或几分钟的时间内参与处理触觉信息，尤其是当他们开始学习用指尖触摸盲文来阅读盲文的浮雕字符时。如果这纯粹是由于此前不相连的神经元之间已建立了新的连接，我们很难解释视觉皮质被用于新任务时的工作之迅速。事实上，如果我们的中枢神经系统仅仅依靠数字操作模式，并通过神经动作电位流传输香农信息，这一成果根本不可能实现。通过整合我在本章提出的模拟机制，神经元电磁场以光速进行远距离作用使得人脑可能已获得了强大的额外灵活性和冗余度，以便在关键时刻发挥作用。

根据大脑相对论，在清醒状态下，大脑中的所有生物螺线管处于高频同步状态，充分参与感知体验，以便在大脑内产生复杂的电磁场组合，从而最终使我们的意识体验变得极为丰富且难以预测。在婴儿时期，这种神经元电磁场尚未成熟，这可以解释为何人类婴儿在出生几个月后才能有明确的自我意识。在这几个月期间，大脑白质渐渐发育直到能够产生足够强的电磁场，使得大脑各部分结合成为神经元连续体，自我意识因而得以从中实现。正如笛卡尔所说："我思故我在。"

无法被任何机器模拟的机器

神经元时空连续体正常运作中出现的重大异常也可以解释人类为什么可能患各种各样的大脑疾病。大脑的正常运转依赖于恰当的脑内同步水平，而大多数大脑疾病或许是由神经元时空连续体中不同空间成分的病理性超同步或低同步造成的。当然，遗传、代谢或细胞因素都可能导致这些神经生理学病变，但由于神经元连续体的某些区域定义了我们的中枢神经系统，这些区域之间的非正常的同步水平更有可能导致脑部疾病的主要症状。例如，在过去 10 年中，我的团队和其他实验室开展的进一步研究表明，帕金森病患者的神经元活动与慢性轻度癫痫存在相似的特征。其特点是神经元电信号的激发在 12～30 赫兹的贝塔脑波范围内表现出病理性高度同步。运动皮质区和运动前皮质所在的额叶皮质中的基底神经节和丘脑构成了运动回路，而在整个运动回路中，我们都观察到了这些异常的神经元振荡现象。

2009 年，我的实验室将这一发现发表在《科学》杂志上。在这一研究中，我们将微芯片长期植入患有类帕金森病的啮齿动物（小鼠和大鼠）的脊髓表面以提供高频电刺激，随后观察到其运动功能障碍（称为"冻结"）症状大幅减轻。在这些实验中，帕金森病的临床表现是由遗传或药物操作诱导多巴胺的严重消耗而产生的。

这些实验表明，动物的运动系统中存在广泛的贝塔频率同步化，因而发生身体冻结，使之在电刺激被解除之前完全不能移动。然而，一旦微芯片启动，高频电信号将通过脊髓传输到整个大脑，并破坏贝塔癫痫样活动，这些动物便立刻就能够移动，就好像它们完全正常一样。而且，即使对脊髓的这种电刺激不连续，它仍然是有效的。这是此项研究最重要的发现之一。事实上，每天只需大约1小时的治疗就足以让小鼠和大鼠在几天甚至一整周内保持运动能力。

5年后，我们在患有帕金森病的灵长目动物模型中重现了这些发现。自2009年以来，已有近50名晚期帕金森病患者在试用这种可能有效的新疗法。在开始治疗之前，这些患者都已产生严重的身体冻结现象。其中有两名患者的治疗效果并不显著，可能是由于我们的方法用于人体时存在一些技术问题。其余所有患者的运动能力都有提升，甚至帕金森病的其他主要症状都得到了显著改善。这个例子很好地证明，通过大脑相对论，我们得以从病理生理学角度对帕金森病和其他大脑疾病做出解释，这一点多么重要，而这可能是未来治疗许多目前无法治疗的神经和精神疾病的第一步。

在这一研究结果问世之前，人们从未将帕金森病的病因与脊髓联系在一起。因而我们的发现使学界大为惊讶。在此之前，所有针对此病的非药物疗法都涉及对基底神经节等运动结构的电刺激，这些结构与帕金森病的病因关系密切。然而，如果我们的这些初步临床结果能在更大规模的随机临床实验中得到证实，脊髓电刺激可能会成为目前治疗帕金森病的主流手术治疗方法——脑深部刺激术的一种非常重要的替代方案。我之所以这么说，是因为，首先，脊髓电刺激的手术过程不仅更加容易、持续时间更短、风险更小，并且不存在严重的副作用。这意味着任何神经外科医生即便在没有高度专业化培训的情况下都可以进行这种植入手术。其次，如果有必要，移除这种脊髓植入物也很容易。最后，这种脊髓植入物的成本比脑深度刺激术的成本要低得多，这是如今不可忽视的一个因素。

按照这一思路，在过去的10年中，我与我以前的研究生、博士后学生卡菲·迪拉萨（Kafui Dzirasa）利用转基因老鼠的脑部疾病模型进行了一系列实验。我们发现，在几种神经和精神疾病的动物模型中，可能存在异常的神经元同步水平。在我们研究的所有脑部疾病中，无论是躁狂症、抑郁症还是强迫症，无一例外都在不同脑区甚至整个大脑回路中存在着病理水平的神经元同步。一方面，这些动物研究为大脑相对论提出的假设提供了强有力的支持，即大多数大脑疾病不过是神经元同步紊乱的表现，这在临床神经学中也被称为局灶性癫痫。另一方面，这一理论消除了医学通常在神经系统疾病和精神疾病之间划定的严格边界。从大脑相对论的角度来看，二者在本质上都是与神经元同步性相关的疾病，所以它们应该被简单地归为不同类型的大脑病变。

用更准确的术语来说就是，大脑相对论指出，每种大脑疾病特定的临床症状和体征是由定义心智空间的神经元连续体的不当（即病理性的）折叠引起的。我所说的"不当折叠"是指使一个特定大脑回路，即整个心智空间的一个空间子集的折叠，达到异常的同步水平。例如，在帕金森病中看到的神经元超同步是由于心智空间的过度折叠造成的，而低同步则是由其折叠不足而引起的。因此，引入连续心智空间的概念具有非常重要的实际意义，因为这样一来我们就可以在临床神经科学中引入爱因斯坦在广义相对论中使用的同一类型的数学理论，如非欧几里得几何、黎曼几何。结合第4章描述的神经元集群生理学原理，该数学理论甚至有可能帮助我们创建一种特殊的代数，描述正常和病理状态下的新皮质的折叠。

用大脑相对论的术语思考，我们更容易解释为什么在大多数情况下，我们很难建立一个明确的鉴别诊断，尤其是当我们面对已有的多种类型的精神疾病时。

大脑的正常运作需要新皮质和皮质下结构之间的相互作用，大脑在病理状态下的病理功能也应如此。因此，某个患者表现出的症状和体征可能符合不同类型精神疾病的描述。从大脑相对论的角度思考，有助于理解为什么我们不应该期望在两个不同的患者身上观察到完全相同的临床症状和体征。相反，不同患者的临床症状实际上存在很大差异，导致他们出现了一系列不同的行为表现。正因如此，在按照传统方法分类的精神疾病中，我们很难找到"教科书式案例"。

众所周知，一些抗惊厥药物能够有效治疗神经和精神疾病的一些临床症状，例如双相情感障碍。尽管目前除了经验与实践以外，我们还不能明确地解释其作用的有效性，但这一现象进一步支持了大量神经和精神疾病源于神经元同步水平异常这一观点。大脑相对论认为，心智空间的病理折叠引起了部分癫痫活动，从而可能引起患者的主要症状，而这些药物或许便是通过减少潜在的局灶性癫痫活动而发挥作用的。

到目前为止，我的大部分描述仅限于不同大脑回路中神经元同步水平的病理变化，以及它们为何会导致某种脑部疾病患者出现相应的症状和体征。在大脑相对论的理论框架内，我们需要确定这些病理水平的神经元同步激发水平是否也会干扰最佳神经元电磁场的产生。如果干扰确实存在，那么大脑相对论的主要原理便可以解释精神障碍的主要表现，例如情绪和睡眠周期的严重紊乱、现实感丧失、人格障碍、幻觉、谵妄和偏执思维等。

电磁场异常产生的潜在临床影响可以用另一种非常普遍的大脑疾病的例子来说明，那就是孤独症。在过去 10 年中，许多脑成像研究显示，在孤独症儿童的大脑中，多个皮质区之间存在一定程度的功能性阻断。这是由于相距较远的皮质区间的远程连接建立出现了障碍。因此，根据大脑相对论，孤独症的主要症状可能是白质线圈（如上纵束）形成中断的直接后果，因为这些线圈产生的电磁场负责融合新皮质的神经元连续体。这种功能障碍将导致皮质神经元同步性处于异常低的水平，或由于心智空间折叠不足而造成低同步性。这样的皮质功能性阻断解释了孤独症儿童在言语、认知和社交方面发生障碍的原因。此外，我需要强调的是，孤独症儿童还表现出频率比正常人高得多的癫痫活动，这些活动可能在个别皮质区内局部出现，也可能是不同皮质区连接水平的降低所导致。

我的团队做的相关研究证实了有关孤独症的上述观点。在过去几年中，来自韩国的博士后安甫倍（Bobae An）进行了这方面的研究。她在实验中首先观察到，雄性小鼠在求偶过程中与鸣禽一样，会向它们想交配的雌性小鼠发出复杂的超声波旋律。安甫倍同时记录了雌性小鼠和雄性小鼠的大脑活动情况，并发现了一种复杂的同步模式。有趣的是，这种大脑间的同步产生了一种从小鼠大脑的后部向前部扩散的波。接下来，安甫倍对雄性小鼠进行了基因改造，使它们在与正常的雌性小鼠互动时表现出与孤独症类似的社交障碍，然后重复了上述实验。她注意到，这些经过基因改造的雄性小鼠不像正常小鼠那样擅长唱歌，这可能解释了经过基因改造的雄性小鼠为什么没有与雌性小鼠发生身体接触。一个有意思的发现是，当具有社交障碍的雄性小鼠与雌性互动时，安甫倍并没有观察到从大脑后部向前部扩散的同步脑波。当孤独症儿童与其兄弟姐妹或其他人互动时，孤独症儿童的大脑可能同样存在这种类型的低同步性。

但是，如果癫痫如此普遍，并可能与大多数中枢神经系统疾病有关，为什么通常我们并不通过实验室测试诊断癫痫呢？诊断癫痫的通用方法是使用脑电图，结果表明，脑电图只有在人脑最表层区域，也就是新皮质所在的区域，才能很好地检测到神经元同步活动的病理水平。如果某人患有慢性、轻度、局灶性癫痫，而且患处仅限于新皮质下的深层区域，那么脑电图将无法检测到任何电信号异常，至少在疾病的早期阶段是如此。这类癫痫很容易发作，并且超出了目前应用于人体的电生理技术的检测范围。

然而，同样的问题却不适用于实验动物。例如，在我的实验室里，我们经常将几十到几百个毛发状的微电极植入小鼠、大鼠或猴子的大脑深处，以测量无法用脑电图记录的神经元活动特征。通过这种方法，我们可以研究轻度局灶性癫痫发作是否只与皮质下区域有关，并产生在患者中观察到的行为输出。迪拉萨和我就是这样检测到了各种不同的轻度癫痫样活动。这些活动发生在不同的神经元回路中，并且与患有不同脑部疾病的啮齿动物模型有关。

我的理论认为，神经元癫痫为大多数脑部疾病的临床表现定义了一个共同的神经生理途径。一系列临床研究进一步证实了这一点，例如在我们这个时代最普遍的脑部疾病之一——阿尔茨海默病患者中常常能观察到癫痫活动。2017年，基思·沃塞尔（Keith Vossel）及其同事进一步指出，癫痫发作可能会加速认知能力下降。研究人员还观察到，对表现出符合癫痫病症的脑电图改变的阿尔茨海默病患者来说，服用低剂量的抗癫痫药物可能是有益的。这一发现进一步支持了二者之间的关联性。如果能够得到证实，未来阿尔茨海默病的治疗方式可能会彻底改变。这样说是因为我相信，在未来，像我们为帕金森病患者设计的那种神经植入物治疗方法或先进的无创技术（例如经颅磁刺激）可能将取代药物，会成为治疗更多大脑疾病，包括那些目前被归类为精神类疾病的首选疗法。

在新兴的神经调节领域，最近出现了许多令人鼓舞的发展和发现，可以预见这一未来。例如，目前越来越多的人一致认为，对背外侧前额叶皮质进行反复的经颅磁刺激治疗，能够改善慢性抑郁症的症状。尽管电击仍然是治疗严重抑郁症最高效的方法，但一系列随机实验都证明了经颅磁刺激治疗的益处。然而，其主要不便之处在于，患者只能在医疗人员监督下接受经颅磁刺激治疗，因而必须频繁前往医院或诊所。由于这一重大局限性，我相信我们的脊髓电刺激方法也可能很快成为传统疗法的替代方案。事实上，一项初步研究已经表明，脊髓电刺激可以缓解抑郁症患者的症状。接受这一疗法的患者将在脊髓中长期植入神经芯片，可以在家里通过连续或间歇（例如每天一小时）的刺激程序接受治疗，而不需要定期去医院，因而患者不需要医护人员监督。同理，如果新皮质癫痫在阿尔茨海默病中的作用得到证实，那么我们理论上也可以尝试用脊髓电刺激改善患者的认知障碍，甚至延缓疾病的发展进程。

有趣的是，将来长期植入芯片可能能够取得和脊髓经颅磁刺激相同的效果。事实上，我可以设想这样一个场景：患有帕金森病、抑郁症、阿尔茨海默病和许多其他脑部疾病的人可以在家里接受日常治疗。他们坐的治疗椅的椅背上有一个便携式经颅磁刺激系统。患者可以舒适地坐在椅子上读一小时书，而嵌入椅子的经颅磁刺激系统将以非侵入的方式对脊髓进行所需的电磁刺激，以治疗大脑疾病。假如这样一个能在家里开展的脑部疗法未来得以实现，便能大幅提高数百万患有各种脑部疾病的人的临床表现和生活质量，并且大大降低医疗保健系统的成本。

具有讽刺意味的是，如果基于磁场的大脑疗法能够达到我所预见的那种广泛接受程度，那么它将会与几百年前主流的看法不谋而合，即天然磁石具有某种神奇的治疗能力。英国人巴托洛缪斯（Bartholomeus）总结了这种观点，他在13世纪写道："这种石头（磁石）使丈夫与妻子重归于好，并使语言更添优雅和魅力。此外，如与蜂蜜同时使用，它能够治疗水肿、瘀滞、狐皮癣和烧伤……如果把它放在贞洁女人的头上，（磁铁）会使其毒药立即包围她，（但）如果她是一个通奸者，她会因为害怕幽灵的出现而下床。"

如果巴托洛缪斯能看到我们在电磁疗法上取得的巨大进展，他该有多惊讶！

在结束本章之前，我希望向曾探索神经元电磁场潜在作用的前人表达敬意，他们是脑功能底层理论的奠基人。在过去的60年里，研究人员提出了这样的观点：微小的神经元电磁场可能在人类大脑功能中发挥关键作用。大脑场论最早由格式塔学派提出，他们认为如果想了解参与高级认知功能的神经生理机制，就应该从整体上研究大脑，而非像马赛克画那样零散拼接。基于这种哲学方法，在20世纪50年代初，杰出的格式塔心理学家阿伦·格维奇（Aron Gurwitsch）和沃尔夫冈·柯勒（Wolfgang Köhler）率先提出了这样的观点：由大量神经元集群产生的电场可能蕴含着理解人类感知的秘密。然而一些当代美国神经科学家坚决拒绝接受这一观点，例如卡尔·拉什利（Karl Lashley）和诺贝尔奖得主罗杰·斯佩里。他们在 50 年代末设计并进行了一些动物实验，目的是推翻柯勒的观点。尽管大多数现代心理学教科书都说这些实验成功地反驳了柯勒的论点，然而 60 多年后，当我再次审视他们的实验结果时，却并不这样认为。有趣的是，柯勒本人在 20 世纪 50 年代也不认可拉什利和斯佩里的实验。我们之所以持怀疑态度，是因为二人的实验并没有完全否定电磁场能在大脑功能中发挥作用。例如，拉什利在实验中将几根金条铺在一只猴子大脑的大部分表面，而将十几枚金针插入另一只猴子大脑两个半球中视觉皮质的部分。拉什利推测，这些操作会缩短柯勒所推测的电场，从而破坏猴子执行视觉任务的能力。随后，拉什利分别测试了这两只猴子完成一项简单视觉任务的能力，这项任务是它们在被植入金条和金针之前就学会的。由于猴子们的表现与之前一样好，拉什利便得出结论，他已经推翻了柯勒的理论。奇怪的是，拉什利在这些实验中从未使用过更复杂的视觉任务，甚至没有记录过任何大脑活动。尽管斯佩里对自己实验的解读更为保守，但他也声称在猫的新皮质植入金针或钽针不会干扰这些动物的视觉感知。

根据我们今天对大脑的了解，这种简单的皮质操作几乎完全不能提供关于电磁场与大脑功能的相关性（或不相关性）的信息。简单来说，与拉什利和斯佩里的观点相反，有限的金或钽植入物对大脑电磁场并没有显著影响。因此，人们无法从他们的实验中得出任何结论。奇怪的是，在过去的 70 多年里，这些粗糙的、有缺陷的、没有结论的实验常常被大多数神经科学家用作证据，来驳斥任何新提出的大脑场论。不过，这种理论仍然在现代神经科学不为人知的角落中存续了下来。

后来，为了解释记忆的非定域性，美国神经科学家卡尔·普里布拉姆（Karl Pribram）提出大脑可以像激光制作的全息图一样工作。普里布拉姆曾是拉什利的合作者。在普里布拉姆的模型中，树突的皮质神经元活动会产生局部电波，它们将相互作用，从而在一系列区域全息图中存储信息。根据普里布拉姆的说法，新皮质包含多个而非单一的区域全息图，它们组合在一起形成完整集群。因此，普里布拉姆的理论被称为大脑功能的完整集群理论。在提出这一理论时，普里布拉姆受到了美国物理学家戴维·玻姆（David Bohm）的影响。

另外需要强调的是，早在1942年，安杰利克·阿瓦尼塔基（Angelique Arvanitaki）便发现，当大乌贼的轴突被放置在靠近导电性较低的介质中时，一个轴突在邻近神经纤维活动的影响下将实现去极化。这一现象被称为"突触神经元互动"。近几年的研究表明，对神经元组织施加电磁场可以引发或调控类似的互动。

20世纪90年代，纽约大学杰出的美国神经生理学家欧文·罗伊·约翰（Erwin Roy John）提出，神经元电磁场可以促使已经接近激发阈值的单个神经元产生动作电位。这一发现重新点燃了人们对神经元电磁作用的兴趣。约翰相信，动物大脑中计算的功能实体是神经元集群，而非单个神经元，最终意识的产生正是依靠这一功能实体。因此，要使大脑中广泛分布的神经元达到完美同步——这是所有主要神经功能必不可少的——唯一可行的解决方案是利用其微弱但足以完成其手头任务的电磁场。利用这些电磁场，整个新皮质的完美神经元同步可以很快实现。许多年前，约翰曾给我寄来一篇他关于这一主题的最新评论。我研究这本书时，重新找出了约翰的评论，发现他的许多观点与我的观点不谋而合。

大约十几年前，萨里大学的分子遗传学家约翰乔·麦克法登（Johnjoe McFadden）提出，意识和其他高阶大脑功能是由神经元电磁活动决定的。他将这一理论称为有意识的电磁信息论。麦克法登发表了一系列文章，详细介绍了他的理论和许多其他可能支持这一理论的研究发现。然而，与格维奇、柯勒和约翰的遭遇一样，神经科学界的绝大多数人继续否定电磁场对大脑功能的任何潜在作用。

电磁力是自然界的4种基本力之一。因此，电磁场在宇宙中随处可见。从大质量中子星（磁星）产生的高达千兆特斯拉的巨大磁场，到环绕地球的微特斯拉磁场，都是地球的保护罩。如果没有这个保护罩，地球上的生命不可能存在。我们把界定太阳磁场范围的巨大"磁泡"称为太阳圈，它的边缘位于冥王星的轨道之外。那里的太阳磁场大小达到了100皮特斯拉的最低值。如果把这个值除以

100，我们会得到一个接近人脑磁场大小的数值：1皮特斯拉。难怪很少有神经科学家会费心考虑这样一个微小的信号，并认为它有可能在大脑功能中发挥任何基本作用！显然，我认为这种不假思索的否定并没有得到足够多的实验证据的支持。恰恰相反，神经元电磁场对大脑功能至关重要的假说仍然同20世纪50年代初一样开放。我不禁畅想，若是在不久的将来，确凿的实验能够证明构建整个人类宇宙所需要的只是可怜的1皮特斯拉的磁场大小，人们该多么震惊。

第 6 章

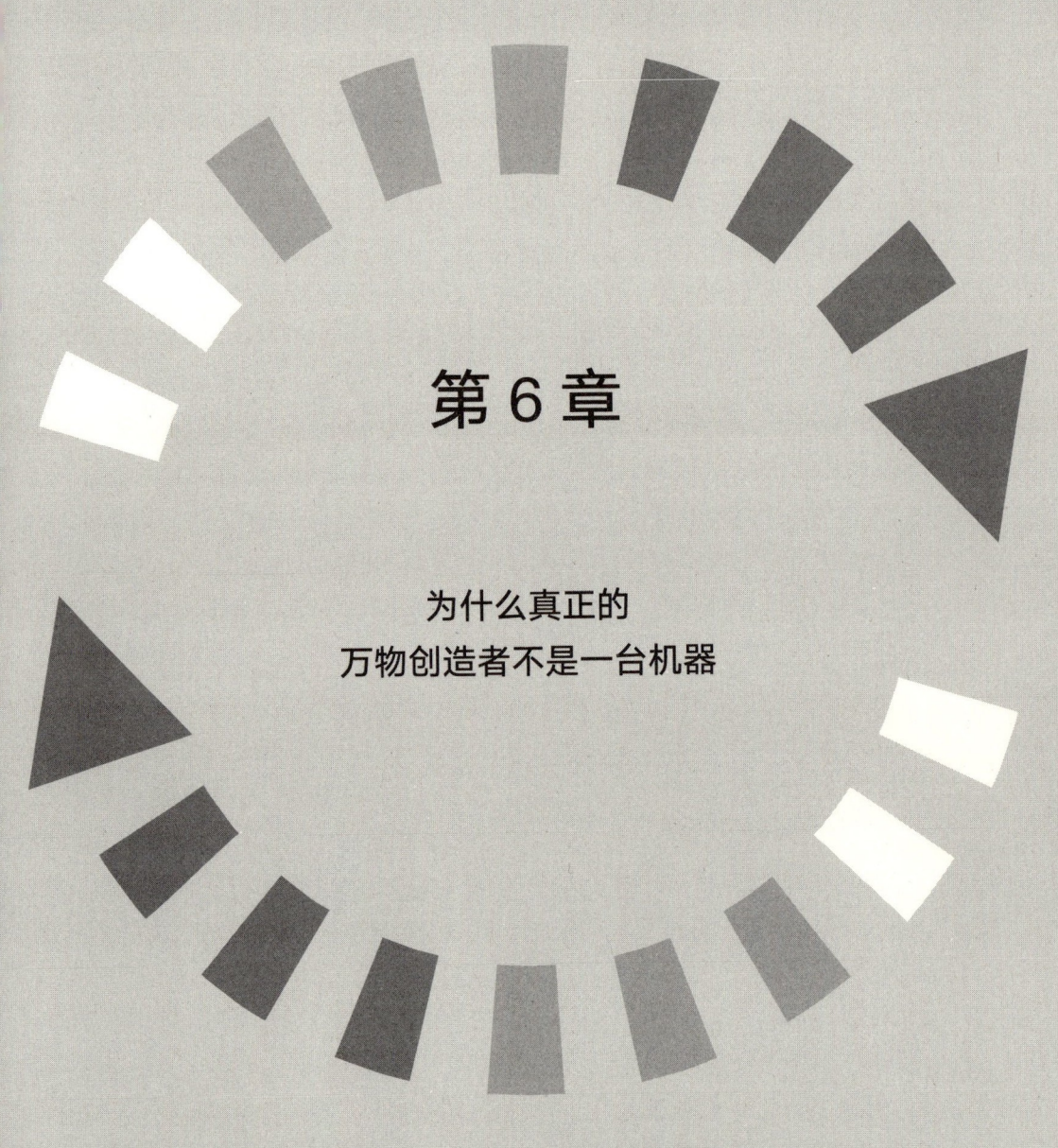

为什么真正的
万物创造者不是一台机器

THE TRUE CREATOR OF
EVERYTHING

2016年夏天，美国著名杂志《科学美国人》发布的一条仅有一句话的推文把我从上午的沉思中惊醒。这条低调的消息的内容是：

人造突触可以让超级计算机模仿人脑。

韩国材料科学家李太武（Tae-Woo Lee）博士曾在接受该杂志采访时表示，现在科学家已经可以制造出模仿神经元突触的微小晶体管，人类长久以来制造模拟大脑的计算机的梦想近在眼前。李博士热情洋溢地表示，这一领域的发展"可能会使我们拥有更好的机器人和自动驾驶汽车，以及用于数据挖掘、医疗诊断、股票交易分析和其他智能人机互动的系统和机器"。这篇文章称，人类大脑中估计大约有1万亿个神经连接，它们使1 000亿（实际数字接近860亿）个神经元相互连接，因而人脑每秒可以执行大约10万亿次操作。相比之下，当时世界上最快的超级计算机——中国的"天河二号"，在峰值性能下可以达到每秒5.49亿亿次的运算速度。当然，运行"天河二号"需要的能量是人脑所需能量的100万倍。可以理解，李博士如此激动正是因为他最新制造的人工突触只需要1.23飞焦耳[①]的能量来产生一个突触传输事件，大约是人类突触所需能量的1/8。李博士将大约144个这样的人工突触装在4英寸的晶片上，并用直径为200～300纳米的导线将它们连接起来。他认为，他和他的同事将向再现真正的人类大脑运作

[①] 1飞焦耳 = 10^{-15} 焦耳。——编者注

过程迈出重要的一步。他说，他们现在只需等待 3D 打印技术的进步，将他们的晶片堆叠成三棱柱结构即可。有了这一技术，一个能够超越人类大脑灰质计算能力的人工大脑便能横空出世了。

这不是我第一次看到真正的万物创造者即将被取代的预测。自工业革命开始以来，类似的说法就经常出现。诚然，以前的竞争者没有一个能做到仅用 1.23 飞焦耳模拟一个突触。然而，三个多世纪以来，不断有预言家声称，人类大脑的特定技能很快会被人造工具所复制。无论在他们所处的时代，代表最先进技术的是蒸汽机、机械设备、电子物件，或是自 1936 年以来精心设计的数字计算机，还是由成千上万个相互连接的微处理器组成的超级计算机，这种预言从未终止过。

所有这些冒险都难逃惨败的命运。

大脑是真正的创造者，而不是相反

尽管如此，自信息时代来临至今，人类便生出了一种不可阻挡的观念，即数字计算机终将取代人脑。有时，这种信念非常狂热，其支持者似乎认为这是一个神圣的预言，没有什么能阻止我们在不久的将来实现它。若能实现，这将是人类历史上最具颠覆性的技术发展。然而，虽然未来学家、人工智能从业者和爱好者做出了太多的预测，但是我们还没有找到任何确凿的证据证明其可行性。

在过去的十几年中，由于没有确切的证据，人们经常只能提出一些相当稚嫩的观点。例如本章开篇提到的文章，认为只需适当地连接数以千亿计的类神经元和节能晶体管，然后按下电源按钮，我们便能再现大脑的复杂心智能力。

对此，我不敢苟同。

人类大脑的精密运作可以被简化成一种算法，并通过数字逻辑再现，这种观点充其量是一个后现代神话或者都市传说。它或许也是后真相时代的一个例子：在我们这个时代，如果一个错误或虚假的声明被强调了很多次，并在公众中广泛传播，人们便会信以为真。大脑的复杂性可以由简单连接大量电子元件重构的观点不仅与现实相去甚远，而且在深入研究后我们会发现，它完全没有成功的可能性：现在没有，以后也不会有。

持该观点的人很少静下心来思考这一点：人类的大脑才是数字硬件和软件的真正创造者，而不是相反。盲目地相信人造技术可以与其创造者背道而驰并超越创造者，意味着相信任何一种系统，比如人类大脑，都可以创造出比自己更复杂的东西。然而，这一论点的支持者们除了坚持不懈地宣传他们狂热的信仰之外，并不能令人信服地解释这额外的复杂性从何而来。我认为这一命题显然是错误的，因为它违反了许多公认的逻辑定理，包括哥德尔的两条不完备定理和由美国阿根廷裔数学家格雷戈里·蔡汀（Gregory Chaitin）提出的复杂性定理（complexity theorem）。根据蔡汀的说法，一个形式系统（比如一个计算机程序）不能产生一个比自己更复杂的子系统（也就是另一个计算机程序）。约翰·卡斯蒂（John Casti）和维尔纳·德波利（Werner Depauli）在《逻辑、大脑与数学的一生》(*Gödel: A Life of Logic, the Mind, and Mathematics*) 一书中将这一定理更正式地表述为：存在一些复杂到没有计算机程序能够生成的数字。

哥德尔的工作和蔡汀的工作密切相关，它们共同为以下假设提供了明确的逻辑边界：如果人脑是一个类似计算机的设备，并具有复杂度 X，它实际上不可能产生类似超级智能的人造设备的东西，表现出大于 X 的复杂度。

由于数字计算机是这一比较的基准，我们在开始讨论时必须回到这一奇妙机器的历史起源。英国数学家和逻辑学家艾伦·图灵于1936年提出了一种抽象计算设备，现存的每一台数字计算机都代表了实现它的众多可能性之一。为了纪念图灵，人们把这一抽象计算设备命名为通用图灵机（universal Turing machine）。

从笔记本电脑到地球上最强大的超级计算机，每一台数字机器的操作依然由这种心智结构定义。通用图灵机使用一个由用户编写的内部指令表，按顺序读取和操作输入机器的磁盘中的符号。当图灵机从磁盘中一个一个地读取符号时，它采用这个内部指令表或软件来执行各种逻辑运算，然后记录其结果。

听起来很简单是吗？然而，无论好坏，过去80多年的大多数技术突破，包括人类历史上最具颠覆性的通信技术——互联网，都可以看作是在一位天才数学家的头脑深处精心设计的"抽象心智玩具"的衍生品。

所有自然现象都可以在数字计算机上模拟的这一想法，最初在很大程度上源于对所谓的邱奇—图灵猜想的一个错误解释。这一猜想最初由图灵和美国数学家阿隆佐·邱奇（Alonzo Church）提出。本质上，这一猜想认为，如果一个人能够提出一系列定义明确的步骤，即算法，来解决一个给定的数学方程或问题，那么数字计算机可以重现这种操作并计算出同一方程的解决方案。这个方程就可以被归类为一个可计算的函数。

所有的混乱都从这里开始。

图灵测试，所有混乱的开始

最初，邱奇—图灵猜想主要关注与形式数学建模有关的问题。然而，此后许多作者却将其解释为所有自然现象被设定的一个计算极限。通常这些作者得出的结论是，没有任何物理计算设备可以超过图灵机的能力。这听起来无伤大雅，但如果忽略图灵所指的可计算性只与形式数学相关的问题有关，就有可能产生很多麻烦和误解。事实上，当我们就人或其他动物的大脑是否只是一台图灵机展开辩论时，很快就会发现，图灵的计算理论做出了一系列假设，因此排除了直接适用于大脑这样的复杂生物系统的可能性。例如，在图灵机中，信息的表示是形式化的，即抽象的、以句法形式呈现的，比如1+1，而不像大多数生物系统那样是物理的、以语义形式组织起来的。在我们这样的大脑中，一种特殊类型的信息，即哥德尔信息，被以物理方式嵌入中枢神经系统的神经组织（详见第3章）。而语义指的是这样一个事实：即使是一个简单的短语，如"你把我洗劫一空！"，在不同的上下文中也会有许多不同的含义：它可以是朋友之间的玩笑，也可以是一个严肃的指控。人类可以很容易地区分这些含义，但执行二进制运算的图灵机在处理这句话时就会出现严重问题。

尽管如此，许多计算机科学家和神经科学家还是借用了邱奇—图灵猜想作为他们的主要理论依据，认为任何动物的大脑，包括人类的大脑，都可以被简化为一种算法，并在数字计算机上进行模拟。这些科学家认为，模拟研究机械系统的成功方法可以无缝扩展到复杂性远超任何人造设备的生物系统研究上。这一哲学立场被称为计算主义，该术语由希拉里·普特南（Hilary Putnam）于1963年在《大脑与行为》（Brains and Behavior）这篇论文中提出。随后，这一观点得到了许多哲学家的支持，比如杰里·福多（Jerry Fodor）。计算主义的批评者认为这一论点是一种纯粹的神秘主义观点。由于现在有很多人认为大脑就像数字计算机一样，所以在本书中，我将使用"有机计算机"的定义来谈论动物的大脑。

如果将计算主义发挥到极致，它不仅预言人类的全部经验都可以由数字模拟来重现和启动，还暗示了在不久的将来，由于计算机能力的指数级增长，机器可以取代人类全部的心智能力。后者由雷·库兹韦尔（Ray Kurzweil）[①]等人提出，被称为"奇点假说"。在《机器之心》（The Age of Spiritual Machines）一书中，库兹韦尔提出了邱奇—图灵猜想的激进版本。他说，"如果一个问题不能被图灵机解决，那么它也不能被人脑解决"。不过，这种观点的起源可以追溯到20世纪

---

① 雷·库兹韦尔认为，到了2045年，人工智能将超越人类，储存在云端的"仿生大脑新皮质"与人类的大脑新皮质将实现"对接"，世界将开启一个新的文明时代。到了那个时候，我们还能被称为人类吗？在《人工智能的未来》中，库兹韦尔给出了此类问题的一个答案。该书中文简体字版已由湛庐引进、浙江人民出版社出版。——编者注

四五十年代，当时香农在麻省理工学院的几位同事，如诺伯特·维纳（Norbert Wiener）和沃伦·麦卡洛克（Warren McCulloch），以及许多其他杰出的科学家，包括约翰·冯·诺伊曼（John von Neumann），为了打造一个全新的范式来定义人类智能以及人脑如何进行信息处理，开始广泛关注他们周围涌现的许多颠覆性想法。这场运动被称为"控制论"（cybernetics）。在接下来的 10 年左右时间里，控制论为今天的人工智能领域奠定了理论基础。

我在杜克大学的同事 N. 凯瑟琳·海勒（N. Katherine Hayles）在她非凡的著作《我们何以成为后人类》（*How We Became Posthuman*）中描述了这些科学家是如何在一系列叫作"梅西会议"的会议中开辟了这一全新的领域。他们融合了香农信息论、麦卡洛克将单个神经元作为信息处理单元的模型、冯·诺伊曼基于二进制逻辑和数字电路的数字计算机新架构，以及维纳将机器和人类归为同一类具有自主性设备的概念。海勒认为："这一令人振奋的事业的成果不亚于一种看待人类的新方式。从此，人类将主要被视为信息处理实体，在本质上与智能机器相似。"

于是忽然间，人类似乎也是由大量的二进制数组成的。于是，他们的思想与生活，他们独特的感知经验与记忆，他们的选择与品位，他们的爱和恨，乃至构成他们身体的有机物，都可以在机器中复制，在适当的时候，将会成为现实。控制论认为，未来的数字计算机将能够上传、融合、复制、重现，最重要的是，模拟和模仿关于人类的一切。在梅西会议召开时，这样的智能机器还没有出现（当然，现在也没有出现），但就像今天的人工智能预言家一样，控制论运动的一些成员似乎也相信，这种机器迟早会实现，关键在于技术的进步。在类似框架下，许多研究项目，包括被称为强人工智能的项目，都以创造类似大脑的机器，或至少使用超级计算机模拟整个动物大脑的生理行为为目标，如 IBM 的大脑项目和欧盟的人脑项目。1968 年，麻省理工学院人工智能实验室的负责人马文·明斯基（Marvin Minsky）曾宣布："在一代人的时间里，我们将拥有像电影《2001：太空漫游》（*2001: A Space Odyssey*）中的 HAL 那样的智能计算机。"当然，他的预言并没有实现。明斯基表示，模拟大脑的程序成功的可能性非常小。

有趣的是，正如海勒在她的书中所揭示的那样，香农本人并不热衷于将他对信息相对狭义的定义推广到其他通信领域。历史经验表明，香农的警惕是完全正确的。毕竟，他对信息的定义没有考虑到任何意义、背景、语义或者媒介的特殊性。此外，尽管完全依赖二进制逻辑和严格的数字语法极大地促进了算法在数字机器中的实施，香农也使他的发明远离了人类思维和大脑功能的丰富语义和对语境的依赖。

一般来说，神经科学家认为，动物和人类的高级神经功能源自大脑中复杂的涌现属性，尽管这一属性的起源和性质仍存在争议。涌现属性通常被认为是全局性的系统属性，而不是系统各个组成部分表述的结果。这种突发特性在自然界中俯拾皆是，各种元素相互作用并凝聚为一个实体，例如一群鸟、一群鱼或一个股票市场。这些实体通常被称为复杂系统。从自然科学，如化学和生物学，到社会科学，如经济学和社会学，复杂系统已经成为众多学科的研究焦点。

动物的大脑是复杂系统的典型例子。然而，复杂的大脑行为跨越了大脑的不同组织层次，即从分子、细胞和神经电路一直延伸到整个神经系统。因此，为了真正精确地对某一特定动物的大脑进行建模，我们还应该把中枢神经系统与外部实体（如周围环境和其他主体的大脑）的交流纳入其复杂性的定义中，因为这些实体也会相互作用并不断改变这一特定大脑。

大脑，是一个不断涌现的复杂自适应系统

正如我们在第 4 章中所看到的，大脑也表现出了可塑性。信息在人脑中以因果效应发挥作用，通过重新构建大脑的结构和功能，在信息和构建中枢神经系统的有机物团块之间形成一种永久的递归整合。这便是神经科学家通常把人脑称为

复杂自适应系统的原因。重要的是，正是复杂自适应系统的特性使我们无法准确预测或模拟其动态行为。例如，20世纪初，天才的法国数学家亨利·庞加莱表明，哪怕只是由几个相互连接的元素组成的系统，人们都无法通过分析个体元素来预测其涌现现象，更别说预测由数百亿个超级连接的神经元组成的系统的突发行为了。在大脑这样的复杂系统中，个体元素动态地相互作用，产生整个系统的新行为。同时，整体行为也会直接影响系统中的各个元素。因此，我们必须把复杂而精密的动物大脑，包括人类的大脑，视为一个集成系统。我们应该把它视为一个整体来处理信息，而且在这个特殊的连续体中，我们既不应该单独讨论软件和硬件，也不应该单独讨论存储和运算。

海勒的书中最吸引人的段落之一描述了英国科学家唐纳德·麦凯（Donald MacKay）在梅西会议上的发言。麦凯极力为信息的接收会导致接收者心态变化这一观点辩护。根据麦凯的说法，由于这种因果效率效应，任何完备的信息论都需要将意义包含其中，并因此推测我们必须测量接收者的心理状态并量化信息对其产生的影响。然而正如海勒所说，即使在今天，我们离实现这一目标还相差甚远。

计算机科学家通常使用通用图灵机的各种实现方式（如数字计算机），通过与机器硬件相分离的算法程序（软件）来进行运算，而这与动物大脑生成、表示、存储和处理信息的方式截然不同（详见第3章）。在这种新的背景下，当人们用数学和计算的观点研究大脑运作时，涌现现象不能由在固定硬件上运行的经典的、语法上受限的软件完全再现。换句话说，描述大脑功能的丰富动态语义不能被简化为数字计算机所采用的有限的算法语法。这是因为涌现同时在大脑物理组织的不同层次发生，涉及了数十亿个自上而下和自下而上的互动事件的精准协调，这在邱奇—图灵猜想的背景下无法得到有效计算，而只能通过数字模拟获得近似值。这是一个关键点，因为如果人们认同大脑是一个整合的自适应复杂系统，那么这些数字近似将立即偏离其自然行为。这种差异的最终结果使得无论图灵机的数字计算能力多么强大，哪怕是每秒运算5.49亿亿次的"天河二号"，其内部逻辑将不允许建模者使用常用的策略，再现生物大脑全部复杂动态的丰富性及其最终的功能和能力。

在我和罗纳德写的专题文章中，我们为反对将大脑简化为图灵机的观点，进一步提出了几个论据，证明将大脑简化为图灵机的做法是错误的，并将这些论据归纳为三大类：进化方面的、数学方面的和计算方面的。

一方面，我们的进化观点强调了生物体与数字计算机这类机械装置之间的一个根本区别。这一观点是这场辩论中的一个关键点，却常常被忽略。机械装置是根据预先准备的计划或智能蓝图而设计建造的，这就是为什么它可以通过算法进行编码，在机器上进行模拟，也因此可以进行逆向工程。

另一方面，生物体的出现是从分子到整个生物体的多个组织层面发生的大量进化步骤共同作用的结果，这些步骤不依照任何先前建立的计划或智能蓝图，而通过一系列随机事件执行。因此，生物体与它们的环境密切相关，因为它们不断被外部世界的统计数据的变化所塑造。由于周围环境不断变化，生物体必须不断地收集关于自身和世界的数据，以此重塑和优化这种生命形式的有机物质基质，并从中产生信息，才能完成这项任务。如果没有这种信息因果效率的持续表达，生物体将逐渐分解和死亡。正如我们在第 3 章中所看到的，当一个有机体不能再维持其稳态机制的全面运作，导致整个系统衰减到热力学平衡态时，死亡便会降临。

对大脑来说，这显然是事实。因此，在考虑生物体内的信息流时，独立于物质基质的或非实体信息的概念不再适用。在典型的图灵机中，信息流是由软件或输入磁带提供的，它们独立于定义数字机器物理结构的硬件。而对生物体来说，特别是在大脑中，信息是真正嵌入有机物的，一系列不同的生物组织层都参与了信息流的处理。此外，生物体产生的信息会不断地修改产生信息的物质基质（神经元、树突、刺或蛋白质）。这个独特的过程将有机物和信息结合在一个不可复制的单一实体中。因此，生物体内的哥德尔信息是依赖于物体基质的，这一结论证实了大脑的集成性质，并揭示了将软件与硬件分离的方法应用于动物的中枢神经系统，存在着不可逾越的困难。生物体与机械装置的这些差异清楚地表明，为什么大脑必须被视为一种完全不同类型的计算系统：一种有机计算机。

约翰·塞尔（John Searle）举例说，人们可以模拟将二氧化碳转化为糖的化学反应，但由于信息没有被整合，这种模拟并不会产生光合作用这一自然过程。伊利亚·普里戈金支持这一观点，坚持认为耗散系统（如动物的大脑）远离热力学平衡而生存。这些系统的特点是信息处理的不稳定性和时间的不可逆转性。总体来说，我们不能用确定性的因果关系来解释这类系统，而只能在统计上将其描述为：从概率上说，一个时间演变在所有尺度上都不可逆的过程。而查尔斯·本内特（Charles H. Bennett）证明了只要保存中间结果，图灵机便可以在每一步都做到逻辑上可逆。这种证明方法通常被称为不可逆转性论证，由塞尔默·布林斯约德（Selmer Bringsjord）和迈克尔·赞赞（Michael Zenzen）提出。

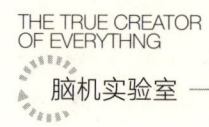

THE TRUE CREATOR
OF EVERYTHNG

脑机实验室

生命磁带实验

美国古生物学家和进化生物学家斯蒂芬·古尔德（Stephen J. Gould）在研究时间不可逆性的一个方面时，提出了一个思想实验。这一实验一针见血地展示了那些相信复杂生物体可以通过数字的、确定性的方法实现"逆向工程"的人所面临的困境。古尔德将其命名为"生命磁带实验"，并指出，如果一盘记录着促使人类出现的所有进化事件的理论磁带可以倒带，然后再次播放，那么这盘磁带播放的内容与人类诞生过程中发生的事件序列完全相同的可能性将等于零。换句话说，由于生命的磁带遵循一个由地球历史上从未发生过的巨大随机事件序列组成的路径，它不可能再现数百万年前促使人类诞生的那一系列精确事件。这个论点也验证了我在本书开始时提出的观点，即斯波克先生的大脑很可能与人类的大脑截然不同。因此，他自己与我们对宇宙的看法也将有天壤之别。

从本质上来说，生命磁带实验背后的逻辑有力地表明，我们不可能采用确定性和可逆性的模型来重现随机事件序列出现的过程。因此，如果任何一个在图灵机（一个确定性的实体）上运行的模型想要追踪人类这一物种的进化路径，那么实际发生的事情很快就会与人类的进化过程相背离。这基本上意味着，我们无法对从未被设计过的东西进行逆向工程。因此，虽然听起来很矛盾，但"逆向工程是现代生物学最前沿的研究"这一观点的支持者可能没有意识到，通过这种理论立场，他们正在挑战自己领域内最不可动摇的理论框架：达尔文的进化论中提到的自然选择。相反，接受逆向工程理论便意味着支持这一观点：某种设计方案曾参与了人类和人类大脑诞生的过程。

人的心智活动不能被简化为运行算法的数字系统

从进化论的角度反对制造人脑数字复制品的观点，直到最近才被人提起，然而下文描述的从数学和计算角度进行论证的逻辑基础，在某种程度上源自图灵本人和另一位天才——奥地利数学家兼逻辑学家哥德尔在20世纪30年代的工作成果。哥德尔本人坚持认为，他著名的不完备定理提供了一个精准而明确的指示，即人类的思维超出了图灵机的限制，算法程序无法描述人类大脑的全部能力。他写道："我的定理只表明，通过数学的机械化，即消除心智和抽象实体，确立一个明确的基础是不可能的。我并没有表明存在人类的思维不可解决的问题，而只是表明没有机器可以决定数论的所有问题。"

第 6 章 为什么真正的万物创造者不是一台机器

哥德尔在著名的"吉布斯讲座"（Gibbs Lecture）中还断言，他的不完备定理意味着人类的思维远远超过了图灵机的能力：事实上，形式系统的限制并不影响人类的大脑，因为中枢神经系统可以生成和确立一些连贯的形式系统（即图灵机上运行的算法）无法证明的真理。罗杰·彭罗斯（Roger Penrose）对第一条不完备定理的描述清楚地表明了这一点："如果你相信一个给定的形式系统是不矛盾的，你也必须相信在这个系统中存在着不能被形式系统证明为真的提议。"

彭罗斯坚持认为，哥德尔的观点清楚地表明了数字计算机的某种限制，而这种限制并非强加于人类思维的。为了支持彭罗斯的立场，布林斯约德和康斯坦丁·阿库达斯（Konstantine Arkoudas）给出了非常有说服力的论据，表明人类大脑的运作与超图灵计算机类似，因为人类的大脑拥有一些在图灵机上运行的算法所不能模拟的能力，例如识别或相信哪些语句是真实的。

所有这些观点指向了同一个直截了当的结论：人类全部心智活动的完整再现不能被简化为运行算法的数字系统。它们是不可计算的实体。因此，奇点假说的中心前提可以被完全证伪，因为没有一台数字机器能够解决后来被称为哥德尔论证的问题。

我们不需要仅仅依靠逻辑来证明这一点。在《大脑相对论》（The Relativistic Brain）中，对于大脑即将被数字机器所超越的观点，罗纳德和我从数学和计算的角度进行了反驳。下面是我们的论点总结。

建立一个数字模拟依赖于许多先入为主的观念和假设，比如模拟中涉及的信息表达类型。此外，完成模拟还要克服各种障碍，这些假设到最后可能会使模型完全失效。例如，假设我们想要模拟物理系统 S 的演变。第一个近似的方法是把 S 看作一个孤立的系统。我们马上就会碰壁，因为在现实生活中，生物系统不可能在不失去许多功能的前提下实现与周围环境的隔离。假如 S 是一个生命系统，那么在任何特定时刻，它的结构完全依赖于它与环境的物质和信息交换，所以 S

实际是一个集成系统。因此，将 S 视为孤立的系统可能使模拟完全偏离现实，尤其是当考虑到像大脑这样的生命系统时。这样的局限性可能导致实验的失败，比如当我们想要建立一个成年小鼠的大脑模型时，使用从幼年小鼠的大脑切片中收集的数据并不可行，这样的实验准备极大地降低了原始系统的真实复杂性，并破坏了它与周围环境的交互。即便能够产生一些微不足道的涌现现象，比如神经元振荡，但试图用这样一种过于简单的模型来模拟大脑的真实行为仍是完全没有意义的。

这只是利用经典简化论方法来理解人脑等复杂系统时可能面对的一系列重要问题中的第一个。当你把系统简化为越来越小的模块时，你就破坏了使系统产生其独特复杂程度的操作结构的核心。而如果不能表达其固有的复杂性，剩下的任何东西对解释整个系统的实际运作都是无用的。

计算机模拟的下一步是选择从 S 中直接获取的数据。在这一步中，我们忽略了 S 在不同观察层面上的各种其他数据和计算，通常认为它们与某个特定的模拟无关。有时我们选择这样做，有时不得不这样做。但是对于像大脑这样的综合系统，我们永远无法确定更深一层的观察层次，比如，系统的量子描述是否真的不相关。因此，我们模拟中使用的 S 样本一定是非常不完整的。

在对某个与 S 相关的特定自然现象进行了观察或测量后，人们便会尝试对所选数据进行数学拟合。通常情况下，这种拟合是由一组随时间变化的微分方程定义的。微分方程主要是为物理学的应用而服务的，它们并不一定能很好地适用于生物系统。此外，必须强调的是，在大多数情况下，这类数学公式本身已经是一种近似，并不能在其许多组织层次上完全呈现自然系统。另外，大多数物理过程充其量只能用一个数学函数来对其进行近似。如果这让你感到惊讶，那你的这种反应合情合理。我没想到的是，许多认为计算机模拟可以重现宇宙中任何自然现象的人并不知道这个简单的事实。

接下来，我们需要尝试将所选择的数学公式简化为一种可以在数字机器上运行的算法。总体而言，这意味着计算机模拟的是对自然现象进行观察得到的一组数学公式，而不是整个自然现象本身。由于生物系统的进化不受数字计算机二进制逻辑的制约，在许多情况下，计算机模拟得到的结果可能与自然现象本身的进化大相径庭。对复杂的适应性系统来说更是如此。在这些系统中，涌现对整个系统的正常运行至关重要。因此，我们的算法近似可能会迅速偏离自然系统的真实行为，从一开始就只产生无意义的结果。

打个比方，大多数声称创造了人造生命的模型为了模仿人类行为都采用了各种算法技术的组合，其中包括面向对象编程、过程驱动编程以及迭代语法。进化计算机科学家彼得·本特利（Peter J. Bentley）认为这是一个有缺陷的策略，因为其中"没有连贯的方法将编程技巧与生物实体联系起来。通过这种方法得到的模型是模糊的、基本上不可持续的，将其与生物学相关联完全是主观的、一厢情愿的想法"。

这些问题并不限于生物学。数学家迈克尔·贝里（Michael Berry）曾用一个简单的例子来说明在模拟任何物理系统方面存在的困难，哪怕是像台球游戏这样看上去很简单的物理系统。计算台球第 1 次撞击时的情况相对简单，但由于我们必须更精确地估计初始状态以得到一个相对准确的轨迹预判，预测第 2 次撞击会变得复杂很多。从那以后，情况只会变得更糟。例如，为了非常精确地计算第 9 次撞击，你甚至要把站在桌子附近的人的引力考虑进去。如果你认为这很糟糕，那么等着看看计算第 56 次撞击所需要的东西吧，那时，你必须考虑到宇宙中的每一个粒子了。

另一个有趣的例子是现在广泛使用的大数据方法，它被用以预测复杂系统，特别是生物系统的局限性。在过去几年里，这样的想法非常流行：如果能够建立针对某一特定领域的极其庞大的数据库，那么通过使用机器学习算法，人们就可以非常准确地预测同一系统的未来行为。关于这个问题有大量的文献，所以我在这里就不赘述了，但我很想指出大数据方法的两个明显失败案例：选举预测和棒球队管理。

在 2016 年的美国总统选举中，为了创造基于大数据的系统，人们投入了数千万美元。这些系统本应在投票、计票之前就能预测选举的获胜者，更不用说计票了。在数百万人完成了投票、美国东海岸的投票站关闭后，包括《纽约时报》、美国有线电视新闻网（CNN）和美国三大电视网在内的多家传统媒体纷纷揭晓了其大数据系统的预测结果，这些结果几乎一致认为民主党候选人希拉里·克林顿将毫无悬念地胜出。然而我们现在都知道，唐纳德·特朗普在选举中胜出，这件事因此成为美国总统选举历史上最出人意料的颠覆性事件。1948 年 11 月 3 日上午，《芝加哥论坛报》（*Chicago Tribune*）在头版刊登了至今仍贻笑大方的标题"杜威击败杜鲁门"（Dewey Defeats Truman），宣称托马斯·杜威击败了时任总统哈里·杜鲁门，但实际上情况正好相反。媒体在特朗普即将胜利之前胡言乱语般的预测比 1948 年那一次更加丢人现眼。

但是，这些庞大的媒体机构在大数据方面投入了这么多资金，怎么会做出比 1948 年更糟糕的预测呢？尽管在我写这一章时还不清楚具体的细节，但这件事已经很好地说明了大数据方法的核心问题：这些系统所做的预测都假定了未来的事件的统计结果与用于建立大数据数据库的过去事件的统计数据相一致，以及可以从这些统计数据中得出相关性。只有当未来的事件行为与之前的事件表现一致时，这些系统的预测才会准确。然而，在高度动荡的复杂动态系统中，相关变量要么与过去的事件不同，要么以完全不同的方式相互作用，因而大数据预测很容易变得毫无用处。经验告诉我们，人类社群完全符合高度动荡的复杂系统的定义，因此我们通过过去的选举预测未来的选举没什么意义。

在美国，当布拉德·皮特主演的电影《点球成金》（*Moneyball*）在 2011 年成为票房冠军时，大数据方法正变得非常流行。这部电影根据 2003 年的纪实著作《魔球》（*Moneyball: The Art of Winning an Unfair Game*）改编，记录了北美职业棒球大联盟中收入微薄的奥克兰运动家队的故事。该队的总经理比利·比恩（Billy Beane）用"离经叛道"的方法将球队建设成了一支有竞争力的强队。比恩确信，为了让奥克兰运动家队这支小市场球队与大联盟的巨无霸——洋基队、红袜队和我自己最喜欢的费城人队竞争，他必须与行业的标准方法背道而驰，找出最有天赋的球员，这样他就可以用最少的钱获得最大的收益。为了实现这一目标，比恩深入研究了赛伯计量学。这是一种类似于大数据的方法，由棒球作家和统计学家乔治·威廉·詹姆斯（George William James）开创，它基于对统计数据的经验分析来预测哪些球员能够组建一支最佳球队。当与经验丰富的球探团队产生分歧时，比恩选择了相信赛伯计量学，基于其主要结论，他认为上垒率和击球率是更好的选择球员的预测指标。

比恩全盘接受了赛伯计量学。事实证明，在他的指导下，奥克兰运动家队连续两年（2002年和2003年）进入季后赛。此后不久，其他球队也开始效仿比恩的策略。可以想象，自从美国大联盟球队发现21世纪的比赛比拼的是统计学策略，不知有多少钱被投入这个战略，这一数字可能数以亿计。

但很奇怪，在讨论中经常被忽略的一点是，像其他任何运动一样，棒球比拼的不只是进攻能力，投球也是胜利的关键。《卫报》在2017年的一篇文章中指出，那几个赛季中，奥克兰运动家队几乎每天都有优秀的投手上阵。防守也很重要，战术和球员的智慧和化学反应也是如此。此外，除了比赛表现，还有许多其他人为因素共同决定了一支由天才球员组成的球队是否会"融合"成一支冠军球队。之所以这样说，是因为我"天真"地认为赢得大联盟冠军是所有球队的核心目标（尽管有些老板可能只关心赚钱），然而很少有人关注赛伯计量学中的参数与冠军之间是否真的存在因果关系。

事实证明，虽然奥克兰运动家队在面对劲敌时表现出色，但这支球队没有赢下任何奖杯。在这种新方法上掷下重金的其他球队也没有。当然，纽约大都会队的管理层在10年后采用了比恩的方法，并赢得了2015年的世界大赛（World

Series），但其实并没有真正的科学证据表明这一次或其他任何一次世界大赛的胜利与赛伯计量学有关。使用大数据的人们所说的"必然性"似乎只是一个抽象概念或一个时代象征，而不是证明一个真实现象的具体证据的结果。

如果说选举和棒球是相当复杂的模拟和预测过程，那么当我们处理 86 亿个神经元的动态时，困难就更大了。这一事实在人们对整个动物大脑进行模拟时显而易见：大脑需要数十亿个神经元和多个组织层次的精准一致性来发挥其功能，人们的模拟与之出现分歧的可能性是非常大的。

对大脑的模拟也存在数学问题。第一个需要解决的问题便是可计算性。可计算性指将一个数学公式转化为可以在数字机器上运行的有效算法的可能性。可计算性与产生字符和数字结构的可能性有关，而与系统的任何物理特性无关。在这里，我们碰了壁：大多数自然现象的数学表述不能被简化为一种算法，它们因此被定义为不可计算的函数。例如，由于不存在一个函数 F 的算法表达，使之可以预先检测到任何可能阻碍计算机工作的未来的错误，因此不可能对数字计算机进行系统性的调试。无论我们怎么操作，机器总是会报告意想不到的错误行为，这些行为在制造计算机和软件时是无法预测的。因此，这个函数 F 被归入不可计算类。既然如此，它并没有通过邱奇—图灵论题，该论题定义了什么样的函数不能被图灵机模拟。

同样众所周知的是，世界上不存在通用的杀毒软件。这是因为函数 F 的输出是所有不含病毒的程序，也是不可计算的。同样的推理也可以证明为什么既没有数字计算机通用的加密系统，也不存在能够判断动态系统是否混乱的算法程序。

我们的大脑也是如此：它可以产生只能由不可计算的函数完全描述的行为。图灵机不能处理这些函数，因此不可能在数字计算机上精确模拟人脑的某一功能。

自然现象的数学表述中普遍存在不可计算性，而上面的例子只是其中的一小方面。这些例子都是著名的停机问题的结果或变体，其中一个版本被称为希尔伯特第十问题，它是由希尔伯特（David Hilbert）提出的。停机问题的本质是，我们是否可以通过一种通用的算法预测一个计算机程序是在某一时刻停止运行还是永远运行下去。图灵证明了这样的算法不存在。因此，希尔伯特第十问题已经成为不可计算函数的原始模型。

停机问题表明，我们没有办法事先决定哪些函数是可计算的，哪些是不可计算的。因此，邱奇—图灵猜想仍然只是一个假说：它永远无法被任何图灵机所证实或证伪。实际上，几乎所有函数都不能由图灵机来计算，其中就包括大多数描述自然世界的函数，以及在我和罗纳德看来，由高度进化的动物大脑产生的函数。

图灵已经意识到了图灵机的局限性。在他1939年发表的博士论文中，他构想了所谓的谕示机（Oracle machine），试图来克服这些局限性。谕示机的全部意义在于引入了一个现实世界中的工具，对图灵机"无法机械地完成"的事情做出反应。在谕示机做出反应后，图灵机可以恢复计算。图灵证明了某些谕示机比图灵机更强大。他的结论是："除了说它不可能是一台机器之外，我们将不再进一步探究谕示机的本质。"

图灵的说法简直令人震惊。即便在数字信息时代刚开始的时候，其开创者之一就已经意识到计算机是有局限的。也许更令人震惊的是，图灵已经同时说服了自己，人脑的计算能力远远超过了他自己的计算创造。正如他所说："能够由机器解决的问题可以被非常具体地定义。它们是那些可以通过人类的文书工作以固定的规则解决，而且不需要被理解的问题。"实际上，我们还需要无限的纸张供应。在得出这一结论时，图灵无意中开启了超算领域。

然而，我应该强调的是，图灵本人从未说过我们可能建造谕示机。他一直坚持认为直觉这种不可计算的人类属性，存在于一个数学家思维的每一部分中。这样的说法与哥德尔的结论不谋而合。直觉在数学证明的步骤中得到了明确的体现，因为数学家证明了此前从未被证明的命题。对此，图灵并没有提供任何具体的建议。在他看来，大脑在直觉产生时做了什么，我们不得而知。

在谕示机问世几十年后，蔡汀与他的巴西同行牛顿·卡内罗·阿方索·达·科斯塔（Newton Carneiro Affonso da Costa）和弗朗西斯科·安东尼奥·多里亚（Francisco Antônio Dória）合作并提出了一个想法：模拟计算，而非数字计算，可以决定一些不可判定的算术语句。模拟计算引擎的计算是物理的，这意味着它们通过遵循物理定律而不是通过在形式系统中运行预先给定的算法来进行计算。换句话说，在模拟计算机中，硬件和软件没有分离，因为计算机的硬件负责执行所有计算，并且可以自我修改。这正是我们上面所定义的集成系统。

根据蔡汀、达·科斯塔和多里亚的说法，模拟设备可以作为超级计算机的基础，或"解决图灵机无法解决的问题的现实世界设备"。这些作者进一步指出，如果能将图灵机与模拟设备结合起来，那么一旦相关的技术问世，我们就有可能有效地建立这种超级计算机的原型，这也就意味着整个问题可以被简化为一个工程问题。正因如此，我的实验室正在积极测试这一假设，在我的大脑相对论主要原理的启发下，构建一个递归模拟—数字计算系统，即神经—电磁反应器，来测试其中的一些想法。

在这样的理论背景下，像大脑这样的集成系统克服了图灵机的计算限制，这一事实一点也不令人惊讶。事实上，动物大脑的存在本身就可以用来反驳邱奇—图灵猜想的"物理版本"。从这个角度看，人脑可以被称为一台超级计算机。同理，当我们通过脑机接口将大脑与机器连接起来时，我们也在创造另一种类型的超级计算机。而当多个大脑相互连接时，便形成了脑联网（详见第 7 章）。

还有其他数学问题影响着生物系统的可计算性。例如，20 世纪初，庞加莱证明了复杂的动态系统，其中的个体元素本身就是复杂的互动元素，不能用可积函数来描述，因而我们也无法获知元素之间的关系。这种动态系统由其粒子（即元素）的动能和相互作用产生的势能之和来描述。而其中的势能便是使函数失去线性和可积性的原因。庞加莱不仅证明了这些函数的不可逆性，还为此提供了一个解释：不可逆性源于自由度（粒子数）之间的共振（相互作用）。

这意味着可求解的简单微分方程组无法充分描述复杂系统动态行为的丰富性，这是由于在大多数情况下，这些系统的相互作用会导致无限项的出现。无限项在解决方程的过程中制造了很多麻烦，是数学家们每天要面对的职业噩梦。

正如我们之前所看到的，内在复杂、自我适应（可塑性）的单个神经元组成了动物大脑，这些神经元与数十亿其他细胞的精密连接和功能整合为整个神经系统增加了许多其他层次的复杂性。此外，除非考虑大脑活动的整体模式，否则我们无法理解每个神经元在特定神经回路的各个观察层面的行为。因此，即使是最初级的动物大脑也符合庞加莱关于复杂动态系统的标准，在不同的组织层次或组成的生物元素（神经元、胶质细胞等）之间产生共振。在这种情况下，找到一个完整的数学表达来描述大脑的整体运作是极其不可能的。

此外，根据大脑相对论，如果我们假设大脑中的重要计算（其实是那些与涌现相关的计算）是在部分或全部模拟领域中进行的，那么数字化过程既不能对大脑在某个精确时刻的生理行为进行近似模拟，也不能预测它在不久的将来会如何演变。

庞加莱还指出，动态复杂系统可能对初始条件非常敏感，并会出现不稳定和不可预测的行为，这种现象如今被称为"混沌"。换句话说，若想用数字机器对庞加莱所说的随时间而变的模拟系统的行为进行预测，我们必须准确地知道系统的初始状态，并需要一个可积的、可计算函数来计算对其未来状态的预测。当我们谈论精确模拟大脑的时候，这两个条件都无法满足。

换句话说，通过数字模拟再现动物大脑行为所面临的关键的、无法解决的问题是，鉴于神经系统固有的动态性质，我们不可能精确地估计不同组织层次的数十亿神经元的初始条件；每次测量都会使初始条件发生变化。此外，大多数用于描述大脑动态行为的方程都会是不可积的函数。

由于这些限制，在图灵机上进行的典型模拟不可能揭示真实大脑的任何相关生理属性，即便它是一台拥有数千个微处理器的现代超级计算机。本质上来说，这种模拟一开始就很可能与真实大脑的动态行为相背离，因此产生的结果对学习大脑运作的新知识完全无用。

在数字机器上模拟大脑还涉及大量不可处理的问题。数字计算的可处理性与完成一个特定计算所需的计算机周期数以及一些物理限制有关，如可用的内存或能量资源。因此，即使我们为一个描述自然现象的数学函数找到了算法表达，用这个算法进行模拟所需的计算时间也可能是不切实际的，例如，它可能需要超过整个宇宙的寿命的时长才能产生一个解决方案。这类问题被称为不可处理的问题。既然一个通用图灵机能够解决另一个图灵机能够解决的任何问题，那么增加计算能力或提高速度并不能将不可处理的问题转化为可处理的问题。它只能在给定的时间内做出一个更好的近似。

我们来看一个不可处理的问题的例子。离子通道是指嵌入神经元细胞膜的蛋白质结构，它是脑细胞间信息传输的基础。为了发挥离子通道的作用，蛋白质必须拥有特定的最优三维结构。蛋白质的三维形状是通过蛋白质折叠实现的，这是神经元正常功能的一个关键因素，它由氨基酸链（构成蛋白质的主要结构）的扩展、弯曲、扭转和伸缩形成。每个神经元都有可能表达大约 2 万个不同的蛋白质编码基因以及数以万计的非编码 RNA。因此，蛋白质是在大脑中产生信息的集成系统的一部分。现在，让我们考虑一个包含由 100 个氨基酸组成的线性序列的简单蛋白质，并假设每个氨基酸只能有 3 种不同的形态。通常，我们使用最小能量模型来估算蛋白质的三维结构。在这个例子中，我们必须检查 3^{100} 或 10^{47} 种可能的状态才能得出最终结果。由于蛋白质折叠模型的解的数量随着氨基酸数量和形态的种类呈指数增长，这很快就会成为一个不可处理的问题。如果我们想要通过随机搜索找到蛋白质的初始状态，用每皮秒（picosecond）[①]访问一个状态的速度，整个搜索过程可能比目前宇宙的年龄还要长。

蛋白质折叠是一个优化问题，也就是说，我们的目的是在可能的解决方案中寻找最优解。这通常表示为一个数学函数的最小值或最大值。大多数优化问题恰好都属于不可处理的类型，它们通常被命名为 NP 问题。NP 问题是指可以在多项式时间内通过确定性的图灵机给出解决方案的问题。所有复杂的大脑擅长解决的问题都属于这个类别。在计算机模拟中，这些问题通常通过近似算法给出近似最优解。然而，在模拟大脑时，我们必须在不同的组织层次（例如，分子、药理学、细胞、神经电路和原子量子水平）上同时找到近似的解决方案。这使得问题变得更加复杂，因为优化一个复杂的适应性系统往往也意味着对其子系统进行次优化。所以，如果我们采用对大脑进行粗略模拟的传统做法，只考虑某些组织层次，那么很可能会错过这个集成系统中较低层次的关键现象，而这些现象对整个系统的优化至关重要。

这个例子很好地说明了图灵所说的"现实世界中的谕示机"的用意：在现实世界中，一个蛋白质或一个集成的生物系统在几毫秒内就能解决这个问题，而计算机算法可能需要比整个宇宙的生命还要多的时间来获得同样的解决方案。这里的区别在于，蛋白质的"硬件"计算出最优解，并通过简单地遵循物理定律"找到"其三维结构，而图灵机为了解决同样的问题，则必须在数字设备上运行为解决相同问题而创建的算法。现实世界中的生物体作为一个集成系统，能够以模拟的方式处理自身复杂性，而这个过程不能被正式系统准确地捕捉，因此也不能通过算法实现。

通常，在某些给定的初始条件下，可处理的算法对自然系统的未来状态给出

[①] 1 皮秒 =10^{-12} 秒。——编者注

近似值。这就是气象学家试图对天气进行建模并做出预测的方式。我们知道，天气预报的准确性随时间推移而迅速降低。在模拟大脑时，由于大量相互关联的神经元以精确的时间顺序相互作用，可处理的问题变得更加关键。我们想象数字计算机有一个按照步骤运行的时钟。很快，以精确的时间顺序更新大脑几十亿甚至几万亿个状态参数便会变得完全不可处理。同时，基于任意选择的初始条件预测大脑的下一个状态，也会产生一个糟糕的近似值。因此，从长远来看，即使在短至几毫秒的时间尺度上，计算机算法也无法对涌现进行有意义的预测。

同样，如果人们赞同大脑功能的某些基本方面是由模拟场调节的，如大脑相对论中的神经元电磁场，那么数字计算机既不能模拟这些功能，也不能在同一时钟周期内精确地同步更新整个巨大的参数空间（数十亿或数万亿次操作）。换句话说，数字模拟无法得到任何现实的大脑涌现属性。

在这一点上，重要的是要注意，如果我们希望模拟整个大脑（即与动物的身体和外部环境相互作用的、高度连接的耗散系统），所有与实时处理速度完全不匹配的方法都行不通。模拟大脑的速度，哪怕是超级计算机的速度，如果低于与它连接并不断与之互动的"真实"环境，那么它将无法实现自然进化的大脑所能产生或感受到的东西。例如，一个真正的动物大脑必须在几分之一秒内检测到它是否即将被捕食者攻击。如果一个"模拟大脑"的反应速度慢得多，那么利用这个模拟大脑来理解真正的大脑如何处理捕食者与猎物之间的互动这一自然现象，就没有任何实际意义。上述观察结果适用于系统发育学范畴内的各类大脑，无论是无脊椎动物最原始的大脑（如只包含 302 个神经元的秀丽隐杆线虫），还是由多达 860 亿个神经元组成的人类大脑。

本章提出的所有反对意见都是众所周知的，即便是人工智能的从业者也认为它们是基本合理且难以忽视的。尽管如此，他们依然坚持推销一个数字机器的乌托邦，他们认为数字机器不仅能够模拟类似人类的智能，而且最终会在思想、行为和生命上超越人类。

第 6 章　为什么真正的万物创造者不是一台机器

在我的公开演讲中，我常常用一位神经科学家（N）和人工智能研究员（AIR）之间的假设性对话来说明二者之间的鸿沟。在如今的世界中，有些人和我一样，认为我们应该用最先进的技术来改善人类的生活并减轻人类的痛苦，而另一些人则正努力实现库兹韦尔对未来的反乌托邦式预言。对话如下：

N　告诉我，你将如何在图灵机中对美的概念进行编程？

AIR　告诉我如何定义美，我可以为它编程。

N　这就是核心问题。我无法定义美，你也不能，任何曾经生活和经历过它的人也不能。

AIR　好吧，如果你不能精确地定义它，我便不能为它编程。事实上，如果你不能精确地定义某样东西，它就根本不重要。它并不存在。而且，作为一名计算机科学家，我根本就不关心它。

N　你是说它不存在，还是你不关心它？可是在人类这个物种的历史上，有多少个人类大脑，就可能有多少种关于美的定义。我们每个人因为他独特的生活轨迹，都有一个独特的对美的定义。我们无法准确地描述它，但当我们看到它、触摸它或听到它时，我们知道自己发现了美。你的母亲或你的女儿美吗？

133

> 她们是美的。 — AIR

N > 那么，你能说明一下原因吗？

> 不，我不能。我不能把这种个人主观的经验编写到程序里。因此从科学的角度来看，它并不存在，也没有任何意义。我是一个唯物主义者。我不能以量化或程序化的方式精确地定义我对美的感受。它根本不存在于我的唯物主义的科学世界中。 — AIR

N > 你是想告诉我，仅仅因为你无法量化遇到一张美丽面孔时的感觉，比如你母亲或女儿的面孔，这种感觉就毫无意义了？

> 差不多是这样。没错，就是这样。 — AIR

这听起来很可怕，但现代社会中的许多人确实已经认定图灵机做不到的事情都不重要，无论是对科学还是对人类来说都是如此。因此，我担心，绝不止一人像我假设的这个人工智能研究者一样，抱有这种偏见。我更担心的是，由于数字机器的运作方式让我们感到如此舒适，并且我们对它已经如此依赖，我们这些高度适应的灵长目动物大脑将有可能模仿这些机器的工作方式。这就是为什么我相信如果这种趋势继续下去，真正的万物创造者真的有可能逐渐消亡，直到蜕变成某种生物数字机器，使我们整个物种沦为只有平庸智慧的僵尸。

第 7 章

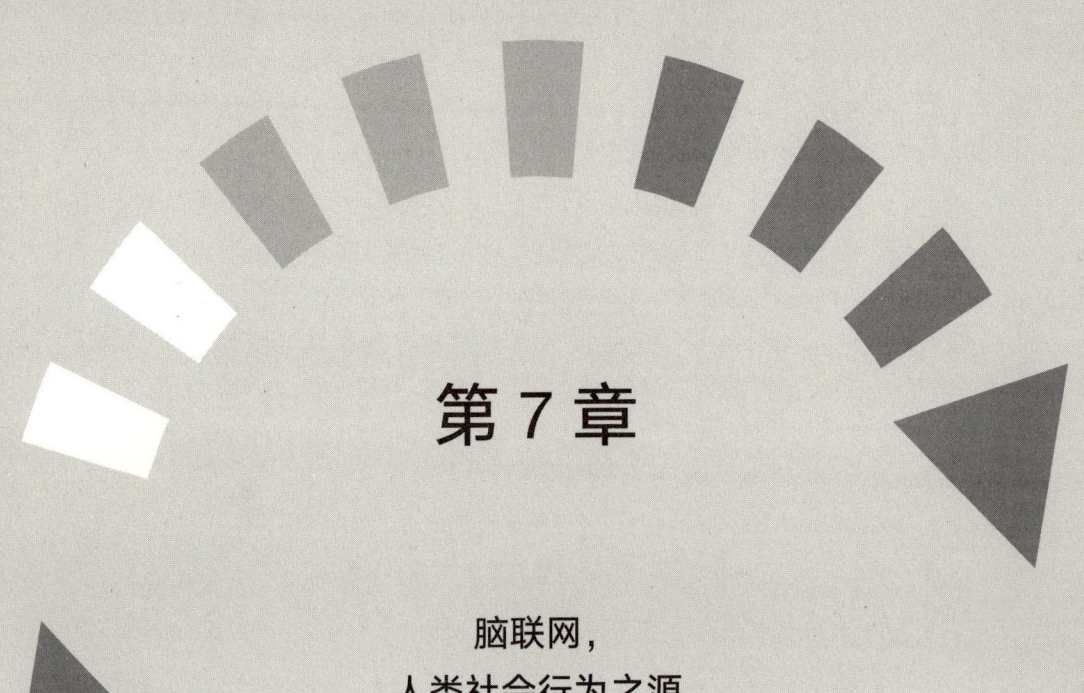

脑联网，
人类社会行为之源

THE TRUE CREATOR OF
EVERYTHING

那天早上，神经科学家和实验对象聚集在我位于美国北卡罗来纳州达勒姆市的实验室里，没有人真正知道这漫长的一天会发生什么。但即使研究者无法预测他们计划了好几周的实验将会得到什么结果，他们也知道这一天注定是特殊的一天。起初，我们的研究团队要分别把3个实验对象安置到各自的隔音房间里，确保它们无法互相交流。事实上，它们都不知道还有另外两位实验对象的存在。在这种条件下，这3个"先驱者"必须想办法以前所未有的方式进行密切合作，才能在这个创新的实验里成功完成任务。

将3个独立大脑同时连到一台计算机上

为了增加实验的趣味性，我们没有给实验对象任何暗示或说明来告诉它们应该做什么社交互动。在实验室的1小时里，它们只知道实验任务是移动面前计算机屏幕上的一只虚拟手臂，这只手臂看起来很像它们自己的。当它们意识到自己能够移动那个虚拟手臂之后，在每一次实验中都需要把虚拟臂移动到一个随机出现的圆圈的中心位置。每一次成功完成任务，3个实验对象都会得到它们喜欢的美味奖赏。

听起来是不是挺简单的？但事实上，这个实验比看上去更复杂。首先，虽然每个实验对象只能看到一个二维的虚拟手臂，但它们必须在一个三维的虚拟空间里进行移动才能将它移到目标处。其次，它们不能通过任何身体移动（如使用操纵杆）来引导虚拟手臂到达目标处。事实上，它们也没有操纵杆或其他任何机械电动驱动装置可以使用——至少是没有这种东西供其使用自身的四肢进行操作。最后，它们必须学会一种非常不一样的方法：一起真正"运用自己的大脑"的电活动来完成任务。

这样的壮举之所以能够实现，是因为在过去几周内，这3个实验对象已经学会了运用我们实验室专为这个实验而创造的一种新型脑机接口进行互动。而那天下午我们将要进行的实验，则是在这个目前已成为经典范式的实验方法中加入一项重大的创新。原本的脑机接口系统是让单个实验对象通过一系列不同的反馈信号学会只依靠自身的大脑电活动，来控制单个人工设备的移动。在过去几年里，3个实验对象都使用过我们实验室构建的各种脑机接口系统。事实上，它们中的任何一个都称得上世界闻名的脑机接口设备使用专家，因为它们参与的实验非常之多，该领域的大量已发表论文中都提到过。但那一天我们想要首次尝试一种共享式脑机接口，把它们三个的大脑同时连到一台计算机上，从而实现对虚拟手臂的共同操作。

数年前，我就已经把这个共享式脑机接口命名为脑联网。这一概念是作为一种理论框架提出来的，我当时认为需要花费很多年才能在一个真正的实验中检验它。我没想到，正如真正的实验科学中经常出现的那样，一系列意料之外的事件使得我们实验室能够在2013年左右将这个想法变成现实。脑联网的最初版本是由博士后研究人员、葡萄牙神经科学家米格尔·派斯-维埃拉（Miguel Pais-Vieira）通过实验验证的。维埃拉通过一系列开创性研究，证明了大脑被直接连在一起的大鼠能够进行简单的二进制电信号交流（见图7-1中的脑—脑接口装置）。在这些实验中，一只大鼠（编码者），它会做出一种行为，比如通过按压两根杠杆中的一根来获得食物奖励。与此同时，另外一只大鼠（解码者）的躯体感觉皮质或者运动皮质直接接收到来自"编码者"大脑的短暂电信号，该信号记录了"编码者"所做的动作。这个电信号告诉"解码者"去模仿"编码者"的行为,从而得到相同的奖励。在 70% 的实验中,"解码者"都能根据"编码者"的运动皮质产生的电信号来决定去按哪一根杠杆!

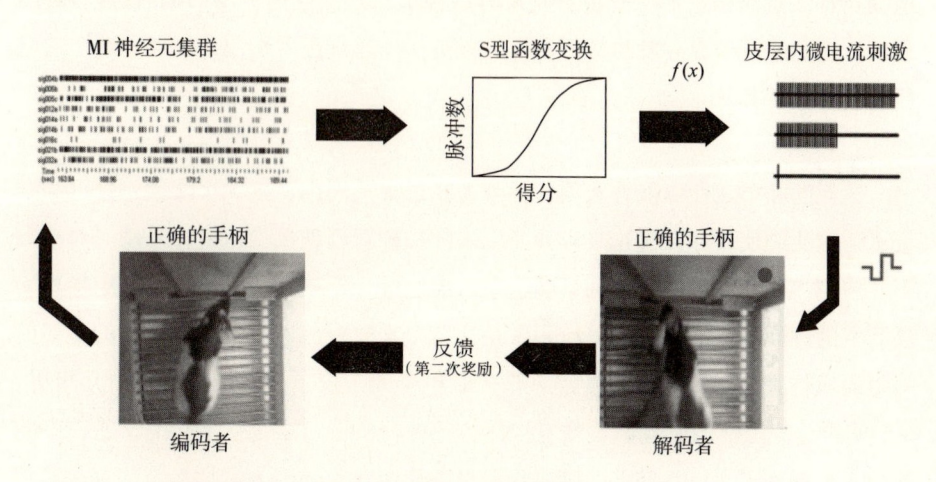

图 7-1 传递皮质运动信号的脑-脑接口实验装置

注:箭头代表信息从"编码者"到"解码者"的流动。

资料来源:首次发表信息:M. Pais-Vieira, M. Lebedev, C. Kunicki, J. Wang, M. A. Nicolelis, "A Brain-to-Brain Interface for Real-Time Sharing of Sensorimotor Information," *Scientific Reports* 3 [2013]: 1319。

维埃拉做了几个实验,让脑—脑交流的首次亮相变得更有意思:"编码者"位于我 2005 年在巴西纳塔尔市创立的神经科学研究所的实验室里,而"解码者"则留在我们在杜克大学的实验室里。结果显示,只需要借助普通的互联网连接,两只啮齿动物之间的交流就像彼此在身边一样顺畅。

用于运动控制的共享式脑机接口

2014 年,我决定测试一种新的脑联网架构,这次是一种用于运动控制的共享式脑机接口。我招募了阿琼·罗摩克里希南(Arjun Ramakrishnan)来主导这项工作，他来自印度班加罗尔，2012年前后加入我的实验室，是一位异常聪明的年轻的神经科学家。确定了这项新实验的总目标之后，罗摩克里希南和我随即深入讨论，从而确定了这项实验的一些关键点。这些关键点是这项首次在实验室实现的运动控制共享式脑机接口的组成部分。

THE TRUE CREATOR
OF EVERYTHNG

脑机实验室

"脑机接口"实验

维埃拉此前的实验需要两个大脑之间的直接连接，而在这项新实验中，我们决定通过一台计算机把3只老鼠的大脑同时产生的原始电活动混合在一起。在这个我们称之为"B3脑联网"的架构里，任何一只老鼠只可以用它的大脑电活动控制三维参数中的两维，从而使虚拟臂在虚拟空间里可以正确移动。例如，实验对象1的大脑负责控制虚拟臂在X轴和Y轴方向上的运动，实验对象2负责控制虚拟臂在Y轴和Z轴方向上的运动，实验对象3则负责控制虚拟臂在X轴和Z轴方向上的运动。计算机会把源自不同大脑的输入信号加以整合，同时在3个维度上引导虚拟臂的运动。这意味着，为了把虚拟臂移动到目标圆的中心，B3脑联网至少需要两个实验对象完美地实现运动皮质电信号的同步。做不到同步，手臂就移动不了。而如果它们的运动皮质实现了同步，计算机就会生成一个连续的三维力学信号，将虚拟臂移向目标位置。这个过程中，3个实验对象都不知道有另外的实验对象在参与实验。为了监测自身大脑电活动控制的准确性，每个实验对象都能在屏幕上看到虚拟臂在其大脑所控制的两个维度上的运动，从而得到视觉反馈。此外，在每一轮实验中，如果虚拟臂在预先设定的时间内到达目标位置，3个实验对象都会得到非常美味的果汁作为奖励。

根据这些简单的规则，我们开始很认真地训练实验对象。3 个实验对象都能轻松实现各自的任务，成功控制机械臂在两个维度上的运动，但在绝大多数轮实验中，这些控制都没有达到同步，所以虚拟臂并没有产生正确的三维运动。无论对实验对象还是对我们来说，这都是坏消息。但即使在那些早期的训练阶段，2 个甚至 3 个实验对象有时候会莫名其妙地实现运动皮质放电的完美同步，让虚拟臂得以移动并抵达目标位置。这是一种动态心智"舞蹈"，自发寻找三脑时间同步难以捉摸的最佳配合点。对此进行了 3 周的观察之后，我们开始注意到一些迹象表明我们期待的事情似乎即将发生。随着训练的增加，2 个甚至 3 个大脑都表现出短暂的运动皮质同步，并且同步次数开始增加，趋势缓慢但明确。每当同步实现时，3 个实验对象都品尝到了短暂但稳定的成功滋味。

B3 脑联网实验进行了 3 周之后的一个下午，我们终于等到了一个特别的时刻，感受到了巨大的希望。在当天的第 11 轮测试里，这 3 个实验对象决定正式开工了，而那一轮的开头部分看起来非常熟悉，换句话说，就是感觉又要一无所获了。突然，实验室里的每个人都听到了期待已久的金属音乐：每个房间里给实验对象运送果汁奖励的电磁阀装置同时发出了鼓点节奏，成功了！随着阀门装置同步的声音从突然发出到变得几乎连续不断，在场的每个人都意识到，一件了不起的事情实现了：我们的 B3 脑联网已经学会了如何达到同步，在时间上做到完美协调。那天到最后，3 个实验对象的同步成功率已经接近 80% 了。虽然在不同的头颅内，相互间没有任何物理连接，但这 3 个大脑已然形成一个单一、有机的计算单元，利用一台计算机把区区 775 个神经细胞产生的电信号混合在一起，计算出一个程序以驱动虚拟臂抵达目的地。

如果说 20 多年前我们实验室在脑机接口方面的最初尝试引起了轰动，并因此推动人们对现代脑机接口领域的深入探索，那这项首次证明多脑通过电活动同步可以实现移动物体这一目标的研究成果，将会产生什么样的影响？对此，我们当时一无所知，想的只是深入分析开始 3 周收集的海量数据，从而弄清楚 3 个实验对象在这段时间里究竟如何学会通过心智合作来产生一个同步的运动。分析完数据以后我们发现，大量的行为学和神经生理学发现进一步揭示了3个实验对象的B3脑联网在完全运作的11天里发生了什么。首先，我们证实，作为一个整体，B3脑联网的成功率从第1天的20%增至第11天的78%。和原本的预测一致，当所有3个实验对象都全面参与并能正确同步新皮质的活动时，成功率最高（见图7-2）。我们分析B3脑联网实验中3个新皮质的同步记录发现（包括一小部分B2脑联网的数据），多个实验对象的新皮质同步性越高，正确率就越高。也就是说，一个实验对象的皮质神经元开始跟另外两个实验对象皮质神经元集群在同一时间释放神经电脉冲。

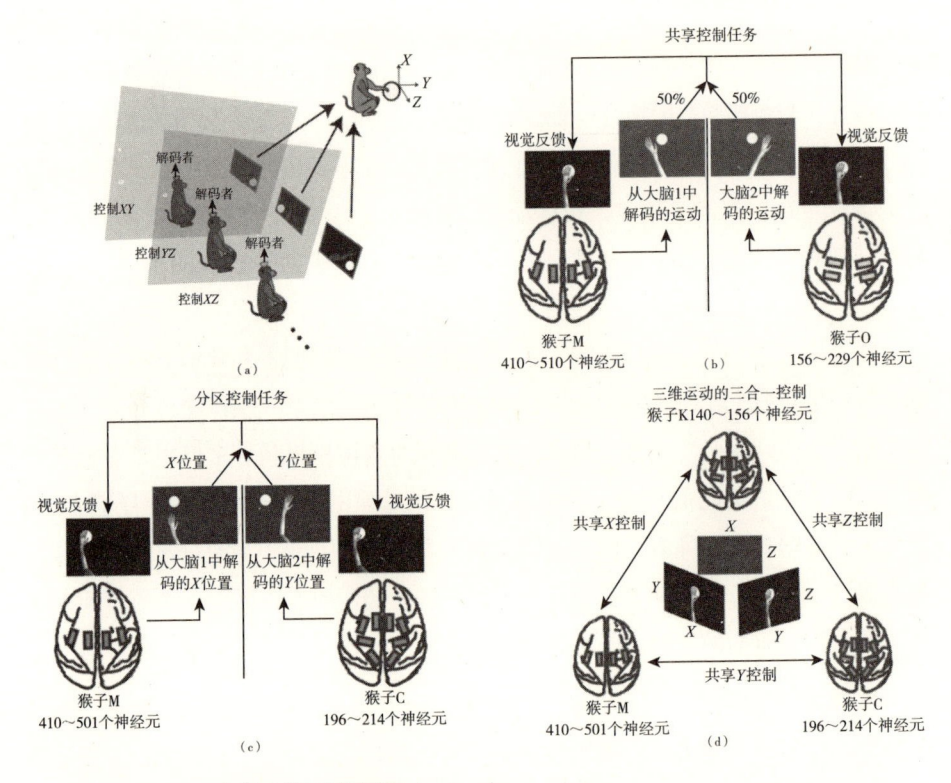

图7-2 猴子脑联网的不同配置

注：图a，用于执行共享运动任务的猴子脑联网的一般配置。猴子被安置在不同的房间里。每只猴子面对1个计算机屏幕，屏幕上显示一个虚拟的替身手臂。

行为任务包括使用替身手臂的三维运动到达屏幕上的虚拟目标位置。三维替身手臂的运动由组成一个特定脑联网的猴子群体同时产生的皮质电活动产生。图b，1个共享运动控制任务的例子，2只参与的猴子各对虚拟手臂的（X, Y）位置做出了50%的贡献。植入的微电极阵列的皮质位置显示在任务图的下面。图c，分区控制任务，其中1只猴子负责虚拟手臂的X位置，另一只负责Y位置。图d，3只猴子脑联网任务的详细表示。每只猴子执行一个二维任务，3只猴子一起控制替身手臂的三维运动。

资料来源：首次发表信息：A. Ramakrishnan, P. J. Ifft, M. Pais-Vieira, Y. W. Byun, K. Z. Zhuang, M. A. Lebedev, M. A. Nicolelis, "Computing Arm Movements with a Monkey Brainet," *Scientific Reports* 5 [July 2015]: 10767。

其次，还有一些发现引起了我们的注意。例如，当其中1个实验对象消极怠工时，另外2个会超额补偿脑力方面的短暂缺失。简单来说，它们会增加运动皮质神经元的电频率，提高它们之间的皮质同步水平，在不需要脑联网中第3名成员努力的情况下，根据需要把虚拟臂移动到目标处。怠工者由于偷懒，喝不到果汁，它的"划水"行为不会得到奖励强化，从而确保了它很快重新投入工作。

等了这么多年终于成功开展了这些实验，我很想跑回去和我的实验对象们庆祝一番，毕竟我们刚刚成功展示了前所未有的实验室共享式脑机接口界面。很可惜，除了几声"吱吱"之外，要从我们的实验对象那里得到更多反应是完全不可能的。倒不是因为它们害羞，而是因为在进化过程中，它们和人类分开了2 500万年，它们的大脑"弹奏"的"曲调"和人类的完全不同。实验对象到底是谁？谜底揭晓：芒果、樱桃和奥菲莉亚是3只特别棒的恒河猴，面对人类语言和击掌相庆的动作，它们的大脑却不能够同步反应。

"乘客"和"观察员"

在取得首次成功之后，我们对脑联网的探索就一往无前没有回头路了。在接下来使用新方法的一个重大的实验进展中，2只猴子实验对象分别被称作"乘客"和"观察员"，在一个300厘米×300厘米的实验室"思维运动场"里，它们很快了解了各自的角色："乘客"通过一台控制轮椅的计算机用它大脑的电活动来驱动一架改装的电动轮椅，去拿到它非常想吃的葡萄，而"观察员"则必须在一旁坐在它自己的椅子上观看在它眼前发生的这奇怪的驾驶练习。"观察员"听上去是个小配角，但这份工作也有不错回报，如果"乘客"在规定时间内抓到葡萄，"观察员"也会因为这一里程碑或任务的达成而得到一口它最爱的果汁作为奖励。很有必要提到的一个人是"魔术师"加里·里修，是他把两个二手电动轮椅改装成可以只靠大脑电活动就能实现驱动和转向的全新装置。在过去20年里，如果没有里修，我们实验室的这一类实验都没办法开展。

经过几天的努力，"乘客—观察员"组合终于掌握了这项任务，可以从实验场任何一点出发，几乎每次都能拿到葡萄。这意味着，每当"乘客"得到开始的命令，它的大脑就会重新定位葡萄发放器在房间里的新位置及其与脑控轮椅的相对位置，这使"乘客"的大脑能够确定可以到达葡萄位置的最佳轨迹。经过迅速的心智计算，乘客的大脑产生了引导轮椅到达目标所需的运动程序。几百毫秒后，"乘客"舒适地坐在它的轮椅驾驶舱里出发了。当两个实验对象忙于学习这种相当独特的社会互动时，来自中国台湾的一位才华横溢的工程师兼我实验室的博士后研究员曾宝和（Po-He Tseng，音译），正忙着记录由分布在"乘客"和"观察员"大脑的多个皮质区中的数百个神经元同时产生的电火花。这标志着，在神经生理学领域，针对灵长目动物的皮质内活动开展的半个多世纪的研究中，第一次有人记录了两个相互作用的恒河猴大脑同时产生的大规模神经元电指令。令人更加震惊的是，每只恒河猴的大脑信号是通过一个128通道的无线接口获得的。该接口有能力对多达256个皮质神经元产生的动作电位进行采样和广播。事实上，开展研究的是我在杜克大学的神经工程师团队。他们在我的实验室发明的这种全新多通道无线接口，已成为设计和执行特定社会任务的重要组成部分。这个特殊的社会任务让"乘客"、"观察员"、宝和和我们团队的其他成员在接下来的许多个月里忙得不可开交。

当宝和听着他的私人电台"神经猴子"（NeuroMonkey）每天下午的广播时，"乘客"和"观察员"则日复一日、周复一周地忙于它们的工作。日复一日，周复一周，这些成员的凝聚力造就了一个非常高效的游戏团队。用我们这个时代最著名的巴西足球播音员、我的朋友奥斯卡·乌利塞斯（Oscar Ulisses）的话说，这两只猴已经"形成了正确的团队化学反应"，就像一对经常一起比赛的足球前锋或网球双打组合。正如宝和很快就能证实的那样，当这对组合一起执行任务时，也就是说，在彼此都能看到的情况下，这两只恒河猴开始表现出比单凭偶然性预期更高的脑间皮质同步性（interbrain cortical synchronization，ICS）水平（见图7-3）。换句话说，当"乘客"开车，"观察员"看它开车时，它们两个的运动皮质中数百个神经元产生的电信号，有更多的部分开始在同一时间发生，尽管这些神经元位于两个不同的大脑中。事实上，在许多情况下，这种水平的脑间关联性达到60%左右，而仅靠偶然性的预期值接近于0。

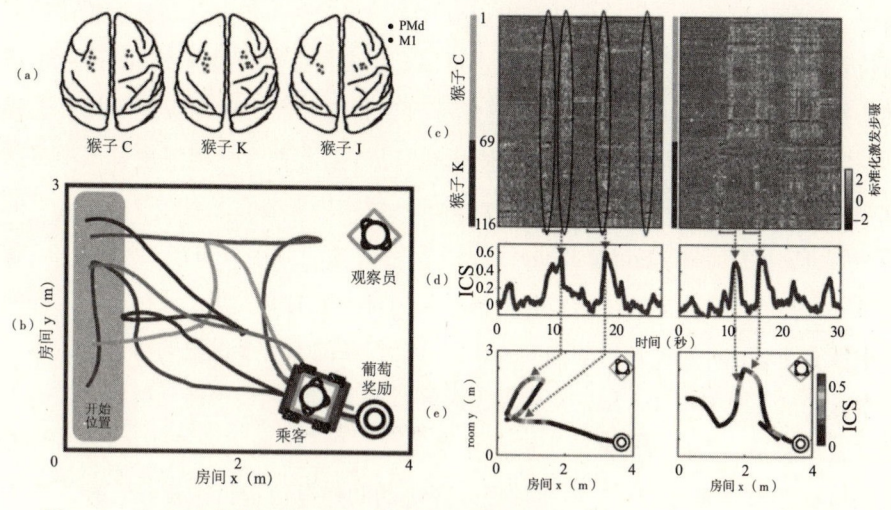

图7-3 在灵长目动物的社会任务中的ICS水平

注：图a，3只恒河猴（C、J和K）的皮质植入位置。在两个半球的M1和PMd（背侧前运动皮质）进行了无线多站点、多通道的神经元集合记录。图b，两只恒河猴（"乘客"和"观察员"）被放置在一个5.0米×3.9米的房间里。在每次实验中，"乘客"从一个初始位置被导航到一个固定的葡萄分配器。轮椅的5条代表性路

线被绘制出来。图 c，两个代表性实验的神经元集合活动。每条横线对应一个神经元。单个神经元的动作电位用白色竖条表示。C（"观察员"）和 K（"乘客"）之间的 ICS 情节在最左边的图中用垂直椭圆突出显示。图 d，图 c 中所示实验的 ICS 量化。距离相关性的瞬时值是用一个与图 c 中灰条相同的 3 秒宽度的滑动窗口计算的，相关性的峰值用箭头标记。图 e，与图 c 和图 d 中相同的实验的轮椅路线。

资料来源：首次发表信息：P. Tseng, S. Rajangam, G. Lehew, M. A. Lebedev, M. A. L. Nicolelis, "Interbrain Cortical Synchronization Encodes Multiple Aspects of Social Interactions in Monkey Pairs," *Scientific Reports* 8, no. 1 [March 2018]: 4699。

起初，我们认为，这种同步的神经信号激发可能是由于 2 只猴子都获得了共同的感觉输入，如关于房间的视觉信号，这些信号同时到达 2 个大脑。然而，事实证明，事情要比这种微不足道的解释有趣得多。进一步的分析显示，2 只恒河猴大脑的运动皮质神经元同时激发信号是因为，它们的运动皮质同时在计算将"乘客"的轮椅引向葡萄分配器所需的一对速度矢量。由于"乘客"负责驾驶轮椅，因此来自这只猴大脑的这种心智计算比我们预料的要多。但与此同时，即使是在被动观察的情况下，"观察员"的大脑也在忙于计算，从它自己的角度来看，需要什么来把轮椅带到正确的位置，基本上它的一些运动皮质神经元正在仔细监测轮椅向目标位置的移动，这个目标可以确保"观察员"得到一些果汁！显然，2 只猴脑已经被调准，目的就是产生相同类型的非自然运动信号，引导轮椅的旋转和平移速度向量，以获得它们都渴望的奖励。

在对数据进行更深入的挖掘后，宝和发现，当扮演"乘客"和"观察员"的恒河猴的特定组合相互靠近时，这 2 只猴子大脑中运动皮质神经元的同步性也会增加，特别是当这个距离达到 1 米左右时。这意味着在这两只恒河猴的运动皮质中记录到的同步神经元活动与社会互动期间"乘客"和"观察员"之间的个体间距离相关。进一步的分析显示，当这对猴子中的主导者扮演"乘客"，而较低级别的动物担任"观察员"时，皮质同步性的增加会发生。当它们的角色颠倒过来时，也就是说，当占主导地位的猴子成为"观察员"，而较低级的从属动物扮演

"乘客"时，这种皮质同步性的增加并没有实现，或者说没有明显的增加。突然间，我们意识到，这种脑间皮质同步性的强弱可以预测参与实验的猴子的相对社会等级。

有趣的是，我们观察到最大脑间同步性的主体间分离距离为大约1米，相当于恒河猴手臂的伸展极限。这意味着，1只猴子将手臂伸展到这个距离，可能是为了攻击群体中的另一个成员或者为它梳毛。这进一步表明，当占主导地位的猴子在扮演"乘客"时，我们观察到的脑间同步性的增加传达了关于它们社会关系的重要线索。

我们的发现不止这些。我实验室的生物医学工程研究生艾伦·尹（Allen Yin）在专门研究使用无线脑机接口的猴子的运动皮质时发现，在记录下来的运动神经元中，有很大一部分会根据轮椅与奖励舱的相对空间位置而改变其活动量级。当轮椅离葡萄较近时，一些神经元会激发更多信号；而当轮椅离葡萄较远时，其他神经元则更加活跃。有了这一发现，我们就可以通过观察"乘客"的运动皮质来准确地预测轮椅的空间轨迹了：从轮椅的起始位置一直到葡萄分配器所在位置。而且，正如大脑相对论中的神经退化原理所预测的那样，这一轨迹可以在不同的实验中通过不同的皮质神经元样本的激发来估计。

在这一点上，我们意识到，"乘客—观察员"实验的结果可以让我们从一个完全不同的角度看待初级运动皮质。这对我理解个体如何成为同步的脑联网至关重要，同时也为我的关于个体大脑如何工作的理论提供了更多证据。首先，显而易见，早在一个多世纪前，科学家就接受了初级运动皮质能够对身体动作进行编码。除此之外，初级运动皮质中的神经元回路能够迅速学会对驱动人工设备所需的动作进行编码，而这些设备所需的运动程序与灵长目四肢的运动程序完全不同。其次，初级运动皮质中的神经元能够同时编码研究对象的身体和最终动作目标之间的相对空间，以及同一物种的个体之间的距离。在这里，我们还必须提及这样一个事实：约有一半参与肢体运动计划的恒河猴，其运动皮质神经元也能够根据预期奖励或实验中的奖励有无达到预期来调节其信号激发。任何涉及灵长目动物运动皮质的现代理论都没有预料到，所有这些功能都可以由这个皮质区的神经元回路同时运行，也没有想到非常相关的社会性参数可以通过提高不同动物的皮质运动神经元同步水平来编码。但这正是大脑相对论的多任务原理所预测的：一个特定的皮质区，如初级运动皮质，参与多个并发的职能任务。

当我试图理解这些非常有趣的发现时，脑海中浮现的第一个想法是，宝和偶然发现了一种特殊类型的皮质细胞，叫作镜像神经元。这些神经元最初是由意大利知名神经生理学家、帕尔马大学教授贾科莫·里佐拉蒂（Giacomo Rizzolatti）于 20 世纪 90 年代，在用恒河猴进行的实验中描述的。这些神经元因其特殊的生理行为而得名：除了能在猴子准备或执行手部动作时调节激发速率外，这些细胞在一只猴子只是在观察另一只猴子或研究人员做相同类型的动作时也会激发。研究人员在恒河猴身上观察到这一现象几年后，人们利用现代脑成像技术（如磁共振成像）也在人类身上观察到了镜像神经元活动。

神秘的镜像神经元

在关于恒河猴的原始报告中，里佐拉蒂教授说，镜像神经元只存在于位于额叶皮质更外侧区域的高阶运动皮质区。里佐拉蒂喜欢把这个皮质区称为 F5，这个术语源自一个古老的命名法。对于我们大多数皮质神经生理学家来说，该区域被称为前运动皮质腹侧部。然而，你很快就可以看出，镜像神经元并不只位于前运动皮质。正如斯特凡诺·罗齐（Stefano Rozzi）在对该领域的全面回顾中指出的那样，随后对人类和猴子的研究发现，在额叶和顶叶皮质的许多其他皮质区都存在镜像神经元。这表明这种类型的运动活动是由一个高度分布的额叶神经元回路产生的。因此，镜像神经元回路包括参与产生手、口和眼运动的多个皮质区。有趣的是，罗齐还指出，在鸣禽中，人们已观察到在参与唱歌和学习活动的大脑结构中的镜像神经元活动。

总而言之，在猴子和人类的额叶和顶叶皮质中发现了这一广泛存在的镜像神经元活动。这一发现表明，这个系统在调解动物之间和人类群体的社会互动中起着必不可少的作用。镜像神经元产生的电活动不仅反映了个体动作的准备和执行，也反映了其直接社会群体的其他成员，甚至是其他灵长目动物（如被试恒河猴）正在进行的类似动作。研究人员发现，镜像神经元还可以发出信号，表明个体正在以独特的视角观察另一主体的动作，以及这一动作的奖励价值。总之，这些结果表明，"镜像神经元"这一经典名称可能无法完全公正地描述这些细胞的额叶网络所执行的许多功能。

实际上，镜像神经元的发现表明，运动皮质区可以持续获得视觉信息。一个有趣的方面是，视觉输入通过大脑中不同的路径到达运动皮质。在这些路径中最有趣的一条连接是，来自下颞皮质（灵长目视觉系统的一个组成部分）的视觉信号通过顶叶的一个中继站到达额叶的前运动皮质腹侧部。当猴子和人类观看复杂和精细的物体时，下颞皮质的神经元往往会做出反应。此外，当向人类被试和猴子被试呈现人类和猴子的面孔时，神经元的一个子集会增加其激发率。

镜像神经元的经典特性与宝和获得的结果之间有若干相似之处。然而，有一个地方明显不匹配：我们的发现来自初级运动皮质和猴子额叶背外侧前运动皮质的神经元记录，而不是在里佐拉蒂最初辨认这些细胞的前运动皮质腹侧部。由于人类的一些脑成像研究也没有发现初级运动皮质中的镜像神经元活动，这种不匹配的情况变得更加复杂。然而，经过仔细查阅文献，我发现至少有两项针对猴子的相关研究记录了猴子初级运动皮质中与镜像神经元类似的活动。在其中一项研究中，神经生理学家观察到，大多数镜像神经元在观察其他人做动作时，会增加其激发率，而其中一小部分，即初级运动皮质中的神经元，则通过减少激发做出反应。这一现象也出现在运动前皮质中。同一研究还表明，恒河猴在执行动作时，其初级运动皮质的镜像神经元激发率比观看他人做动作时更高。在观察他人运动时，神经元激发率的调节较小，这可能解释了为什么在许多人的大脑成像研究中，研究人员无法检测到人类初级运动皮质的镜像神经元活动。当采用一种新的方法,即脑磁图,来记录皮质产生的微小电磁网时,几乎确定了是磁共振成像法无法记录初级运动皮质中这些神经元的出现。采用脑磁图的研究人员在识别人类被试的初级运动皮质中镜像神经元时,没有遇到任何困难。有趣的是,脑磁图的使用似乎也显示,尽管在孤独症儿童的初级运动皮质中也出现了镜像神经元的活动,但他们似乎并没有利用这些神经元的存在和激发来从事正常的社交活动。

根据我们在有关镜像神经元的文献中的发现,宝和在"乘客—观察员"实验中的观察结果可以被更合理地解释为:它源自一种新型的互动,也就是使用人工装置的全身移动。这种互动从未被发现与灵长目动物初级运动皮质中的镜像神经元相关。

但这还不是故事的全部。

对镜像神经元的神经生理特性的全面回顾,以及可以在初级运动皮质和体感皮质中找到它们的事实,也让我想到了我的实验室以前进行的一系列研究。在这些研究中,我们是在不知不觉中偶然发现了这一类皮质细胞。自 2012 年以来,作为猴子学习控制脑机接口所必须接受的训练的一部分,我们进行了几次实验。在这些实验中,猴子被动地观察由一个投影在它们面前的计算机屏幕上的手臂产生的数百个动作(见图 7-4)。

在这些被动的观察过程中,我们同时记录了位于初级运动和初级体感皮质的数百个神经元的电活动。无独有偶,这些神经元中有很高比例的神经元对替身手臂所做的各种运动进行了调整,它们的激发率也随着这些运动的变化而改变。一旦猴子的大脑被连接到脑机接口,这些被调整的神经元使这些被试能够迅速成为只用大脑活动来控制替身手臂运动的专家。简单地说:对虚拟手臂的被动观察就足以让猴子获得这种运动能力。

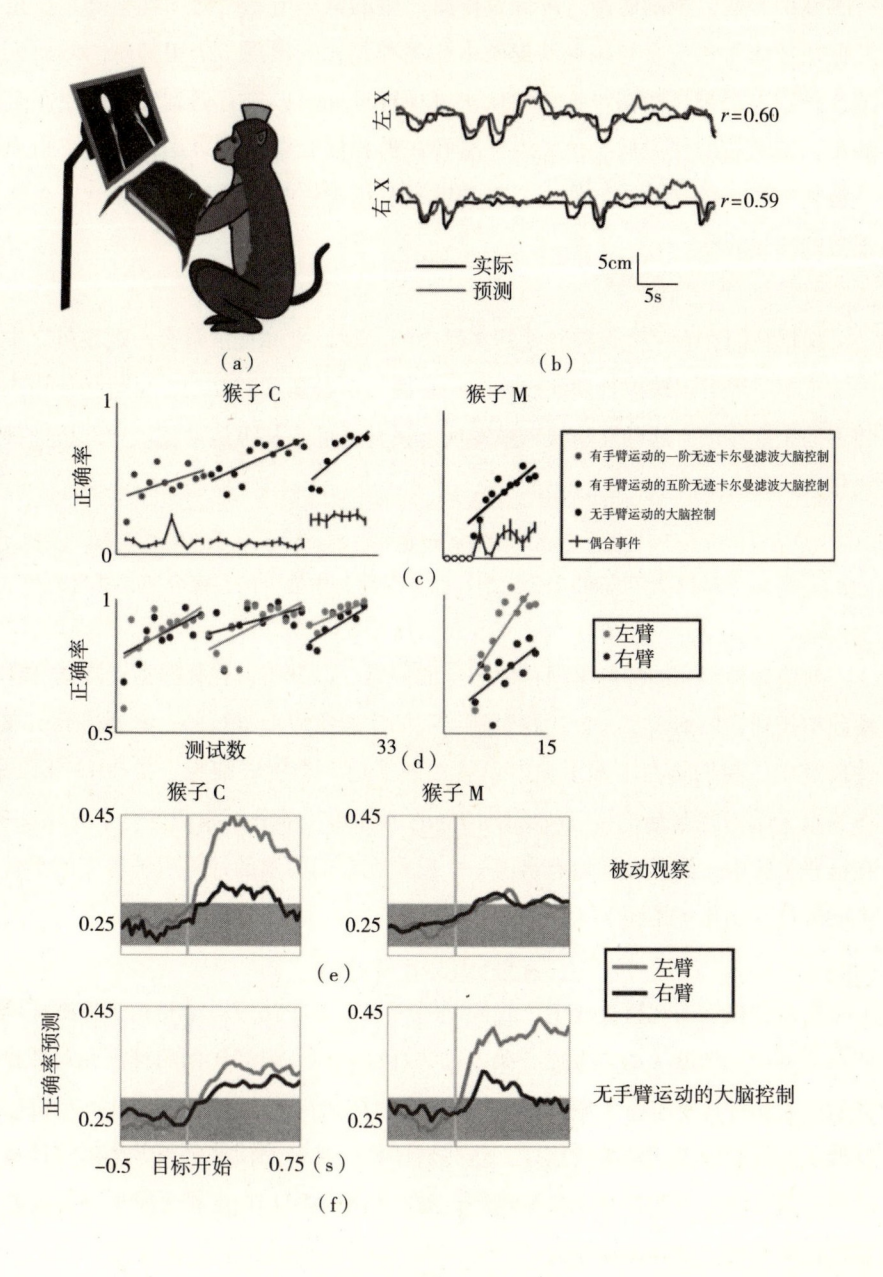

脑机革命 The True Creator of Everything

(a)　　　　　　　　　(b)

左X　r=0.60
右X　r=0.59
—— 实际
—— 预测
5cm
5s

猴子C　　　　　　猴子M

正确率

● 有手臂运动的一阶无迹卡尔曼滤波大脑控制
● 有手臂运动的五阶无迹卡尔曼滤波大脑控制
● 无手臂运动的大脑控制
+ 偶合事件

(c)

正确率

左臂
右臂

测试数

(d)

猴子C　　　　　　猴子M

被动观察

左臂
右臂

(e)

正确率预测

无手臂运动的大脑控制

−0.5 目标开始 0.75 (s)

(f)

150

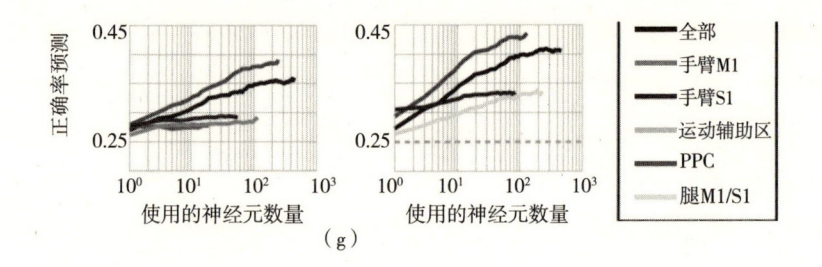

图 7-4 猴子被动观察

注：图 a，猴子坐在屏幕前，双臂被轻轻束缚并被不透明的材料覆盖。图 b，在被动观察过程中，实际的左臂、右臂 X 位置（黑色）与预测的 X 位置（灰色）。皮尔逊相关系数 r 在此图中被标出。图 c，猴子 C 和猴子 M 的表现被量化为正确实验的分数。分别显示了猴子 C 的不同解码模型参数设置（浅灰色、深灰色标记），以及猴子只用大脑控制这个虚拟执行器而不使用手移动替身手臂的情况（黑色，2 只猴子）。图 d，在大脑控制过程中，左臂（灰色圆圈）和右臂（黑色圆圈）都获得各自目标的实验比例。图 a 和图 b 中显示的是每个范式学习趋势的线性时间。图 e 和图 f，猴子 C 和猴子 M 在被动观察（图 e）和无手臂运动的大脑控制（图 f）期间，通过 k-NN 正确预测右臂（黑色）和左臂（灰色）目标位置的比例。

资料来源：首次发表信息：P. Ifft, S.Shokur, Z. Li, M. A. Lebedev, M. A. Nicolelis, "A Brain-Machine Interface Enables Bimanual Arm Movements in Monkeys," *Science Translational Medicine* 5, no. 210 [November 2013]: 210ra154。

脑联网的 4 个机制

回顾这一发现，我意识到，初级运动皮质和初级体感皮质中的大部分神经元可能表现出与镜像神经元的经典定义相一致的生理特性。事实上，这可能是这些动物能够学会使用脑机接口来移动这些代用虚拟附加物的关键原因。奇怪的是，随着猴子经历更多的被动观察过程，这两个区域的更多神经元开始调节它们的激发率。这一观察提出了一个此前在镜像神经元的文献中没有详细讨论过的非常有趣的假设，即这些神经元的特殊生理特性可以通过观察他人动作的学习运动任务而获得。这一假设如果得到证实，将对神经康复的未来产生深远的影响，也会对脑联网概念的其他实际应用产生影响。例如，在致力于实现高水平的集体感知和运动表现的人类社会活动，比如团体性运动中，在虚拟环境中进行练习可能会促进互动参与者大脑中的镜像神经元活动。我可以看到，在达到了高水平的镜像神经元募集后，队友们就可以轻松预测对方的运动意图，而他们之中的任何一人都几乎没有看到队友的动作。这样的演示基本能够说明，任何提高队员集体镜像神经元活动的训练都可能有助于提高团队的集体运动表现。

尽管我们解决了第一个不匹配问题——初级运动皮质中存在镜像神经元，但还有一些东西让我们感到困惑：在"乘客—观察员"实验中，记录的初级运动皮质和运动前皮质神经元并没有通过观察另一只猴子的手、嘴或眼睛的运动来增加它们的激发率。相反，它们的电活动由于全身运动而增加，并由一个人造执行器，即电动轮椅，在房间内由"乘客"驱动进行调解。与迄今为止用于研究镜像神经元活动的经典设置不同，在这种设置中，一只猴子在椅子上不动，观察另一个被试（通常是实验者）的行动。现在，有一对猴子在同一任务中互动，并且实验过程中，至少有一只猴子（"乘客"）始终在房间里不断移动。此外，我们还从两只猴子的运动皮质中同步进行记录。由于这种特殊的任务设计，我们的实验第一次有机会同时记录两只猴子大脑中数百个皮质神经元的活动，这些神经元完全参与了同一项社交任务。事实证明，这也是第一次通过从一对猴子的大脑中同时进行采样，来判断镜像神经元的活动，这些猴子完成的是涉及直接社交互动的集体运动任务。

在"乘客—观察员"实验中，我们观察到的脑间同步皮质活动的类型，在现代神经科学中也被称为脑—脑耦合。在过去的10年中，脑—脑耦合对建立和维持动物社交行为的潜在作用，已经引起了神经科学家的重视，成为大脑研究的真正范式转移。基本上，这种观点提出，一个主体的大脑产生的信号被另一个主体接收，就可以在时间和空间上对两个中枢神经系统进行功能耦合。普林斯顿大学

第 7 章 脑联网，人类社会行为之源

教授乌里·哈森（Uri Hasson）及其同事在一篇关于这个新兴领域的综述性文章中，描述了一系列涉及动物和人类主体的脑—脑耦合的关键社交行为的例子。例如，在野外，鸣禽往往会因为它们的社交互动而学会一首新歌。哈森及其同事通过描述北椋鸟的典型求偶行为说明了这一事实。在这种情况下，雄鸟学习的歌曲可以引起雌鸟的强烈反应，而雌鸟自己不会唱歌。相反，雌鸟通过扇动翅膀的微小动作来表示它们对一首美妙小夜曲的欣赏。这些轻微扇动翅膀的运动很可能通过镜像神经元的活动来向高歌的雄鸟发出了强大的同步信号。在雌鸟积极的运动反应的鼓舞下，鸟类的"帕瓦罗蒂"开始超负荷工作，并开始重复能够吸引雌鸟的特定歌曲段落。它不满足于此，开始创作更美妙的歌曲，希望能吸引其他雌鸟的注意。这是关键，因为目标雌鸟似乎通过判断其他雌鸟对雄鸟歌声的反应来选择它想交配的雄鸟。（显然，自从鸟类学会唱歌以来，动物界的求爱策略没有什么变化。）

另一个脑—脑耦合以及它对人类社会互动产生巨大影响的例子是，两个成年人类之间使用语言进行面对面的交流互动。尽管人们可以谈论涉及人类语言的许多迷人的方面，但在这里，我想专门讨论交谈双方通过语言的产生和接收进行交流的关键神经生理属性。像其他运动行为一样，语言的产生是运动程序的结果，最初产生于额叶的运动皮质。一旦传输到控制喉部、声带和舌头肌肉的脑干神经元，这个运动程序就会产生一个声音信号，除了使这个声音信号的振幅上下波动外，还能使它在 3～8 赫兹的基本频率范围内循环。这种振荡包络（Oscillatory envelope）基本上定义了人类语言产生音节的基本节奏或频率，其范围为每秒 3～8 个音节。这与大脑的 θ 节律，即 3～10 赫兹的神经元活动的振荡很相似。此外，位于人类听觉皮质的神经元组，在接受个体听到的语言输入时，会产生 3～8 赫兹范围内的 θ 状振荡。正如哈森等人所指出的，在大脑的语言生产和接收系统中存在类似的振荡活动，这使得许多理论家提出，大脑节奏的这种匹配可能在人类的口语交流中发挥关键作用。基本上，通过利用类似的频率包络来产生、传输和处理口头语言，人类的大脑确保了界定语言的声音可以以最佳方式传输，甚至被放大以提高信噪比，而信噪比往往会受到环境干扰。如果人类听众接触到振荡频率高于 3～8 赫兹的语言信号，他们就很难理解这些信号的内容，这一事实进一步强调了 3～8 赫兹节奏对语音理解的重要性。

显然，语言交流中涉及的不仅仅是声音处理。面对面的接触也能提高成年人的语言理解能力。这是因为我们用来产生语言的典型嘴部动作也或多或少地遵循 θ 节奏频段。基本上，这意味着当面对正与我们说话的人时，我们的大脑会接收到 2 个 3～8 赫兹的信号流，一个是听觉信号流，一个是视觉信号流。视觉信号流加强了声音信号，一旦这些声音信号在内耳中转化为电信号，就会到达听觉皮质，语音理解过程便从这里开始。因此，根据哈森等人的研究，面对正在和我们说话的人，相当于将语音信号的振幅提高了 15 分贝。

总的来说，这些结果有力地证明，通过使用语言，脑—脑耦合是通过说话人和听话人使用语言时大脑之间的一致同步建立的。用我的行业术语来说就是，基于语言的脑联网最初的建立，是因为语音模拟信号产生、传输和解释的基础是说话人和听话人的大脑所产生的相同频率范围的信号。因此，就所有意图和目的而言，这种频率上的重叠是建立大脑与分布式有机计算机——脑联网之间的连接的第一步。

除了提供脑—脑耦合的典型例子外，通过口头语言进行的面对面交流也使我能够描述大脑相对论是如何解释脑联网的建立的。正如我们在第 5 章中看到的，该理论提出，单个大脑中多个皮质区的结合是由神经元电磁场介导的。通过利用这种能力，相对论的大脑也可以利用这种模拟的神经元信号来迅速建立和维持稳定的脑联网。以口头语言为例，电磁场将确保许多皮质和皮质下结构同时被激活，这些区域是激发者的大脑产生语言信息所需的，也是接收者的大脑在接收时处理和解释语言信息所需的。就接收者而言，借助这种即时的皮质结合，不可以快速解码和理解激发者所发送信息的句法和语义内容。因此，就像在"乘客—观察员"实验中观察到的那样，参与口头对话的主体之间的新皮质同步会迅速出现，并导致他们大脑的功能耦合。因此，对于大脑相对论来说，脑联网是通过模拟过程而非由通信信号介导的数字神经元同步形成的。在人类中，口头语言通常能够发挥这种关键作用。事实上，可以想象，在原始阶段，人类祖先使用的语言主要用作大脑间的同步信号，而不是我们今天所知的精心设计的复杂交流媒介。

依靠模拟同步而不是数字同步来创建脑联网有两个优点。一方面，对初学者来说，模拟同步比数字同步更快、更容易建立、更具延展性，因为后者需要参与信号之间更高的时间精度。另一方面，模拟同步可以在没有预设子系统的情况下工作，这意味着它不需要关于底层信号的额外信息。当两个连续信号互相夹带时，就会发生这种情况。

除了强调采用模拟同步外，大脑相对论还假定，经典的"赫布理论"（Hebbian learning）参与了脑联网的建立和长期维持。在这种情况下，我们将讨论将两个（或更多）大脑通过一个交流信号或信息连接起来，而不是讨论共享一个突触的两个相互作用的神经元，比如唐纳德·赫布（Donald Hebb）在1949年提出的原始构想。赫布理论指出，当2个共享突触的神经元紧密相连时，其突触的强度会增强。图7-5显示了两个神经元1和3以及它们之间的直接突触，以此来说明这一原理。如果神经元1（突触前神经元）产生的动作电位驱动神经元3（突触后神经元）依次放电，那么神经元1和神经元3之间的突触就会增强。同样，我认为，当两个人进行对话时，他们的大脑可以通过增强大脑间同步水平的"赫布理论"，在功能上耦合起来。虽然在突触的情景中，一种被称为神经递质的化学物质负责突触前和突触后神经元之间的延迟通信，但在脑—脑耦合的对话期间，语言（以及其他交流信号）扮演着耦合信号的角色。正如我们将看到的，这样一个简单的"无线"模拟耦合机制可以解释为什么人类倾向于构建能够使大量个体大脑同步参与社会群体活动的脑联网。纵观人类历史长河，社会群体在更抽象的交流结构中繁荣发展，比如跨时空的共同信仰、文化和知识。

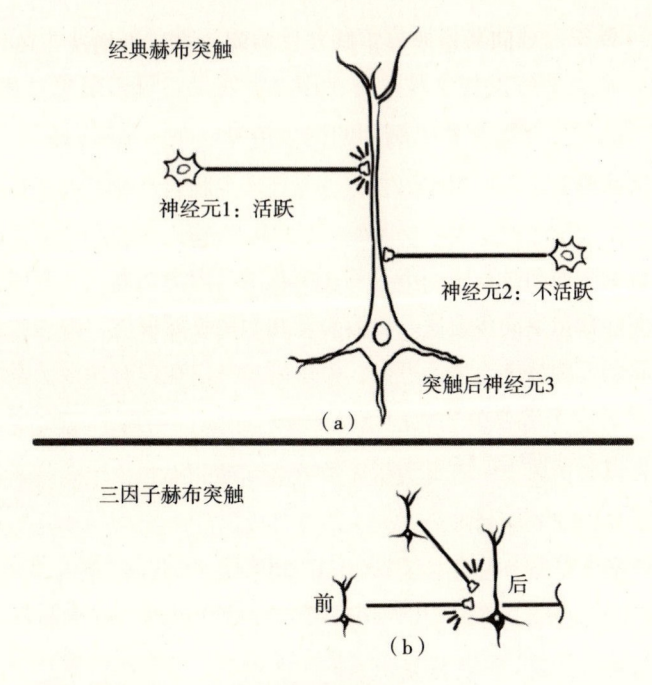

图 7-5　经典赫布突触（a）和三因子赫布突触（b）
资料来源：Custódio Rosa。

但是，在说话者和听众的大脑成为人类脑联网的一部分时，在他们的大脑中发生的事情要多得多。感谢哈森的文章，我从中了解到格雷格·斯蒂芬斯（Greg Stephens）与合作者进行的一组非常有趣的实验，这些实验强调了建立基于语言的脑联网所涉及的其他一些方面。这项研究使用了功能磁共振成像来绘制一个人的大脑区域的激活情况。这个人事先没有进行任何练习，研究人员请他朗读了一个现实生活中的真实故事。之后，这段录音将播放给听众，听众的大脑激活模式也会用功能磁共振成像进行记录。说话者和听众的大脑激活模式将被进行分析以寻找潜在的相关性。研究人员观察到，说话者和听众的大脑模式表现出明显的时间同步迹象。为了证明这种短暂的脑—脑耦合对说话者和听众之间的信息交流确实有意义，研究人员进行了对照实验。在对照实验中，说话者使用听众无法理解的语言进行了叙述。当重新分析说话者和听众的大脑模式时，发现大脑与大脑之间的同步性明显下降，这表明，在这种情况下脑联网没有正常形成。

人类中枢神经系统如何理解语言，也为证实大脑自身观点的重要性提供了很好的证据，这是大脑相对论的一个关键原理。哈森等人在他们的综述论文中描述道，在说话者与听众的语言互动中，一系列特定的皮质和皮质下结构正积极地参与预测说话者即将说出的话；就语言而言，我们的大脑在真正听到说话内容之前就已经在倾听了。

尽管自古以来，语言一直是大量人类社会互动的媒介，但它并不是人类大脑能够被训练并形成脑联网的唯一方式。手势、相互的触觉刺激和某些激素也能做到这一点，比如催产素，在母亲给新生儿喂奶时或人们坠入爱河时，就会释放催产素。在这两种情况下，催产素似乎可以促成被试之间建立强大的配对关系，这可能涉及他们每个人的大脑内模拟皮质的同步增加。

在另一项设计非常精妙的研究中，哈森和他的同事证实，通过预先将从真实的动作电影中提取的复杂视频片段依次为多个被试播放，可以在单个被试中通过脑磁共振成像测量，引发惊人的跨个体的大脑耦合水平。与以往只关注视觉区域的研究不同，哈森发现，在多个被试接受相同的视觉输入时，大脑的耦合水平非常低。哈森指出，这种脑间同步是通过募集一系列其他皮质区（通常称为皮质联合区）建立的。这种全局皮质募集和脑间同步的一部分是由哈森所定义的更普遍的成分产生的。它有助于在新皮质中广泛分布呈现给被试的复杂视觉图像。这种普遍反应产生的原因也可能是，在为实验选择的视频片段中，包含了一些更富有感情的场景，从而增加了观众的情绪唤起和注意力负荷。除了这一发现在基础科学方面的趣味性外，这一观察提出了一个更实际的可能性，即将来可以用脑间同步从注意力和情感的角度来定量评估观众的参与或不参与程度，例如通过电影场景、电视广告或集会传递的信息。

除了这些常规成分，哈森等人还认为在大脑处理电影中的场景时存在一种非常有选择性的机制，这种机制会影响不同主体的脑间同步性。他们发现识别复杂物体的处理过程似乎并不完全依赖于特定的视觉输入，例如人脸落在观看者视网膜的特定位置。无论人脸以何种角度出现在视频片段中，参与人脸识别的下颞皮质神经元似乎都能毫不费力地对其做出反应。这一特别的发现很好地说明了为什么依赖一个更具可塑性的、基于模拟的同步机制，而不是精确的数字机制，对脑联网的形成是有利的。与数字机制的情况不同，使用模拟信号时，基本上不需要严格相同的信号来产生同步。在本案例中，尽管从不同的角度观看同一张脸，但多个被试的大脑能够很好、很快地同步到一个脑联网中。

在这项研究中，另一个引起我注意的方面是，每当视频片段显示出精确的手部动作时，所有观看者的体感皮质中的神经元都趋于激增，从而促成了哈森及其合作者测量到的脑—脑耦合。我们又一次回到了在多个被试中出现募集镜像神经元回路的问题，就在几年前人们认为这些人还没有经过训练，这一次，他们进行了一些间歇性触觉探索的视觉辨别任务：去看电影。

突然间，看电影这个活动获得了一个完全不同的维度，至少对我来说是这样！

如果你认为，一起观看同一部电影的人的大脑在同一时间产生类似的活动模式没有什么特别之处，因而对这个电影院实验没有什么印象，那么你应该听听我说的。我讨论这个实验，并不是因为一个共同的视觉信号可以使许多大脑暂时同步。的确，那很无趣。相反，我更感兴趣的是当观众看完电影后，离开影院之后受到的影响。为了理解我的意思，我们只需比较一下，如果做一个对照实验会发生什么。一组只有人类观众，另一组只有黑猩猩观众。在这个实验中，每组观众将被放置在一个单独的房间里，以便观看同一个节目，比如 20 世纪 60 年代中期播出的电视剧《星际迷航》的一集。在播放过程中，每组中所有个体的大脑所产生的电活动将通过无线脑电图记录进行测量。正如哈森和他的同事所报告的那样，这将揭示出在两个观众群中出现的大脑同步现象。你会说，这是小事一桩。

的确如此。但是，如果我们决定追踪这两个观众群，看看他们在经历了这个由共同视觉输入驱动的短暂的大脑同步活动后做了什么，这会是整个实验中最有趣的部分。对黑猩猩观众的观察表明，演出结束后并没有发生什么实质性的事情，也就是说，黑猩猩小组回到了日常事务中，并没有任何明确的迹象表明，一起观看剧集影响了它们的日常生活。而在人类观众中则发生了截然不同的集体社会行为。他们在看了后，开始忙于互相交谈，并与没有观看演出的其他社会群体成员谈论剧中柯克船长和斯波克先生令人难以置信的冒险经历。结果，观众和一些非观众决定创建一个《星际迷航》"粉丝"俱乐部，穿得像柯克船长或斯波克先生一样去上学，甚至向他们的朋友和家人宣传为什么人们不应该信任罗慕兰人。有些人甚至能说一口流利的克林贡语，并参加每年的《星际迷航》大会，索要签名，并与剧中的主演合影留念。

从本质上讲，我想描述的是，当被要求在一个黑暗的房间里聚集起来，有人给他们讲述了一个虚构的叙事，并用非凡的视觉输入和迷人的音乐激发他们的情绪、期望、欲望、信仰和世界观时，这些人类观众被整合到一个新的心智抽象框架中，一个几乎决定了他们之后的行为方式的幻想。诚然，我的例子可能听起来有点简单，但我仍能通过它描述其中涉及的神经生理学机制，使最初由共同的视觉输入产生的短暂的脑—脑耦合，转变为一个非常有凝聚力的人类脑联网，由对一套新的抽象信仰约束的社会群体的渴望所驱动。在这个例子中，这种抽象信仰就是成为科学幻想冒险的一部分。根据大脑相对论，这种情况可能发生，因为这种短暂的脑间同步期之后，可能随之而来会出现一个结晶阶段，该结晶阶段是由强大的神经调质（其中包括遍布新皮质的神经递质多巴胺）在整个新皮质的释放过程中所产生的。由于最初的瞬时同步产生了大量人类被试在共同的视觉输入下所共有的强烈的享乐感觉，它可能激活了广泛的脑回路，使我们有强烈的动力去寻求奖励和快乐的体验。多巴胺除了在运动行为中的作用外，也是神经元回路所使用的关键神经递质，这些神经元回路介导了自然的奖励寻求行为，如性和可口的食物，但也包括一系列成瘾行为。

我认为，在短暂的脑间协同的初始阶段之后，由于共同的经历，许多大脑同时释放多巴胺，可能有助于在社会群体与脑联网之间建立一个更长期的结合。在神经元水平上，已知多巴胺会引起突触强度的变化。这可以从图7-5的底部图表中看出，该图说明了所谓的三因子赫布突触。根据这一机制，一个使用多巴胺或其他神经调质的神经元可以对经典的赫布神经元突触的相互作用产生重要的调节作用，从而有效地创建一个突触可塑性的监督机制。从本质上讲，这第3个神经元的贡献是可以提供一个错误信号或报告与最初预期有关的奖励的大小，甚至可以测量大脑的整体注意力水平或全局意识状态。多巴胺是众所周知的奖励信号，因此可以用来调节突触可塑性，从而调节赫布理论。就社交行为而言，多个个体大脑中多巴胺的同时释放可能会增强类似赫布理论的机制，使大脑与大脑之间的耦合通过脑间同步出现。多巴胺这种神经调质的调节作用可以保证，通过共同的视觉输入开始的短暂脑间同步状态可以维持更长时间。如果考虑到一个社会群体一旦形成，往往会通过频繁的互动产生自我强化的享乐信号，那么这一点就特别有意义。基本上，大脑相对论提出了这样一个假设：在突触水平上起作用的机制，如赫布理论和基于奖赏的神经调节，也可能在大脑与大脑之间的相互作用中表现出来，并有助于形成和维持在动物和人类中建立社会群体的脑联网。

现在你可能会问，为什么这样一种从短暂到长期的脑—脑耦合的进化没有发生在黑猩猩身上。正如我们在第2章中所看到的，尽管黑猩猩有明显的模仿能力，但它们模仿的次数远远少于人类。从本质上讲，这意味着黑猩猩仍然倾向于更专注模仿目标的最终结果，而人类则是更好的模仿者，人类主要关注的是一个人实现运动目标的过程。此外，由于语言所提供的交流频带的显著增强，人类在教授新技能和向他人传播新思想方面做得好得多。换言之，一种心智洞察力或抽象概念可以在人类中通过闲谈传播，以及从长远来看，可以通过建立文化工具在社会群体中迅速有效地传播。

为了将这种形成脑联网的独特能力纳入大脑相对论的视野，我们来着重看一看该论点的一个关键部分：不同灵长目动物的大脑在观察运动行为时会做出什么反应。当比较黑猩猩和人类在运动共振过程中的皮质激活的空间模式时，我们会立即发现一个惊人的差异，这反映出黑猩猩相对来说更善于仿效，而人类则更善于模仿。图 7-6 再现了这种比较，展示了黑猩猩或人类观察到实验者产生的相同运动行为时，皮质激活的分布。

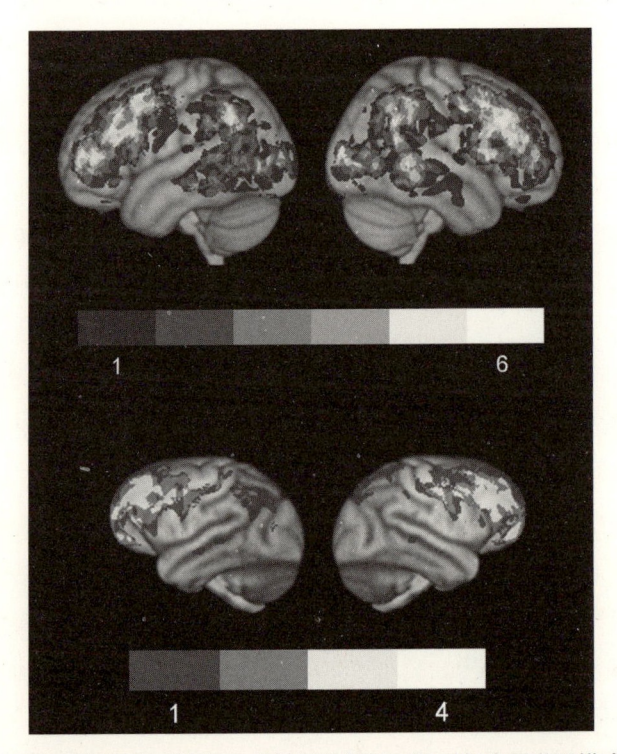

图 7-6　人类和黑猩猩在观察第 3 位被试的抓握手势时新皮质激活模式的差异

资料来源：经《神经科学杂志》许可，摘自《神经科学杂志》。首次发表信息：E. E. Hecht, L. E. Murphy, D. A. Gutman, J. R. Votaw, D. M. Schuster, T. M. Preuss, G. A. Orban, D. Stout, L. A. Parr, "Differences in Neural Activation for Object-Directed Grasping in Chimpanzees and Humans," *Journal of Neuroscience* 33, no. 35 [August 2013]: 14117-34; 版权归 Copyright Clearance Center, Inc 所有，经许可使用。

人们立即注意到，黑猩猩的皮质激活模式主要局限于额叶，前额叶皮质的利用程度更高，而顶叶的利用程度要低得多，而人类对运动行为的观察产生了一种广泛分布于额叶、顶叶和枕颞皮质的新皮质激活模式。在这片庞大的皮质区中,人类倾向于表现出对4个相互关联的区域的较高激活:前额叶皮质腹侧部、前运动皮质腹侧部、下顶叶和下颞皮质。在分析这些结果时,艾琳·赫克特和丽莎·帕尔(Lisa Parr)得出结论,黑猩猩的皮质活动模式更接近于在恒河猴身上发现的模式,而不是在人类中测量到的运动共振模式。的确,在详细检查时,人类在运动共振过程中的皮质激活模式在很大程度上依赖于连接皮质区,这些区域一方面与意图、背景和目标结果的表达更相关,如前额叶皮质腹侧部;另一方面,新皮质区主要负责细微的感觉和运动整合,这对计划执行模仿行动所需的精确动作序列是必要的。后一种回路包括额叶前运动皮质腹侧部,即镜像神经元首次被识别的区域,以及顶叶和枕颞区的多个区域。赫克特和帕尔推测,皮质激活模式的这些差异可能解释了为什么"尽管黑猩猩可以模仿,但它们通常不会模仿"。

虽然上述研究主要集中在皮质灰质激活的模式上,但与恒河猴、黑猩猩和人类的额顶—颞叶回路的白质分布的比较分析与功能数据非常吻合。这个分析中主要有3个皮质白质结构:第1个是所谓的外囊,它连接着颞叶的关键区域,如位于颞上沟和颞下皮质的区域,与位置更靠下的前额叶皮质相连(见图7-7)。第2条连接颞上沟和位于顶叶皮质的镜像神经元区域,由所谓的下纵裂和中纵裂的神经束形成。第3个是上纵束,它介导的是下纵束和中纵束位于顶叶和额叶的镜像神经元库之间的交流。

对这3种白质结构的比较分析表明,在恒河猴中,颞叶结构和额叶皮质——所谓的腹侧部结构之间连接的重要性,远远超过了由上纵束以及颞叶和额叶连接介导的背外侧额叶通路。因此,颞上沟是猴脑布线系统中提供大部分连接的节点。在黑猩猩中,背外侧额顶关联性有所增加,但仍然无法与腹侧部结构相匹配。因此,在镜像神经元回路中,皮质区在神经的连接形成过程并不起主要作用(见图7-8)。

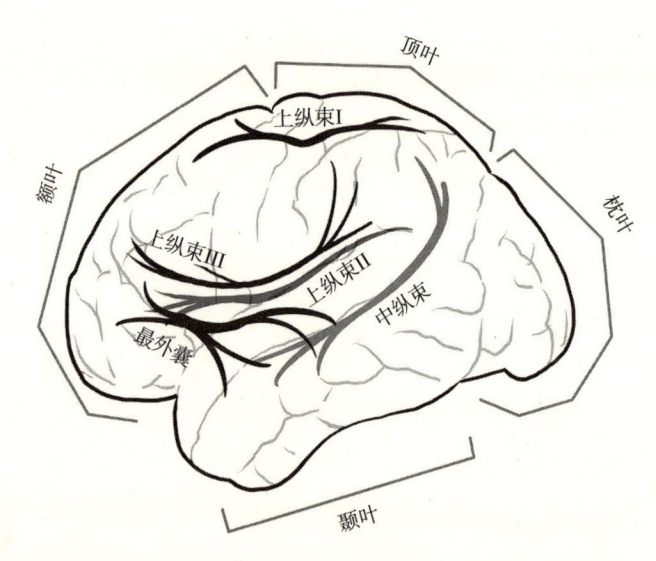

图 7-7　人脑的侧视图显示了主要的脑叶（额叶、顶叶、颞叶和枕叶）

注：图中还显示了连接多个皮质区的主要白质束之一：上纵束（Ⅰ、Ⅱ和Ⅲ）的详细组织和分支，以及最外囊和中纵束。

资料来源：Custódio Rosa。

对于人脑来说，情况就非常不一样了，因为背外侧和腹侧部连接的密度变得更加平衡，镜像神经元的主要分布区域——顶叶区在连接颞叶、顶叶和额叶的回路中扮演了关键连接枢纽的角色。这要归功于额叶和颞叶相互作用的增强。赫克特和帕尔的研究提到，"这个网络中的腹侧最外囊连接提供了一条信息传递的途径，可能支持再现行动的最终结果。相反，通过上纵束、中纵束、下纵束的连接可能提供了一条支持复制动作运动学的信息传递途径。因此，此网络中更强的腹外侧连接可能与观察到的动作过程中更强的额叶激活水平和更强的复制动作最终结果的倾向有关，而更大的背外侧连接可能与观察动作时更高的枕叶和顶叶激活水平以及更强的复制动作的倾向有关"。

赫克特和帕尔说的是，连接额叶、顶叶、颞叶（以及部分枕叶）的皮质白质的特殊分布和密度，在确定不同的心理策略方面起着关键作用，其他灵长目动物和人类通过这种心理策略观察和再现其作为社会互动一部分的运动动作。

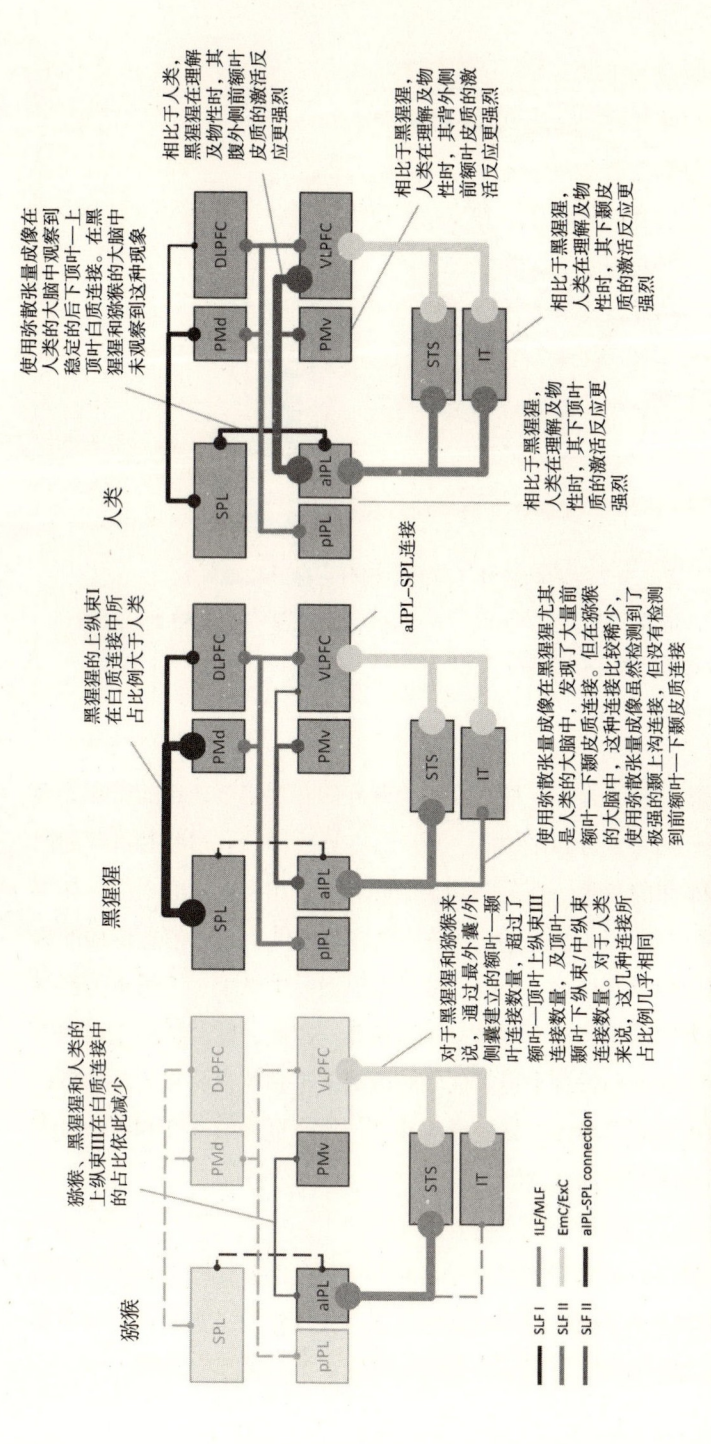

图 7-8 猕猴、黑猩猩和人类之间皮质白质连接的差异

注：AIP＝前顶叶内区；aIPL＝前下顶叶；pIPL＝后下顶叶；DLPFC＝背外侧前额叶皮质；EmC/ExC＝最外囊/外侧囊；PMd＝背侧前运动皮质；PMv＝背外侧前额叶皮质；SLF＝上纵束；SPL＝上顶叶；STS＝颞上沟；IT＝下颞皮质；VLPFC＝腹外侧前额叶皮质。

资料来源：首次发表信息：Erin E. Hecht and Lisa Parr, "The Chimpanzee Mirror System and the Evolution of Frontoparietal Circuits for Action Observation and Social Learning," *New Frontiers in Mirror Neurons Research* [2015] Figure 9.4. 由 Ferrari 和 Rizzolatti 编辑，经牛津大学出版社许可。

赫克特等人对上纵束（见图 7-7）及其分支进行了更详细的分析，发现自从人类祖先与黑猩猩分道扬镳后，人类祖先上纵束的下分支（上纵束 III）的大小明显增加，可能是以上纵束 I 变小为代价的，因为赫克特等人发现，黑猩猩的上纵束 I 占比较大。上纵束 III 负责连接前额叶皮质内侧、前运动皮质腹侧部和下顶叶皮质前部。在人类大脑中，上纵束 III 在终止于额叶下回的投射中显示出明显的增加。因此，自从第一批智人来到非洲后，他们的大脑中镜像神经元系统的连接范围明显扩大、连接性明显增强，不仅包括经典的前运动区腹侧部、顶叶和枕叶区，还包括前额叶皮质的一个关键组成部分。

对于大脑相对论来说，人类白质结构的所有这些变化，包括背外侧额叶连接性的增强和上纵束下分支部分的差异性增长，导致了这些生物螺线管所产生的电磁场模式的极大变化。因此，与黑猩猩和恒河猴相比，人脑中出现了完全不同的皮质混合模式。事实上，皮质神经元连续体的这种巨大变化甚至有助于解释现代人和人类祖先之间的巨大差异，不仅说明了为什么现代人的个人大脑能够产生更复杂的行为，如语言和工具制造，还阐明了为什么现代人容易建立比人类祖先更有凝聚力和创造力的社会群体。

有几个原因促使我在实验室用脑联网进行了实验。首先，我们只是想看看是否有可能建立一个脑联网，并证明多个大脑可以一起协同工作，产生一个连贯的运动行为而无需被试明显的身体运动或交流。其次，除了这个最初的概念证明外，我们还想让自己确信建立脑联网的可行性，该脑联网可以将瘫痪患者（如那些将参与重新行走项目的人）与健康人（如物理治疗师）配对，希望瘫痪患者可以利用由此产生的脑联网的集体心智力量，更快地学习如何操作脑机接口，以恢复身体的行动能力。如果这个想法被证明是可行的，我可以想象，在未来，一个物理治疗师或医生可以利用他自己的大脑活动来同时帮助训练世界各地成千上万的截瘫患者，教他们操作一个能够改善其临床状况的共享脑机接口。事实证明，在我写下这段话的时候，证明这个想法的第一批实验已经在巴西圣保罗的重新行走项目总部实验室成功完成。事情发生得比原先预期的要快得多。

再次，尝试这些实验是为了测试我关于大脑相对论的想法：如果这个理论要成立，我需要在大脑中找到一些能够产生这种广泛同步的机制。这么说是因为，尽管我推测神经元电磁场可能参与了这一过程，但要把大脑中出现的完整的神经元同步所需的所有细节区分开来并不容易。因此，我认为通过创建由多个大脑组成的脑联网，我们将有更好的机会来研究建立这种大规模同步的要求。在脑联网设置中，人们可以控制传递给参与实验的每个被试的感觉反馈和奖励信号。因此，我推断，通过测量需要合作的多个大脑之间如何以及何时发生神经元同步，我可能获得一些关于大规模同步如何在一个大脑中产生的关键见解。事实证明，在 B3 脑联网的案例中，我们发现共同的视觉反馈和奖励的结合足以使参加实验的 3 个大脑产生的脑电风暴紧密同步。这意味着 B3 脑联网能够控制单个虚拟手臂的三维运动，就像神经元信号来自一个大脑一样。因此，我开始想，这种组合是否也能在巩固单个大脑的神经元连续体的过程中发挥关键作用。这正是促使我提出三因子赫布突触的原因，它最初被描述为突触的一种可塑性机制，但也可能是我们作为一个物种形成和维持大型脑联网的精妙能力的基础，这些大型脑联网能够产生巨量复杂的社会行为。我的检查清单上的项目又少了一个。

最后，我非常想尝试脑联网，因为我将能够研究允许这种有机计算机在自然界中形成的关键原理，并说明真正的万物创造者为了建造人类宇宙能够完成的一切。这就是为什么我坚信将大脑等同于单个有机计算机，将脑联网等同于分布式有机计算机，可能有助于我们理解为什么蜂巢与埃及金字塔有很多共同之处。根据这个假设，蜂巢和金字塔都是由两种不同的分布式有机计算机创造出来的令人赞叹的、真实存在的产品。蜂巢是由工蜂的大脑创造的，而一座金字塔是由成千上万的人在几十年内共同完成的。在正式开始建造金字塔之前，他们设计和确立了一个共同的目标。这个目标首先在相关人员的脑海中出现并成形，然后才付诸实施，最终变成堪称人类文明奇迹的金字塔。诚然，蜜蜂的有机计算机没有那么复杂，因为它是根据简单的环境或生物同步信号来运作的，触发了印刻在单个工蜂大脑中的基因代码。虽然它们是一个非常有效率的集体，但是它们没有任何个体意识，也无法真正理解当前的任务到底代表什么。而建造埃及金字塔的大脑需要学习抽象能力、手工技能和创造新工具的能力，并设计一个策略来解决建造过程中遇到的各种问题。每个参与者都知道他所扮演的角色和任务的（所谓）目的，这是显而易见的。因此，难怪刘易斯·芒福德（Lewis Mumford）将金字塔称为"巨型机械"，认为这种人类集体劳动成果将成为机械化时代的原始原型。用我自己的话说就是，这也是人类大脑的典型例子。然而，蜂巢和埃及金字塔的例子都说明了这样一个事实：特定的结果需要大量个体大脑的协作互动，同步产生一个共同的有形目标。我的假设是，在这两种情况下，个体大脑的这种协作互动都是通过基于模拟的同步来完成的，进而实现了大脑之间的耦合。

我要声明，我认同蚂蚁和蜜蜂、昆虫和鸟类等动物族群存在为个体成员所共用的那种交流手段，人类创造的大型脑联网之间也存在这种共用的交流手段。利用第3章介绍的热力学框架，我可以通过以下结论将所有这些例子联系起来：自从地球上的生命诞生以来，大量生物个体就形成了动物群，并通过同步信息，与周围环境交换能量和信息流，从而最大限度地提高它们可以产出的有用工作量。从本质上讲，动物群和脑联网共享解决方案，以产生最大的自组织和负熵，因此实现了在最大限度上实现哥德尔信息的嵌入——与外部世界交换的每单位的能量/信息流。对绝大多数生物来说，这意味着有更好的机会获得更多光能，并延长它们永远处于生死边缘的生命。就我们自己而言，这提供了产生一系列精妙的心智抽象所需的燃料，使我们能够从宇宙中吸取潜在的信息并将其转化为知识。

在我们的脑联网实验进行了几个月后，我通过一些录像片段，看到了其中有两个实验对象在控制B2脑联网时的面部表情。仅仅看了几分钟的视频，我就有了一种阴森怪异的感觉，我在生活中曾经见过这种表情，不是在像我们这样的实验室里，而是在外面，在日常生活中，在各种情况下，看到过无数次。在电影院里，某个特定场景激发了全体观众的集体情感、记忆、希望和欲望；在公众集会上，演讲者的声音和话语让数十万拥有相同政治理想的人着迷；在足球比赛中，球迷们为他们支持的球队呐喊助威，一起唱歌，仿佛游戏比生命本身还重要。在所有这些情况下，人们似乎融合为一个集体实体的一部分，并且表现得不像个人，而是成了一个整体的一部分。

现在，在我的实验室里进行了脑联网实验后，突然间，我有了一个坚定的假设来解释为什么会发生这种情况：在电影院、在公众集会、在足球场看到的这些人类社会的每一个群体场景，基本上代表了在关键时刻分布式有机计算机的多个示例。

一开始这个想法听起来很奇怪，就连我这样的系统神经科学家也有这种感觉，我甚至还没法忘记它。然而，我想得越多、读了越多关于动物和人类的社会行为及其古老的起源的文献，我的分布式有机计算的概念便与众所周知的各种轶事证据更加一致。作为足球迷，我立刻发现自己在思考一个无人不知的足球智慧，即无论一支球队有多少明星球员——想想1996年的帕尔梅拉斯队或2005年左右的皇家马德里足球俱乐部，如果这些明星球员不能"融合"成一个团队，你最好不要期待他们能赢得任何事情。一个团队的凝聚力，用每个体育迷都知道的行话来说，就是所谓的团队化学反应，提供了一个非常好的比喻来描述我认为的人脑这一分布式有机计算机是什么，它能够做什么，以及为什么它可能需要大量训练才能将多个单独的大脑组装起来，以达到大规模的同步。然而，一旦它做到了，无论是短时间还是几十年的持续小组工作，这样的分布式有机计算机都可以实现令人难以置信的成就。这些成就可以用具体的指标来描述，就人类自身而言，可以用更精妙的智力财富，这些智力财富共同定义了我们作为一个物种的文化和遗产。

在我突然想到了足球这一类比之后，事情变得更加糟糕。现在，我突然发现自己在想象一个如柏林爱乐乐团这样的交响乐团演奏我最喜欢的歌剧序曲《唐豪瑟》，这不是一个独特的高技能音乐家的集合，而是另一个精美的例子。得益于多年的训练，指挥家的几个指挥棒手势，以及一些令人惊叹的实时听觉反馈，几十个人的大脑运动皮质可以在毫秒级上做到步调一致或同步，参与这样一个集体声音雕塑的迷人例子。

鉴于所有这些例子，我现在可以提出自己对脑联网的操作定义：基本上，脑联网是由多个个体大脑联网而成的分布式有机计算机，通过光、声音、语言、化学品、无线电或电磁波等外部信号，实现了模拟同步，因此能够产生瞬时集体社会行为。像单个大脑一样，这种分布式计算机利用有机内存存储来保存哥德尔信息。在传输香农信息的同时，它能够通过类似于赫布理论中涉及的可塑性机制进行集体学习，其规模可达到整个大脑相互作用的水平。因此，脑联网也具有自我适应能力。此外，这样的人类分布式有机计算机，由于其巨大的复杂性，也能够进行奇妙的计算操作，至少到目前为止，它定义了宇宙中的一个独特特征；它能够获取宇宙提供的潜在信息，并将其塑造为知识，然后可以打包并传递给后代，以便他们能够继续人类这一物种的主要生存使命：构建宇宙。

第 8 章

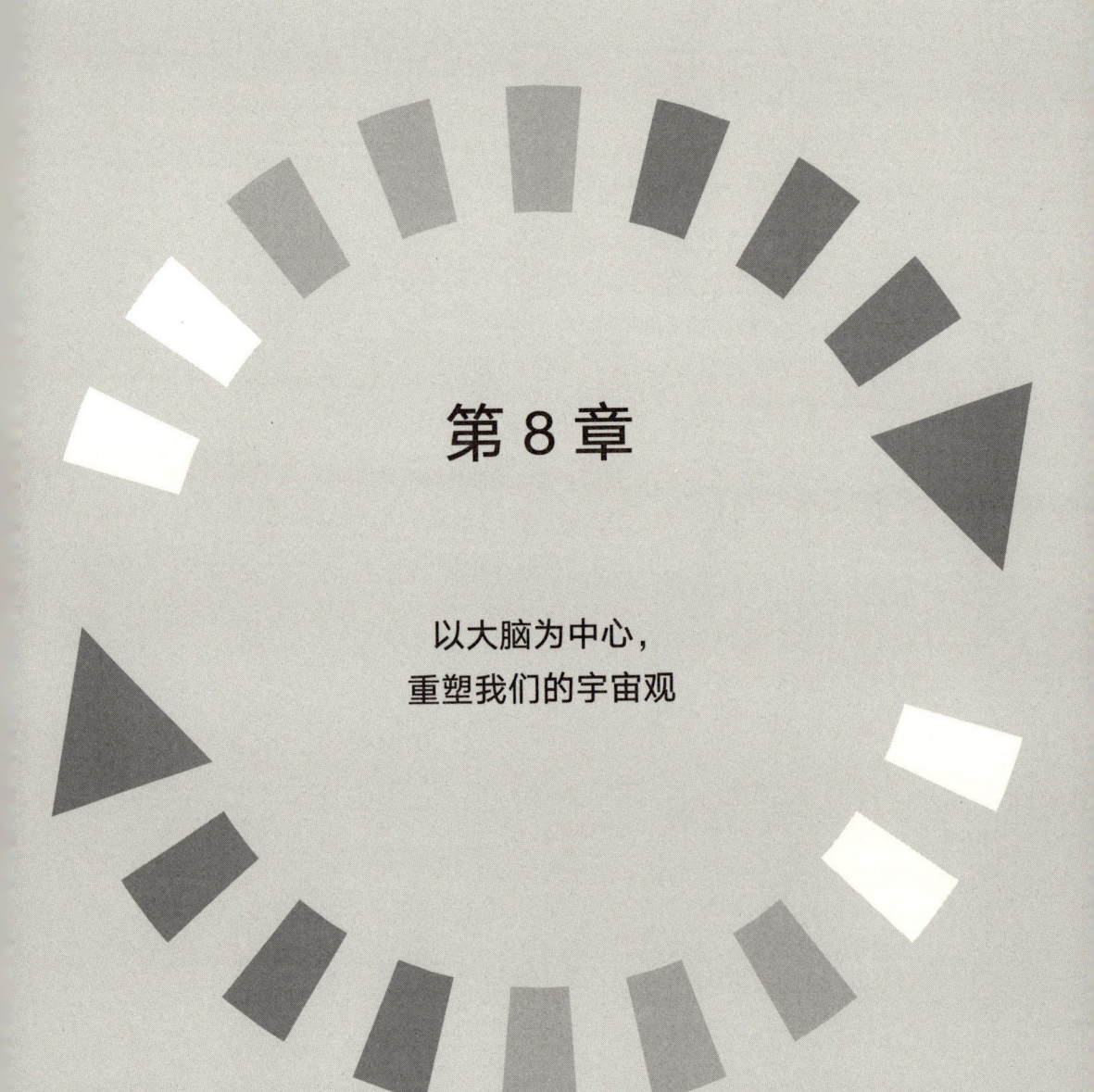

以大脑为中心，
重塑我们的宇宙观

THE TRUE CREATOR OF
EVERYTHING

尽管夜晚寒冷刺骨，他们还是来了，人数出奇地多。他们分成许多小团体，从漆黑的冰冻森林的各个角落走出来，准备加入拥挤的队伍，队伍逐渐有了自己的行进节奏。一旦到达那里，男人、女人，孩子和所有仍能自己走路的老人，本能地把冻僵的身体变成了一把人形长矛，试图穿过暴风雪，继续艰难前行，仿佛是自然界的一股新生力量。这支由人类构成的"长矛"在沉默中一路前行，追寻着一缕昏暗的光束。身着繁复饰品的萨满在火炬仪式中点亮了这束光。作为队伍的领导者，他负责把人们带到新的地下神殿。

他们步调一致，低着头，身躯前倾，以减少呼啸刺骨的寒风带来的残酷冲击。他们在深雪中留下足迹，即便被猛兽的嘶吼包围也不曾动摇，他们在深夜缓慢但坚韧地持续前行，用实际行动证明为了自己的信仰：他们愿意奉献一切。前进途中危机四伏，他们都心甘情愿成为俘虏：早年间他们便被一种不可抗拒而无形的冲动所迷惑和改变，而这是其他动物，包括它们的近亲猿类和类人猿祖先都从未经历过的。他们还不知道自己此行是亘古未有的。这些朝圣者不屈不挠、一路前行，他们决心不惜一切代价，首先到达圣地入口，然后继续探向最新神社的深处。尽管其中的危险人尽皆知，但这些朝圣者依旧不顾一切，即便追随的不过是一个精神幻象，依然义无反顾。然而，地球上没有任何力量能阻挡世界上第一个纯粹由信仰所组成的人类脑联网不屈不挠地前进。

令人难以置信的美和力量

大约 4 万年前,在一个寒冷的冰川之夜(可能就像上一段描述的那样),拥有和我们一样的身体和大脑的男人和女人开创了人类这个物种最持久的特征之一:创造和广泛传播人类心智抽象的独特能力——尽管这一能力的真正来源是我们自己头脑中的生物螺线管,以及将这种心智抽象投射到外部世界的能力,似乎它们代表了值得盲目崇拜的最不容置疑和不可辩驳的真理。

由于没有钟表可作参考,他们的生活似乎与时间无关。白天和黑夜以及它们之间的过渡、月球周期、地球的自然季节和动物的迁徙的模式在他们生活中留下清晰的痕迹。白天,他们忙着狩猎和采集;晚上,在火堆旁,他们可能会分享梦中的故事。但在特殊的场合,他们会组成一支令人自豪而有凝聚力的队伍,一起向地底进发。4 万年后,他们的后代将花费大量的时间来讨论自己的祖先为什么决定下到洞穴深处,在光秃秃的岩壁上绘制出栩栩如生的生活场景,或只是简单地欣赏前人的画作。岩石壁画上有他们自己的手印。虽然那些栩栩如生的场景描述了他们猎杀的或猎杀他们的动物,但令人惊讶的是,其中鲜有自己和同类的形象。显然,这并不是因为绘画者缺乏艺术技巧。相反,壁画上人类形象的缺失似乎表明这些古代艺术家希望永久留下自己大脑中产生的图像。这是自然界与真正的万物创造者对自然的感知碰撞的结果。

时至今日,当我们面对这些地下洞穴壁画令人难以置信的美和力量,并意识到我们的史前祖先在旧石器时代晚期制作这些壁画所付出的努力时,不禁会想:这些早期的朝圣者不惜将自己和所爱之人置于致命的危险之中,究竟是在热切地寻求什么样的物质奖励或者只是为了寻求刺激呢?是什么样的瑰宝吸引着他们穿越危险的森林,寻找新的地下洞穴的入口呢?为什么他们都如此盲目地将自己的生命托付给一个年老的萨满,以及从他眼睛和火把中发出的昏暗的光呢?

在继续讲述之前,我必须指出,在我写作本章时,出现了新的考古证据,表明尼安德特人在大约 6.5 万年前就创作了类似的洞穴壁画，比智人早了 2.5 万年。如果这一点得到证实，那么尼安德特人将会是人类谱系的第一批艺术家。

在 21 世纪的第二个十年，在消费和享乐文化到顶峰时，所有的考古证据都表明，4 万年前的朝圣者们并不追求任何美食、宝藏或权力。旧石器时代晚期的男人和女人通过狩猎和采集满足了生存需要后，便开始在冰冻的森林中成群结队地漫游，寻找可以占据的地下洞穴并对它们进行精美的装饰，然后定期去参观。在比利牛斯山脉西南部和东北部冰川地貌中的某个地方，也就是今天的法国南部和西班牙北部，旧石器时代游牧的人类在深邃曲折的地下洞穴岩壁和天花板上，留下了精美绝伦的彩色绘画，形成了宝贵的历史遗产。人类的祖先拥有在记忆之外的媒介中留下自己经历与思考的意愿和技能，而这些艺术遗迹令我们得以窥见他们的物质与精神生活的各个基本方面。为了正确地描述旧石器时代晚期人类史诗般的成就，我必须强调，在他们开始在洞穴的墙壁上进行绘画和雕刻之前的几千年，人类交流的唯一媒介是口头语言。同样，此前唯一可以长期存储人类经历与思想的媒介是人类的记忆。因此，直到距今 4 万～3 万年前，人类大脑的神经元基质一直是个人生活和物种历史的主要存储器。因此，只有通过语言，这些记录才能被传递给现在和未来的世代。当我们的祖先进入地下，开始在山洞的墙壁和天花板上作画时，在记录和存储历史的方式上，一场重要的交流革命便开启了。在光秃秃的岩石上，他们突然学会了将自己最私密的感受和对周围世界的表达投射出去，并创造了人类内在的情感和思想的最持久的记录。直到今天，没有任何口语或书面语言能够适当地将其再现。在这种情况下，我们甚至可以说，通过学习绘画，人类的祖先彻底打开了将大脑囚禁在颅内细胞的最后一扇门。事实上，马格德林文化开创了人类的历史，即用双手来展示那些仅用语言无法表达的东西，这一点与奥地利哲学家路德维希·维特根斯坦（Ludwig Wittgenstein）的观点一致。生活在旧石器时代晚期的人类祖先用绘画来代替说话，从而更好地描述了高维哥德尔信息的心智表现：情感、抽象、思想，这些都不能通过语言等低维香农渠道来传播。

这种技能一旦被开启，就再也没有回头路了。这种略显稚嫩的人类心智图像的转换和其他大脑的衍生品一样，来自大规模的神经元电磁活动。在这种情况下，不仅岩石画这一人造媒介，帮助人类表达和交流他们对自然世界的解释、他们的生活哲学、他们的伦理道德规范以及他们对宇宙的看法，而且从此，人类也开启了对新的媒体形式和交流渠道的探索。这种探索一直持续到今天，我们一直在寻找能够在整个文明中广泛而快速地存储和传播思想、观点和知识的方式。在过去的3万~4万年里，这种探索从在岩石画出心智图像，发展到现在，已经能够实时将与感官和运动相关的脑电活动直接下载到数字媒体中，正如我们在脑机接口实验中做的那样。

我们做得真不错呢。

总而言之，旧石器时代晚期的智人，或许还有之前的尼安德特人，第一次表现了人类心智的一个主要特征，这一特征在所有主要人类文明的历史中都有明显的表现，仿佛是一个古老的诅咒。在这里，我指的是人类与生俱来的一种痴迷：我们愿意完全承诺自己的忠诚，赌上现在和未来的生活，并建立严格的伦理和道德行为准则，而这一切不过是一种无形的心智抽象概念。

马格德林人（这个名字来自法国多尔多涅省的一个洞穴），这些旧石器时代晚期的西欧洞穴绘画人，在强大的心智抽象的咒语下生活和死亡，正如今天的我们一样。真正的万物创造者撰写原始的神话、对其加以传播并将其同化为有形的现实。根据我在本书中提出的理论，在当时以及我们这个物种的整个历史中，这样的世界观最初是在一个人或一个有限群体的错综复杂的脑回路中酝酿产生的。然而不久，个人的心智抽象就像干枯的灌木丛中的火焰，在整个人类社群中蔓延开来。最终，心智抽象获得了自己的生命，它占据了一个强大、有影响力、不可抗拒的维度，并主导了神学、教义、宇宙学、意识形态或科学理论，尽管这些内容的名称各不相同，但它们真正的神经生物学起源很可能是相同的。心智抽象决定了个人和集体的行为，甚至指导了整个人类文明发展的核心原则。

在这场席卷全球的社会接管过程中，这些占主导地位的心智抽象，在历史上的任何特定时刻，能够在人类生活的各个方面突然凭空告诉我们什么行为是合法或非法的、可接受或不可接受的、合适的或不合适的，从而在人类存在的所有方面投下无所不在的、咄咄逼人的霸道影子。因此，整个人类历史进程中，时而有新的心智抽象概念出现并击败从前占主导地位的概念，它一次又一次地将教条和规定加于人类，哪怕这些教条违背了有根有据的理性和自然世界的既定事实。

鉴于心智抽象对我们这个物种的整个历史起着至关重要的作用，我建议用一种崭新的观点从根本上重构建造人类宇宙（即智人所取得的所有智力和物质成就的总和）所需的10万年进行描述：这个观点的中心是作为脑联网中一部分工作的人类大脑本身。根据这种经过"重新洗牌"的宇宙观，人类宇宙是在不同的心智抽象概念和信奉它们的社会团体之间的竞争中逐渐建立起来的。这些抽象概念和社会团体为统治人类的集体思想进行了一场宏大的斗争，其目标是在人类历史发展中的每一个关键十字路口赋予胜利者霸权地位。

在这场无休止的心智战争中，胜者就成了人类历史的幕后写手。从一个旧的心智抽象过渡到新的心智抽象，首先要做的可能就是形成一个新的心智结构，它是一个人或一个小团体新的心智洞察力的结果。随后，新的心智在社区中自由传播，最终占据了大量人的思想时，更迭便发生了。我认为这整个过程之所以能够发生有两个原因：一是个体大脑精密的神经生理学特性，它能通过微小的神经电磁场将神经元的空间和时间融合成一个连续体；二是人类这个物种具有一种独特的能力，能够将众多大脑同步化并形成具有凝聚力的人类社会群体，或者叫脑联网。基于这个新观点，我认为自人类诞生以来，通过心智抽象的传播而形成了紧密结合的人类脑联网，这些心智抽象相互竞争权力，最终决定了人类的命运。

宇宙创造了大脑，大脑重建了宇宙

在这个以大脑为基础的框架中，人类历史的整个进程都受到这种社会争端夺权的影响，而在冲突过程中出现的自组织过程则产生了不同的文化、宗教、政治和经济体系。总而言之，我敢说这种大脑中心论宇宙观能够更公正地解释人类留给宇宙的独特遗产。尽管我们出现在地球上之前宇宙已经存在了几十亿年，但人类这一执着的观察者有能力和意愿以自己的大脑为中心作为参考框架，并尝试重建宇宙的历史。

大脑中心论宇宙观乍一听很奢侈，甚至从一开始就很离谱，这是由于其中涉及了一个循环：宇宙中产生了大脑，而大脑致力于重建它所处的宇宙的历史。不过，几个世纪以来许多伟大的思想家都提出了对大脑在宇宙中的地位的类似重构，这让人感到非常欣慰。例如，1734 年，意大利学者詹巴蒂斯塔·维柯（Giambattista Vico）在《新科学》（*Principles of a New Science*）一书中提出，创建一门"新科学"的时机已经成熟，它将主要侧重于研究人类社会的原则。根据 J. 戴维·刘易斯－威廉姆斯（J. David Lewis-Williams）在他的《洞穴中的心智》（*The Mind in the Cave*）一书中引用的内容："（维柯）认为，人类的思想塑造了物质世界，而正是这种塑造或一致性，使人们能够有效地理解世界并与之建立联系。尽管人们将世界视为'自然的'或'给定的'，但世界是由人类思维塑造的，而且是以人类思想的形式塑造。在执行这个塑造世界的任务时，人类创造了自身。既然如此，就必须有一种普遍的'心智语言'，它为所有社群共享。使某些事物从自然界的混沌中连贯起来，即结构化，是人类的本质。"

美国伟大的神话学家约瑟夫·坎贝尔（Joseph Campbell）在《指引生命的神话》（*Myths to Live By*）[①]中的观点与维柯遥相呼应，他说道："正是因为我们这个

[①] 在《指引生命的神话》中，约瑟夫·坎贝尔介绍了神话在人类文明中所起的作用、现代科学对神话产生的影响、神话对现代人的意义等。该书中文简体字版已由湛庐引进、浙江人民出版社出版。除此之外，约瑟夫·坎贝尔还撰写了其他神话相关作品，如《千面女神》《千面英雄》《英雄之旅》《追随直觉之路》等。——编者注

尚未成熟的物种的强烈求知欲,我们才能通过虚构的行为为生活塑造自己各种模型。"在阐述这一思想时,他指出:

> 人类恶作剧至今仍有一定的影响。借助于人的肉体、仪式上的装束和建筑使用的石料的形式,人类进入了梦幻般的神话意象中的光明世界。这些意象并不是从白天的现实生活经历中获得的,而是从我们今天称为无意识的深层含义中获得的。正因如此,它们激发了沉浸在梦幻中的人们非理性的回应。这些转化成仪式的神话主题和母题所特有的影响就是:它们将个人与超个人的目的与力量联系在了一起。研究动物行为的学者们已经观察到,在生物圈中,对整个物种的关切居于主导地位,比如在动物求偶或为了争夺异性而进行争斗时,固定的、仪式化的行为指引着生物个体根据该物种共有的、程序化的行为秩序展开活动。同样,在所有人类的社会交往中,仪式化的过程使参与者不受个人感情影响,而是随着仪式表现出低落或高涨的情绪,所以他们的行为并不受自己掌控,而是受到职业、社会阶层、社会甚至物种的支配。

为了不留下任何疑问,坎贝尔总结说:"因为这只是一个事实,我相信我们现在都必须承认,神话和它们的神灵是心理(即人脑)的产物和投射。有什么神灵不是来自人类的想象?"

正如我们在本章和下一章中所看到的,许多其他科学家、哲学家和艺术家都持有同样的观点,尽管这一普遍的想法很少被称为大脑中心论宇宙观,但我决定用这一名称为它正式命名。有鉴于此,在坎贝尔和其他持同样观点的思想家的论点基础上,我相信我们目前处于一个更好的位置,可以科学地推动和支持采用大脑中心论宇宙观作为描述人类宇宙的新的认知模型。与以往在修辞和哲学论证上的尝试不同,我们现在可以依靠全面而紧密整合的神经生理学论证来捍卫这样一个以大脑为中心的认知框架。在前几章介绍了大脑相对论的主要原理后,我在这

第 8 章　以大脑为中心，重塑我们的宇宙观

里的下一个目标是把它们结合起来，正式地论证为什么大脑中心论宇宙观如此有意义。事实上，在了解了我现在所知道的情况后，我觉得提出这样的观点是水到渠成的事情。

不过，在我开始之前，我想强调的是，大脑中心论宇宙观并不意味着支持任何以人类为中心的宇宙定义。实际上，这种新的宇宙观没有通过任何事物预示人类在宇宙中占据或扮演任何特殊角色。此外，以大脑为中心的宇宙论并不等同于唯我论或康德的唯心论，因此不能简单地将其看作二者的不同表现形式。大脑中心论宇宙观完全没有否定外部自然世界的存在。相反，它只是提出，宇宙为我们的大脑提供了潜在的信息库，而由人类的大脑来产生对它的心智表征。因此，根据定义，我提出的以大脑为中心的宇宙论确保了存在有形宇宙这一前提。

我的论证将遵循图 8-1 中描述的自下而上的倒金字塔顺序。最初，我的目的是讨论大脑相对论如何解释人类大脑产生和传播心智抽象的能力。到目前为止，我们在讨论身体模式、自我意识、疼痛和幻肢感觉等现象时都已经接触到了这种奇特的人类属性。总而言之，这些例子都清晰地说明人脑如何创造出自我参考的心智建构，并由其定义内部神经对其所居住的身体的演绎。但是，人脑能够产生比这些更复杂的心理结构。事实上，我将论证，由于拥有这一令人难以置信的特性，我们的大脑实际上构建了人类所能经历的唯一全面的现实定义。

我们先讨论一下人类大脑是如何处理外部世界对它的影响的。根据我提及的以大脑中心的模型，宇宙向人类或任何智慧的观察者提供的只是潜在的信息。事实上，这种观点与量子力学经典的哥本哈根共识十分类似，即在进行观察或测量之前，人们只能以概率的方式谈论外部世界。换句话说，在进行测量之前，世界上的任何东西都是无法定义的，也就是说，虽然外界有一些东西——我对此毫不怀疑，但在智能观察者见证或测量之前，谈论它毫无意义。

图中文字（由外到内）：

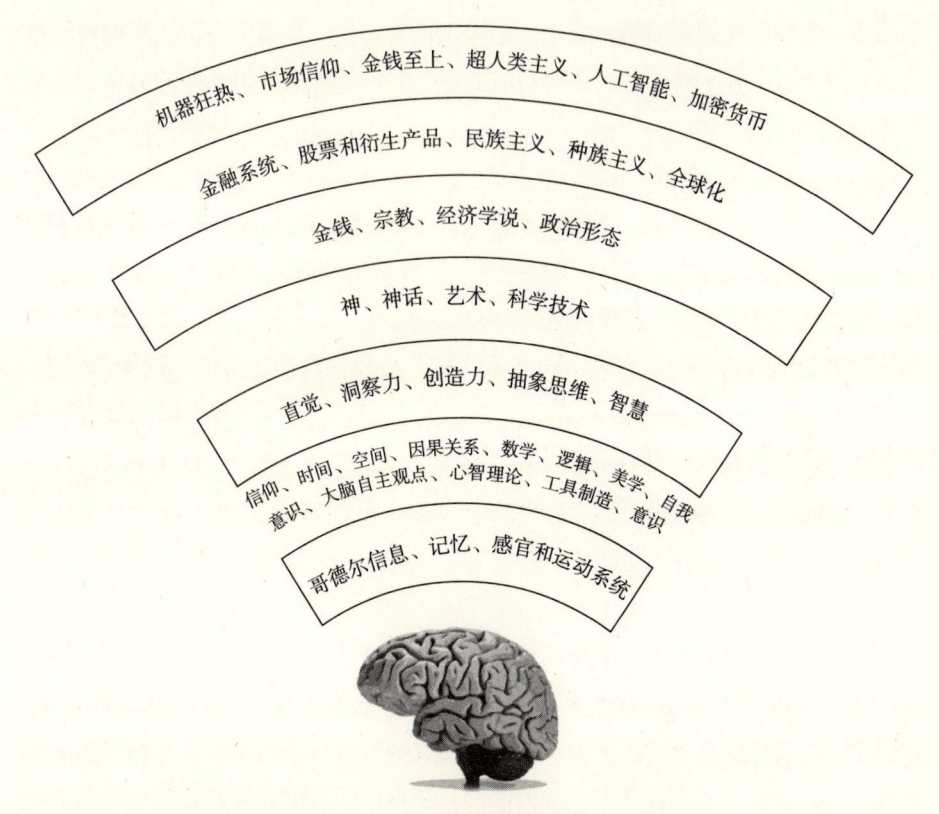

- 机器狂热、市场信仰、金钱至上、超人类主义、人工智能、加密货币
- 金融系统、股票和衍生产品、民族主义、种族主义、全球化
- 金钱、宗教、经济学说、政治形态
- 神、神话、艺术、科学技术
- 直觉、洞察力、创造力、抽象思维、智慧
- 信仰、时间、空间、因果关系、数学、逻辑、美学、自我意识、大脑自主观点、心智理论、工具制造、意识
- 哥德尔信息、记忆、感官和运动系统

图 8-1 大脑中心论宇宙观：人脑创造的不同层次的心智抽象

资料来源：Custódio Rosa。

但在此之前，我们先来一步步地建立起这个论点。

相较于概率，我更愿意用"潜在信息"这个词来描述这个无法确定的数量，因为在我看来，如果没有像我们这样的智慧生命体来扮演热忱的观察者和解释者，外界的任何东西都无法跨越成为信息所需的关键门槛。因此，和杰出的美国物理学家约翰·阿奇博尔德·惠勒一样，我赞同这样的观点：宇宙只能通过所有智能生命形式产生的观察结果和总和来定义或描述，这些智能生命形式能够对它们所处的宇宙进行一致的描述。到目前为止，我们可以证明只有一个这样的观察者存在，即智人。大脑相对论提出，人脑负责对庞大宇宙中围绕我们的潜在信息进行采样，并将其首先转化为香农信息，然后再转化为哥德尔信息并用于建立大脑对现实的内部描述（见图 3-2）。因此，这样的转换是建立一个大脑创造的宇宙版本的最初步骤，也就是我在本书中一直在谈论的人类宇宙。

现在让我们按照图 8-1 的倒金字塔来揭开支持大脑中心论宇宙观的整个案例。图中的第 1 层只是为了提醒我们关键的解剖学和生理学特性，这些特性决定了人脑这一有机计算机的运作。正如我们前面所看到的，人脑的关键属性包括拥有大量的神经元，它们以一种特殊的方式连接在一起，从而可以产生复杂的电场。这种模拟场支持许多功能，包括将大脑融合成一个连续体，但也提供模拟基质，通过这种基质，大量的大脑可以形成同步化的脑联网。在这第 1 层，还包括多样化的多通道感觉装置在内，它允许对来自外部世界的输入进行连续的采样和转导，使之成为多个传入的香农信息流。一旦这一转导过程在身体外围（眼睛、皮肤、耳朵、舌头）的特殊感觉器受体内发生，所产生的香农信息流会迅速以动作电位序列的形式，由周围神经和确定大脑感觉通路的皮质下结构传输到新皮质。另一个基本的传导操作随后发生了，也就是通过神经元电流在神经元电路的水平上产生电磁场，调节数字香农信息，将其转换为模拟哥德尔信息（见图 3-2）。正如我们在第 3 章中所看到的，哥德尔信息作为长期记忆不断被嵌入神经元组织，因而通过神经可塑性的过程重塑了脑组织的微观/宏观结构。由于这后一种机制，大脑可以在人的一生中逐渐发展和确立自主观点。因此，大脑每一次获得新的感官信息时，都会与其内部自主观点内容进行比较，以更新它并确定每个特定时刻的感知经验。图 8-1 的这第 1 层也提醒我们，一系列的神经元集群原理制约着我们大脑的运作（详见第 4 章）。

图 8-1 的第 2 层表明，由于这些基本属性，人脑在单独工作时或作为脑联网的一部分时，可以将它从外部世界收集到的潜在信息片段转化为丰富的心智建构，这些建构结合起来便定义了大脑对物质现实的演绎。从第 2 层往上看，我们就可以发现心智抽象从基本到复杂的层次性发展。根据我划分的层次结构，从最

底层，这个清单包括原始的概念（如时间和空间）、个别物体的识别和命名、因果关系的全面内部表述，以及我们丰富的感知经验的出现。我把大脑生成意义和语义的能力也放在了这一层。此外，这一层还包括大脑的自主观点和它的主要贡献者，即通常被称为信仰的人类特有的心智属性。第2层也包括我们创造数学和逻辑来解释自然现象的能力。

对我来说，阐明大脑如何产生信仰，并依靠纯粹的信念指导人类行为的神经生理学机制非常重要。这是因为在通常情况下，人类通过纯粹的信仰去创造并认同众多不同的心智抽象，试图阐明原始的心智抽象存在问题，如宇宙的起源和生命的意义。虽然神经科学家通常不讨论信仰的潜在神经生理机制，但在大脑相对论中，信仰可以被定义为一个"哥德尔运算符"。我指的是信仰在大脑中定义了一种机制，它可以调节哥德尔信息，这有点像典型的数学运算符（如乘和除）对数字的作用。这样一来，信仰便可以影响（放大、倍增、缩小、创造、消除、最大化、最小化）人类的感知、情绪、期望、注意力、记忆，以及其他许多基本的心智功能。从本质上讲，作为一个整体，信仰有能力塑造大部分乃至全部大脑自主观点的内容。难怪人类如此擅长创造大量的神话和宗教，更不用说那数不清的神明、英雄和恶棍了！有一些自然现象在初步观察后，完全无法让人理解，而这些创造就是人类在不需要进一步的经验验证时对自然现象的解释。事实上，我们可以说，正是因为超自然现象的纯粹信仰的力量是那么的普遍而诱人，大多数人才得以几千年来一直忍受着由自然或人为的政治和经济制度强加给他们的极其不稳定的生活，而只出现过零星的抗议。

虽然我把信仰当作一个哥德尔运算符，认为其根源深深地嵌入我们的大脑回路中，是祖先传递给我们的神经元沉积物，但其实信仰也可以在人的一生通过香农信息的传播获得，比如通过口头语言和书面语言。这意味着我们都倾向于通过社会接触来影响我们的信仰，特别是与我们的家人、朋友、老师以及其他被认为是其领域的权威或在社会中扮演主导角色的人。习得信仰可以解释一些现象，比如我们之前讨论过的安慰剂效应等医学现象，以及为什么大众会被误导而相信现代大众传媒技术所传播的假新闻,尤其是当它源自大多数人认为可信的人时。正如我们将在第 11 章中看到的那样,大众传播可能影响人们的信仰是由于信仰在脑联网的形成中起着决定性的作用,就像本章开头所描述的那样。

信仰可以在他人的监督下进行学习,这充分说明了现代社会中教育系统的重要性和潜在影响。根据这里描述的理论,恰当的人文教育可以成为一个非常强大的工具,来塑造人类对当今普遍存在的各种严重社会问题的集体态度:种族主义、排外心理、针对某些群体的暴力,这些只是一个很长的清单中的几个项目。我们还将在"结语"部分中再次讨论这一重要问题。

在图 8-1 中再往上走一步,我们就进入了更复杂的心智功能领域,如直觉、洞察力、创造力、抽象思维和智力。从这里,我们可以推导出一系列复杂的心智抽象,如神、英雄和神话,但也包括艺术表达、科学,以及生产和熟练使用精巧的工具来改变周围环境和人类自身的能力。有了这样的基础,我们现在可以跨过下一个门槛,进入新的领域。在这里,许多个人开始围绕复杂的心智抽象来组织自己,从而建立了不断增长的社会、经济、宗教和政治结构,而这要归功于人类大脑同步化的能力。根据大脑中心论的观点,这就是城邦、国家、政党、经济哲学、艺术运动和思想流派的由来。正是从最初的心智基质出发,纯粹建立在信仰基础上的机构成为被数十亿人视为神圣的创造或有形的现实。对我来说,所有这些都是心智抽象的明显例子,它们最终变得比人类生活本身还要强大。

走到这一步,我终于准备揭示我对心智抽象的操作性定义了。对我来说,心智抽象是一种模拟的大脑计算,它与哥德尔式表征的生成有关,它将从外部世界采样的大量信息与大脑自主内部观点(信仰至上)进行比较之后,对其进行大幅删减,其结果便是一个低维的、包罗万象的心智模型,包含部分或全部物质现实。根据这个定义,心智抽象是哥德尔信息组合,是我们大脑相对论在试图厘清宇宙现实时做出的最佳猜测或假设,以期获得生态优势,从而提高我们的生存机会。

为了完善这样一个定义,我将使用一个比喻。这个比喻可能会吸引喜欢数学的读者。然而,使用这一比喻的主要缺点是,它只说明了我的大概意思,在细节上并不很准确(记住这一免责声明)。我认为,心智抽象是由神经元转化产生的,这有点类似于著名的多元变量统计方法,即主成分分析。简单来说,当人们想要确定一个特定现象的众多变量之间是否存在线性关系时,就会使用主成分分析。一旦我们识别了这些相关关系,这种分析就可以将由这些原始变量所定义的原始多维空间,显著地缩减为一组小得多的正交成分,由于正交成分都是由原始变量的特定线性组合构成的,将它们加在一起就可以解释原始变量所描述的所有原始变异性。

在进一步阐述之前,我必须强调,我并不是认为大脑在产生心智抽象的过程中真的进行了主成分分析。绝非如此!如果是这样的话,任何图灵机都能生成大量的心智抽象。而我们之前已经论证过,这种情况现在没有发生,将来也不会发生。那么,为什么主成分分析不是一个完美的比喻呢?一方面,它是一种线性方法,而大脑显然运用了非线性过程来产生其主要的心智副产品。另一方面,更重要的是,当大脑通过产生心智抽象这种方式来减少其可用变量的维度时,是通过添加或过滤其既定的内部想法,即大脑的自主观点来实现的。换句话说,大脑利用了哥德尔运算符(如信仰和其他原始的神经元回路)的优势。这种运算符是人类从祖先那里获得的数百万年的集体遗产的一部分,通过将其嵌入我们的大脑,调节潜在信息被整合成新的心智抽象的过程。因此,利用第 3 章、第 5 章和第 6 章介绍的论点,我提出心智抽象是由哥德尔信息组成的模拟结构,通过涉及神经元电磁场的动态、非线性混合的不可计算操作来构建。这就是为什么没有任何一台数字计算机能够自己提出一个新的科学理论。不过,与信仰一样,我们的大脑也可以将心智抽象投射到低维的香农信息中,并通过口头和书面语言等常见的交流渠道来传播。

以下这个简单的例子可以更清楚地说明我对心智抽象的定义。同时，它将说明一个众所周知的事实，即两个不同的大脑在给定同样的潜在信息，描述自然界的同一个特定事件时，可能提出截然相反的心智抽象来解释该事件。

THE TRUE CREATOR
OF EVERYTHNG

脑机实验室

对相同事件截然不同的反应

假设两个背景截然不同的人——一个虔诚的教徒和一个相信不可知论的气象学家。在巴西圣保罗的一座摩天大楼顶上，一场热带雷雨即将到来。这两位观察者都能看到云层变暗，并感觉到风速猛烈增加。突然间，不知从哪里冒出来的一连串银色闪电划过地平线，随后是震耳欲聋的雷声，嘶喊着将天空撕裂，水墙倾泻而下。尽管两位观察者接触了相同的信息，但若被问及刚刚目睹的自然现象的形成原因，他们的解释可能有着天壤之别。那个虔诚的教徒很可能会简单地说，风暴是神为了表达对人类的不满而制造的。而气象学家会根据自己积累的知识来解释热带风暴产生的气候条件，从而给出一个完全不同的答案。

在这两种情况下，观察者利用非常不同的心智抽象（宗教和科学）及其个人信仰来为刚刚观察到的复杂气候事件做出全面的解释。可能有人会争辩说，在这两种情况下，当个人信仰得以对他们的大脑中与传入的香农信息和哥德尔信息的碰撞进行操控时，原始变量和观察结果都发生了显著的维度缩减。换句话说，在最普遍的意义上，神灵和科学理论都是由类似的心智操作产生的，这些心智操作将一组复杂的原始数据和观察结果分解成低维解释。尽管二者完全不同，但这样精简却全面的心智抽象都可以用语言来表达并进行广泛传播。因此，由于听众的信仰不同，在整个社会群体中可能会出现两种非常不同的脑联网。有人可能会争辩说，虽然这两种心智抽象由类似的神经元机制产生，但二者之间存在着巨大的鸿沟，它们所能完成的任务也因此非常不同。比如，"上帝制造雷暴"的解释只能让那些对上帝有着同样坚定信仰的人信服，但科学描述由于可以由任何人通过特定的方法独立地验证，并不需要具备特定的信仰就可以接受。相反，它要求人们接受大脑通过数学和科学方法实现对自然现象的近似。毫无疑问，人们可以把科学解释称为特殊形式的信仰，但我们必须承认，它有非常重要的附加价值。这是由于虽然二者都对事件提供了简明的描述，但只有气象学家的那一种才具有预测能力。声称一个超自然的神灵创造了雷暴并不能帮助我们应对未来的类似事件。然而，使用科学描述来分析当前的雷暴并预测新雷暴发生的可能性将大大提高我们在未来成功处理此类事件的概率，例如，我们可以提前寻求庇护。从本质上讲，尽管这两种解释都是大脑对自然界的描述，但科学的解释使我们在面对外部世界的变化中时，活下来的概率更大，因为它使我们能够适应、控制和塑造外界的变化，使它们成为我们自己物种的生态优势。

总的来说，我相信无论是最简单还是最复杂的心智抽象，都是由刚才描述的同一类型的哥德尔式降维机制产生的。因此，我认为，在大脑中心论宇宙观中，所有曾经、现在或在我们这个物种最终消亡前活着的人类大脑所创造的所有心智抽象的整合，对人类宇宙做出了最佳定义。为了进一步证明我的观点，我们会在本章的最后部分通过一个简短的练习，尝试根据大脑中心论宇宙观重建近代历史的几个重要事件。历史反映了不同的心智抽象概念以及信仰它们的社会群体之间旷日持久的动态斗争，以争夺对人类集体心智的统治，以下的练习便希望基于这样的概念重新讲述历史。

首先，请思考一下这些旧石器时代晚期的绘画到底告诉了我们关于祖先的什么信息。想要确定史前艺术家们希望传达的信息是相当困难的，对此有许多不同的潜在理论。不过，自从马格德林人的绘画出土以来，一些专家便认为这些艺术作品高度精确地描述了史前社区的社会组织形态。例如，在《史前洞穴绘画》(Prehistoric Cave Paintings)一书中，德国艺术史学家马克斯·拉斐尔(Max Raphael)对旧石器时代的洞穴艺术进行了深刻的重建。他提出，第一个已知的影响人类生活各个方面的心智抽象的中心不是人类本身，而是其周围自然世界中的动物。动物的牺牲为人类提供了食物、衣服和制造关键工具和狩猎武器的原材料（如骨头），从而保证人类生存下去。

在仔细分析了人类祖先在欧洲多个洞穴的岩石表面所作的绘画后，拉斐尔得出了一些与考古学家最初的观察不同的结论。他认为壁画中的动物场景并不是对从远处看到的图像的简单表述。相反，与古典时代不同，马格德林人绘画中的动物有丰富的细节，而这只能通过近距离观察得到。拉斐尔提出："旧石器时代的猎人与动物近距离搏斗，身体对身体……（因此）旧石器时代艺术的目标不是描绘动物和人的个体存在，而是描绘它们的群体存在，即兽群和部落。"

伟大的毕加索提供进一步的证据支持此观点，证明我们祖先的艺术技能绝非初级或简单水平。他看见这些洞穴壁画后感叹道："我们没有人能够这样作画。"

事实上，在肖维岩洞(Chauvet)、阿尔塔米拉洞窟(Altamira)、尼奥洞窟(Niaux)、拉斯科岩洞(Lascaux)等地下洞穴中发现这些宏伟的旧石器时代绘画，可以说是我们想要重建的祖先历史中的分水岭事件。拉斐尔是最早将这些洞穴壁画置于其适当的历史角度的作者之一，他完全理解它们的广度和所激发的敬畏感。他曾在自己的杰作中指出这些画是由第一批人类大脑创造出来的，他们"从纯粹的动物存在形式中走出来，他们不再被动物（和自然界的无数盛衰和危险）所支配，而是开始支配它们"。

在这个过程中，他们在人类这一物种（以及整个地球乃至整个宇宙的所有生物形式）漫长而曲折的历史中第一次体会到了能够反思自身经验的特权，并且通过一种极具反抗性和革命性的创造性行为，将心智想象投射到坚实的岩石这种永久的媒介上，以无比辉煌的形式描绘了大脑对现实的观点。他们可能没有预料到这些印在洞穴壁画中的"心智快照"将被保存数万年之久，而他们心智觉醒的这些原始印象、人类思想的这次真正的大爆炸将再一次向后代传播，让我们看到人类作为真正的万物创造者在黎明时分的样子。为此，拉斐尔将旧石器时代的人定义为"创造历史的杰出人物：他们处于一个持续且前所未有的转变过程的阵痛之中，因为他们第一次正视环境中的障碍和危险，并试图掌控它们"。

拉斐尔试图推测艺术家如此演绎的真正动机。动物会是艺术家的行为、欲望或更深层次思想的一部分吗？它们是否代表了艺术家看待自然的方式，或者，更具颠覆性的是，这些动物是否真的代表了艺术家、他所在的社会群体和竞争性的人类群体。无论这些问题的答案是什么，我们都无法确切地知晓，而拉斐尔自信地提出了一个他认为无可争议的结论，即"图腾主义和魔法在旧石器时代的世界观中是共同存在的"。对拉斐尔来说，无论是记录和崇拜自己的思想，然后将其转化至外部媒介的这种近乎神圣的行为，还是他们通过这种全新的、以大脑为中心的世界观留下的艺术记录，都是现代人类心智崛起的独特见证。

让拉斐尔感到震惊的是，人类的手这一杀死动物的工具，描绘了猎手的心智意象，从而弥补了口头语言表达的不足，而这份不足很可能已经在我们的这些祖先身上显现出来。在描述他们最私密的想法、欲望和恐惧时，为了弥补语言的不足，男人和女人们用他们的手在岩石上画画，开创了一个艺术传统，并且一直延续至今。他们仍然将自己内心的情感和信仰刻在媒介上，而唯一改变的是媒介的形式：岩石、陶瓷、纸张、画布、照片、电磁波、磁带、黑胶唱片、CD、DVD 或是互联网云，这些媒介中的每一种都曾被用作人类心智内容的外部存放处。心智图像的某些方面无法用语言谈论。于是，人们发现，为了充分表达自己，他们必须投入自己的双手，将自己由电磁场雕刻的思想印刻在某种外部媒介上。在这个意义上，旧石器时代晚期地下洞穴画家创作艺术作品的原因，与数万年后人类这个物种出现的另一位杰出成员——米开朗琪罗，在那块完美无瑕的卡拉拉大理石上雕刻出由他强大的大脑生成的"大卫"的原因如出一辙。这多么美妙啊！传说，米开朗琪罗在与艺术的缠斗终于告一段落时，他看着自己的最终创作并乞求道："说话，大卫，说话！"（"Parla, David, parla!"）

对于旧石器时代的人类来说，除了作为制造工具、处理武器以及社交和亲密互动的工具之外，他们的手还成了必不可少的"魔法工具"。

拉斐尔认为，在许多洞穴中，如加加斯（Gargas）和卡斯蒂略（Castillo），人们可以在旧石器时代艺术家对动物世界的心智建构的描绘旁边，找到几十个或独自出现或集体出现的手印，这进一步证实了人类双手的全新作用与秘密。这种手印有两种形式：正面的，即将颜料涂在整个手上，然后将手掌和手指按在岩石表面；反面的，即将手放在岩石表面，同时艺术家从嘴里吹出墨水，只生成一个手的轮廓。

对于这些非常感人的描述，我的解释是，这么多成人和儿童的手印彼此相邻，可能也传达了这样的信息：这些艺术作品的作者和真实性必须得到人类大型社会群体在进入地下圣殿时的认可和维护，并成为他们对宇宙最准确的看法。这是有史以来第一个由多个人类大脑构成的脑联网建立的宇宙观。

拉斐尔发现的另一个引人注目的事实是，大量绘画中的动物，它们的高度和宽度似乎遵循着著名的黄金分割比例（3∶5），这个比例由在岩石表面以最自然的方式得到，他们将手掌分成两半，像《星际迷航》中的瓦肯人那样，把拇指、食指和中指尽可能地与最后两个手指分开。

旧石器时代早期的洞穴壁画最令我震惊的是它们所展现的英雄情节：它们的存在，它们被印在那些岩壁上，并且绘制或崇拜它们的艺术家还在上面留下了自己的指纹，这些究竟代表了什么？尽管我们永远无法完全确定艺术家的初衷，但至少可以从他们的作品中提取一个不可改变的深刻信息。人类的大脑花了几百万年的时间才对我们周围的一切产生最初级的可信解释。旧石器时代早期，自主运动指令将艺术家的双手引向一种永久的媒介，对人类头脑中创造的心智抽象进行了转换，从而使人类的许多其他成员能够获得有关人类祖先的经历中的大部分甚至全部知识。这些知识是否符合现代标准，完全不重要。真正重要的是，通过引入产生和传播知识的过程，旧石器时代早期的先驱者点燃了人类生活方式的深刻转变。在那之前，人类生活的特点是：纯粹以确保即时的生存和物种的延续为目的。正如拉斐尔所指出的那样，与之前的纯动物性生存相比，4万年前那些虔诚的人穿越了危机四伏的寒冷森林，只为思考和吸纳地下神殿绘画中隐秘的信息。他们开天辟地般将心智抽象提升到奥林匹斯山顶，并从其中提取出力量来度过他们原本平凡的人类生存进程。

此后，同样的现象在人类主要文明的历史上一次又一次地重现。而每一次，一旦新的心智抽象占据了个体和集体的头脑，并将他们和他们的社会群体转化为真正的信徒，那么便没有人会发起抵抗。他们生活的方方面面将被交给新的教义，抑制任何可能产生的异议，使新的"心智病毒"在他们大脑中播种成为必然。

在《指引生命的神话》中，坎贝尔提出了一个非常类似的观点，文化历史学家利奥·弗罗贝纽斯（Leo Frobenius）对此表示赞同。他认为，通过教育的力量（paideumatic），"人，这一未成形、未确定的动物，其神经系统的释放机制不是定型的，而是开放的，可供印记的。人类在整个历史上被其所处文化的形态支配和启发"。这也就是坎贝尔所说的"我们依照虚构的行为来生活，并由它们塑造我们的生活"。

用现代神经科学的语言来说，智人大脑的高度可塑性使他们很容易成为心智抽象的猎物。心智抽象具有强大的掠夺性，它可以轻而易举地接管任何解释自然世界的理性思考方式。弗罗贝纽斯提出，第一个主导人类宇宙观的心智抽象是由他们在动物行为中发现的奥秘决定的，这和我们之前的论述相同。大约 1 万年前，人们开始定居在固定的社区并通过农业谋生。那时，地球的季节性周期、肥沃的土壤和植物的丰富程度就成为人类宗教和宇宙观的新中心。就像旧石器时代晚期的人类一样，这种新的信仰影响了新石器时代人的各个方面，无论是他们的艺术表现还是祭祀活动。戴维·刘易斯-威廉姆斯和戴维·皮尔斯（David Pearce）在《透视新石器时代的思维：意识、宇宙和神的国度》（*Inside the Neolithic Mind: Consciousness, Cosmos, and the Realm of the Gods*）一书中指出，与旧石器时代的祖先不同，在新石器时代，人们将神庙建在地上。罗素在《西方哲学史》（*History of Western Philosophy*）中补充道："埃及和巴比伦以及其他古代宗教都始于对生育的崇拜，其中地球代表女性，太阳代表男性。"

这种新的心智抽象加剧了在旧石器时代晚期已经出现的社会等级。因此，正如威廉姆斯和皮尔斯所说，在新石器时代最早的永久性定居点（人类建造的第一批城市）中，我们可以观察到社会精英的出现。他们是有别于他人的上层阶级，他们有获得神秘知识的特权，负责为更多的人定期举行仪式，并负责教授教义。这些经过挑选的神职人员变得非常有影响力，并逐渐在社会的政治生活中发挥关键作用。威廉姆斯和皮尔斯将萨满教仪式的这一变化归因于新石器时代社会选择"建设大型城镇和建造大型纪念碑"。此时，这些文化可能已经启动了另一个持久的人类传统，即建造豪华的建筑和纪念碑。建造这些建筑和纪念碑主要是为了反映和赞美人类的想象世界，而非他们生活的现实，例如图腾、雕塑、金字塔、庙宇和大教堂。雕塑、建筑和复杂的工程技术是为巩固人类的信仰服务的：这些坚固的结构由纯粹的心智抽象创造，目的是让建造者自己及其所创造的社会得以延续。

根据弗罗贝纽斯的说法，人类利用自己的心智抽象创造社会和政治规范的下一个阶段，由近东的早期天文学家开启。坎贝尔将他们称为古老的苏美尔祭司，他们成功地"将注意力的焦点……转移到 7 个移动的宇宙之光的数学上"。从此，天堂令人类魂牵梦绕，并成为人类宇宙观的支点。用坎贝尔的话说就是，"登基加冕的国王被看作太阳和月亮之神，而王后则被看作金星女神，王宫里的达官贵人则扮演着天上各种发光体的角色"。

这种对天体力量的虔诚演变成了强大的王国。这些王国通过建造一些人类历史上最令人惊叹的建筑，如吉萨大金字塔，表达对上天赐予他们力量的敬畏。也是在埃及，拉美西斯二世，这位所有埃及法老中最多产的建筑家，宣称自己是第一个神王，将精神与天体的联系发挥到了极致。

然而，在公元前2000年左右，将人类与宇宙联系在一起的主导思想发生了重大转变。正如坎贝尔所说："最早的可靠迹象出现在公元前2000年美索不达米亚的文字记载中。国王和他的神之间开始有了区别，他不再是像古埃及法老一样的神王，而仅仅是服务于神的普通人，被称作神的'佃农'。他统治的城市是神在世间的财产，他自己只不过是主管或受命管理的普通人。而且，从那个时期开始，在美索不达米亚出现了神创造人并把人作为奴隶的神话。人类已经变成了微不足道的仆人，而神是至高无上的主人。人类不再是神的化身，而是与神在本质上完全不同的存在，是尘世中终有一死的自然存在。"坎贝尔将这一发展称为"神话的分裂"，并指出其中的关键特征，这些特征后来主导了在黎凡特和阿拉伯半岛出现的三个主要的一神教：犹太教、基督教和伊斯兰教。

随着古希腊文明的出现，人类在历史上第一次将自己置于人类宇宙的统一中心。除了在雕塑和建筑上有所体现，这种宇宙观的重大转变也成为荷马的两部史诗《伊利亚特》和《奥德赛》的创作背景。虽然这两部史诗的第一个书面版本大约出现在公元前8世纪，书中描述的事件却发生在公元前12世纪左右。

在《伊利亚特》和《奥德赛》中，尽管从宙斯到阿波罗等希腊奥林匹斯山的诸神拥有权力，完全控制着人类的命运，却被描绘成具有明显的人类性格特点，如虚荣、嫉妒、仇恨、感性和激情。事实上，他们甚至有许多严重的性格缺陷。

在这些史诗中,即使在描述最可怕的战斗场面时,荷马也会停顿下来,花大量时间来说明即将死去的人是谁、他来自哪里、他的父母和妻子是谁、他的儿子是谁。他将再也没有机会拥抱他们了,因为他很快就会住在地狱深处。在过去的40多年里,反复阅读这些段落,我不禁感到我们这个物种在人性方面已经失去了太多。为便于读者理解,我将这两段取自《伊利亚特》①的描述与现代战场上人类死亡的描述进行比较:

> 特拉蒙国王的儿子埃阿斯一枪击中了安特缪的儿子、健壮的青年西摩埃西奥斯,他的母亲在西摩埃斯河边生下他,当时她从伊达山下来,随父母牧羊,为此这人的名字叫西摩埃西奥斯。可是他不能报答双亲的养育之恩,只缘生命短促,过早死在埃阿斯的枪尖下。

> 这时墨里奥涅斯杀死哈尔蒙之子特克同的儿子斐瑞克洛斯,这人手巧,精通各种手工技艺,能做奇异的东西,深受雅典娜宠爱。他曾为阿勒珊德罗建造过平稳的船只,那便是祸害的根源,成为特洛亚人和他本人的灾难。

作为比较,这里有一份2016年CNN的报道,描述了正在进行的叙利亚战争中的人员伤亡情况:

> 阿勒颇媒体中心组织表示,在邻近的伊德利卜省,周日又有19人在空袭中丧生。

以下是坎贝尔对希腊人对人类精神的巨大贡献的评价:"人们正是在希腊人的悲剧中,发现了最早认识到和庆祝这种全新的、完全以人类为中心的观点。那个时代所有其他民族的仪式都是针对动物、植物、宇宙和超自然秩序的。但在希

---

① 荷马.伊利亚特.罗念生,王焕生,译.北京:人民文学出版社,1994.——译者注

腊，早在荷马时期，世界已经成为人类的世界。伟大的 5 世纪诗人的悲剧向世界宣告并展现了这种新的关注焦点的最终精神含义。

但是，第一次将人类置于自己的宇宙中心并不是伟大的希腊人取得的唯一重大的心智成就。他们还创造了数学、哲学和科学，这是一种独特的心智抽象的三位一体。正如罗素所说，正是激情和追求知识生活的强烈欲望的结合，"使希腊人变得伟大，只要他们的伟大持续存在"。与先前的文明一样，希腊艺术以雕塑和大型建筑的形式，如雅典卫城的帕提侬神庙，将心智建构投射到宏伟的建筑中。这些建筑定义了几个世纪以来古典建筑的基准，它们远远突破了希腊的国界，成为悠久的历史。

然而希腊思维方式的主导地位，即以人类自身为中心的宇宙观的心智选择，以及其独特创新，都被人类历史上另一次重大的心智地震深深埋葬，随后便在西欧孕育了数个世纪的蒙昧主义。人类之所以会经历这段黑暗的时期，是因为一种心智抽象的涌现和广泛传播，这种抽象投射了与希腊人截然相反的世界观和宇宙观。在接下来的欧洲千年期间，超自然的心智抽象将人类简化为一个未见其人、未闻其声，但始终无所不在、无所不知的全能者的仆人。与希腊人直接矛盾之处在于，在这 1 000 年中，起源于黎凡特和阿拉伯半岛的三大宗教的教义融合在一起，将人类从宇宙的中心贬至次要的、无足轻重的、在很大程度上是顺从的奴隶角色。一旦人类被视为罪人，他们和他们的尘世生活就变得堕落。从现在起，凡人唯一值得追求的目标是崇拜神灵，希望换得在天堂共度来世的特权。

虽然在不同时代或不同的神教中，人类对这个强大的、独一无二的神圣实体的称呼会有所不同：耶和华、上帝或真主，但其对不同的人类社会所产生的破坏性影响是同样的。芒福德在《技术与文明》（*Technics and Civilization*）一书中这样描述西欧："在中世纪，外部世界对（人类）的思想没有概念上的意义。与基督和他的教会所揭示的神圣秩序和意图相比，自然事实微不足道：可见的世界只是进入永恒世界的保障所和中转站，而永恒世界的幸福和诅咒则给人造成强烈的预感。日常生活用品无论有什么意义，都是作为人类穿越永恒的朝圣之旅的舞台配件、服装和排练道具。"芒福德引用了另一位作者马勒的话："在中世纪，一个人为自己创造的对事物的看法总是比实际事物本身更真实，我们明白为何在神秘的中世纪没有出现现代人称之为'科学'的概念。"套用芒福德最尖锐的比喻之一就是，人类在其创造的历史上反复出现的诅咒中，为自己铸造了枷锁。

我可能会补充说，是大脑给他们套上了枷锁。

和许多牵强附会的心智抽象一样，把对神灵的依赖作为人类生存的指路明灯会带来很多危险。正始坎贝尔所指出的，无论这些信仰多么抽象而不真实，许多古代文明仍将它们视为生死攸关的问题。在某些情况下，这些无形的信仰导致了整个人类文化的彻底消亡。坎贝尔举了阿兹特克文明的例子，在那里，人们认为除非人类不断将人放在各个祭坛上献祭，否则太阳将不再升起，时间将会停止，宇宙将会崩塌。阿兹特克人对其邻国发动持续的战争，只是为了获得成百上千的祭祀品。

与这一论点相印证的是，罗素认为，埃及人对死亡和来世崇拜的痴迷导致了宗教思想极为保守，以至于埃及社会根本不再为发展和创新投入任何努力。结果，埃及在公元前16世纪和17世纪被闪米特族的喜克索斯人入侵并轻易征服。

正如以前发生在埃及和其他主要文明国家的情况一样，这些国家的文化被压倒性的强大精神力量所支配和统一。在中世纪时期，天主教会将建筑作为传播其神学和对其主要追随者（欧洲大众）施加统治的最高效的途径之一。这意味着基督教神话中的许多信条被刻进了教学的石壁、塔楼、中殿和祭坛上，包括巨大的石制教堂。顺便提一句，如圣子、圣父和圣灵之间的关系，必须由不超过几百名的主教在一系列教会会议上投票决定。艺术史家贡布里希认为，这些建筑与它们所处的中世纪小社区并不相称："教堂往往是附近唯一的石头建筑：它是方圆几千米内唯一可观的建筑，它的尖塔是所有从远处走来的人的地标。星期天和礼拜期间，镇上所有的居民都可能在那里聚会，这座高大的建筑与这些人生活的原始和简陋的住所之间，巨大的差异一定是令人难以接受的。难怪整个社区都对这些教堂的建造感兴趣，并为它们的装饰感到自豪。"

但这段经历还有另一面。面对这些早期巨大的中世纪建筑，如比利时的图尔奈圣母大教堂、英国的达勒姆大教堂，或是后来的哥特式纪念碑，如兰斯圣母院教堂和科隆大教堂，我们不难想象，当欧洲的贫穷农民发现自己身处这些殿堂时，一定会感受到一种不可遏制的绝望和渺小。中世纪的主流心智抽象，即人类在上帝面前的一文不值在整个社会留下了深深的烙印，确保他们被征服，并使他们相信人类在宇宙中的作用与奢华的国家相比微不足道，更不消说与拥有无穷力量的上帝相比了。而这个过程中，这些奢华的中世纪哥特式大教堂很可能是刻意为之。正如我们将在"结语"部分看到的那样，这种削弱人类作用的长期策略直到今天也没有什么变化。

归根结底，一切都是为了控制。而这套暴政的罪魁祸首莫过于人类自己的大脑。

中世纪的宇宙观恶化而不是改善了人类的生存状况，它所带来的破坏性并非基督教独有。穆斯林文艺复兴发生在 8 世纪和 9 世纪之间，穆斯林学者、天文学家和数学家在中亚的许多城市生活和工作，包括梅尔夫（今土库曼斯坦城市）、尼沙布尔（今伊朗城市）、布哈拉（今乌兹别克斯坦城市），以及后来的巴格达，甚至是阿拉伯人统治的西班牙安达卢西亚的科尔多瓦和托莱多市。得益于对希腊经典传统的依赖和扩展，他们在医学、天文学、数学和哲学的前沿领域取得了关键性的进展。

另一场文艺复兴由一群天才开创，包括但丁、普鲁塔克、多那太罗、布鲁内莱斯基、达·芬奇和米开朗琪罗。这一次，人类终于从中世纪的精神黑洞中被拯救了出来。随着意大利文艺复兴的蓬勃发展，一切都改变了。与数不清的天使、圣母和圣人的肖像不同，新一代的素描、绘画和雕塑作品揭示了人体最细微的细节：肌肉和静脉血管；爱、狂喜、痛苦和悲伤的面部表情；凡人的炽热目光、有穿透力的敏锐眼神。

因此，当米开朗琪罗的大脑灵光一闪，将西斯廷教堂的天顶用于描绘上帝赋予人类生命的时刻，与他中世纪的前辈完全不同，他用同样辉煌和精致的细节描绘了上帝和亚当的身体。

更可以肯定的是，这并没有逃过教皇朱利叶斯二世（Julius II）敏锐的眼睛。米开朗琪罗本是一位受过训练的专业雕塑家，绘制教堂天顶画的工作对他来说几乎不可能完成。但他坚持想要雕刻教皇的坟墓，因而受到了这位精打细算的教皇的惩罚。然而，在1512年夏日的某一天，当朱利叶斯二世终于看到天顶上面还未干透的壁画时，他的内心深处可能马上意识到了任何抵抗都是徒劳。在人类千百年来的悲惨历史中，再一次，一个人通过自己的双手，在转瞬即逝的某个瞬间，在岩壁上展示了他灵长目大脑的私密深处：通过这种大胆和天才的罪恶行为，解放了精神的火花，宣告了我们作为人类宇宙唯一真正的创造者无可争议的地位。

第 9 章

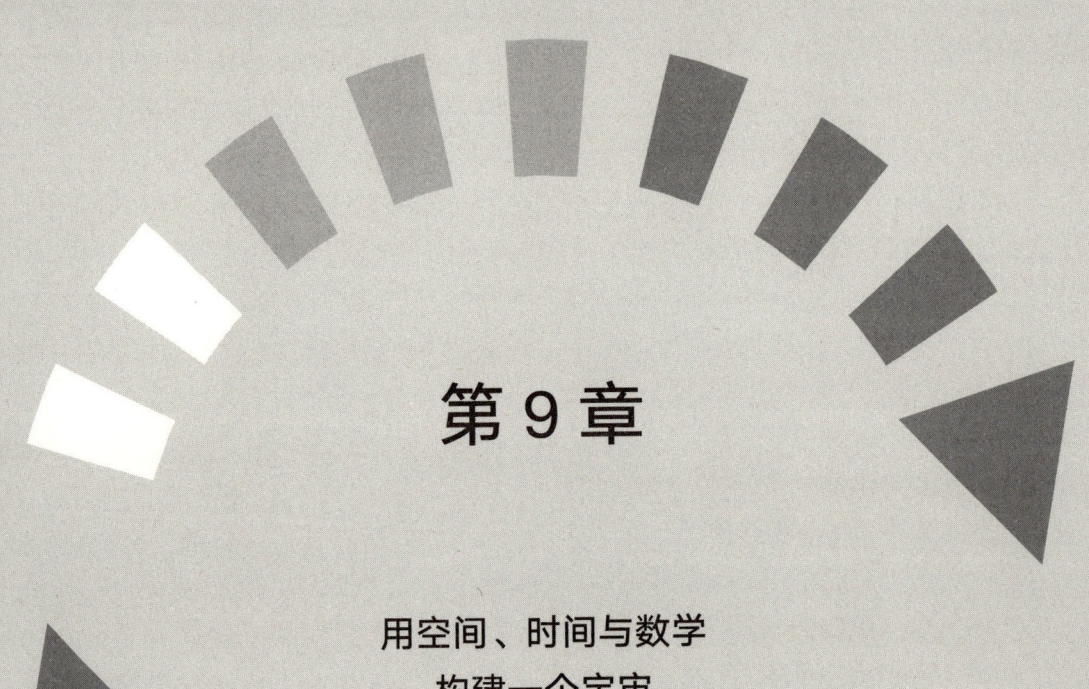

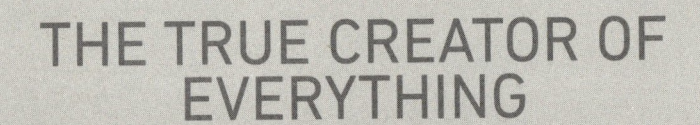

用空间、时间与数学
构建一个宇宙

THE TRUE CREATOR OF
EVERYTHING

在 13 世纪初的某个冬日早晨，第一缕晨光照亮了寒冷的瑞士天空。人们应该为这玫瑰色的黎明配上一首希腊诗歌。围绕着本笃会在 8 世纪修筑的标志性圣加仑修道院石墙而建的圣加仑村，即将发现它的最后一个集体睡眠周期又一次突然中断。正如一段时间以来那样，每天早晨，这个典型的中世纪社区居民都会听到这个永远改变了他们生活的声音，这种声音将他们从甜蜜的梦乡和温暖的床上叫醒。当修道院塔楼上巨大的铁钟被敲响时，便宣布了一天内 7 个祷告时刻中的第一个已经到来，即所谓的晨祷或破晓，每个被这种神圣的声波触动的大脑都再次成为同步大脑组的一部分。

时间，一种彻底改变世界运行方式的新秩序感

7 世纪教皇萨比尼昂（Sabinianus）据此制定了教规时间传统的圣谕，在接下来的 24 小时内，修道院将再发出 6 次同样令人生畏的钟声：上午 6 点的晨祷（prime）；上午 9 点左右的午前祈祷（terce）；中午前后的午时祈祷（sext）；下午 3 点左右的祈祷（nones）；晚上的晚祷（evensong 或 vespers）；睡觉前的夜祷（compline），钟声对那些 14 世纪的人类大脑产生了不可逆转的影响，支配着他们的日常生活。由于这种习俗已经成为法律，人们早上 6 点（黄金时间）起床，中午（午时祈祷后）吃饭，晚上就寝，一切都按照修道院的钟声来进行。这种做法在本笃会石墙周围的生活中占据了一席之地，每当钟声响起，村民们的大脑肯

第 9 章 用空间、时间与数学构建一个宇宙

定会提醒它们的主人，时间已经不再是一种连续的现象，从黎明到黄昏流畅地延伸，没有标点或意义，只是按照自然界的节奏、季节和幽默的意愿流动。

随着标准时间机械钟很快就在中世纪修道院的塔楼上找到了自己的位置，一个新的统治者，人工制造的片段时间，便占据了日常生活的时间表，甚至将人类生物昼夜节律固有的自然节奏也打乱了。虽然直到 1345 年左右人们才开始将 1 小时分为 60 分，将 1 分分为 60 秒，但时间分配对人们的思想、行为和生活方式的影响是巨大的。中世纪修道院的时间分配改变了生活，它创造了一种新的秩序感，进一步加强了人们的聚集，相当人为地施加了刘易斯·芒福德所说的"机器般有规律的集体节拍和节奏"。芒福德的说法与我的观点相吻合，对人类大脑如何建立并解释自人类出现以来的强大社会行为，他补充道："因为时钟不仅仅是一种记录时间的手段，也是同步人类行动的手段。"

这种对人类事务进行时间夹带的新发现如此强大，以至于我们可以认为西欧的本笃会修道院为几个世纪之后工业革命的成功奠定了一个关键的精神基础，也使得另一个强大的心智抽象概念——资本主义得以出现和被广泛接受。这就是为什么芒福德认为机械钟而不是蒸汽机，才是宣布工业时代到来的关键发明，并宣布了另一个"人造宗教"的诞生，他将其称为"机器之教"（详见"结语"）。

同时，计时也将促进另一个非常重要的人类心智抽象的繁荣发展，那就是科学。芒福德还说："时钟也是一件动力机械，其'产品'是秒和分：就其本质而言，它将时间与人类事件分离开来，并帮助人们相信一个由数学可测量的序列组成的相互依存的世界：科学的特殊世界。"

当人们意识到，西欧的修道院并不是唯一支配大批人生活节奏的因素时，我们就可以更好地理解官方时间分配对人类行为的影响。自 7 世纪先知穆罕默德时代起，伊斯兰世界就采用了"礼拜"时间（Salah time），即所有信徒在一天中应停止做所有事情来祈祷的 5 个时刻。5 次祈祷的确切时间取决于太阳在天空

中的位置，所以它们因每个人的地理位置而不同。它们是晨礼（Fajr；从晨曦到日出）、午礼（Dhuhr；当太阳在天空正中间，正午）、晡礼（Asr；下午）、昏礼（Maghrib；日落）和宵礼（Isha'a；日落和日出之间的一半，午夜之前）。犹太教的兹曼尼姆（Zmanim）也代表了一天中某些特定的时刻，根据《塔木德》（Talmud）的规定，在这些时刻必须履行某些义务。

这个简短的历史背景的重点在于，基本上，从中世纪开始，天主教徒、穆斯林、犹太人以及几乎所有其他人都无法逃脱人类新的计时咒语。事实上，在某种程度上，我们可以轻松地说，自第一台时钟传入欧洲以来的700多年间，大多数人已经完全被人造时间的无情滴答声所奴役。尽管在形式和风格上有所变化，但几个世纪以来，时钟和手表几乎一直保持不变。直到今天，钟表仍然控制着我们的日常生活，这一事实证明了钟表对时间分配业务的垄断取得了压倒性的成功。如果你有任何疑问，只需看一眼你的智能手机中的时钟应用程序，请提醒自己，你正盯着一个中世纪的技术遗产，它已经伴随了我们7个多世纪。

今天，人们只能猜测，如果没有发明计时和时间分配，并在人类的常规生活中取得如此大的渗透，我们生活的世界会变得多么不同。通过观察剩下几个没有屈服于计时装置中人造节奏的社会和文化，人们可以窥见这种另类的生活方式。或者我们可以利用想象力及时回到一个没有时间概念的时代。例如，数百万年前，在人类发明口述故事的传统，用语言将信息代代相传之前，一个原始人能够保存的最长时间记录是他在自己大脑中用长期记忆的形式保持的记录。这些记忆印在每个人的新皮质上，包含了他们每个人在一生中的人生轨迹。但是，由于一个人一生的记忆中只有小部分可以被有意识地回忆起来，或者像我们的行话所说的那样，哪怕是重建一个人的生活史都注定是不完整、断裂和有偏见的。然而，神经生理学机制的出现，使长期记忆被嵌入神经元组织中，并能够在一生中保持储存，供未来回忆。这标志着有机物保持时间的自然过程发生了根本的变化。

持久的长期记忆对我们的原始人类祖先和我们自己的现代生活产生了巨大的

影响，当这种特殊能力因神经系统疾病或脑部创伤而丧失时，就可以清楚地说明这一点。亨利·G. 莫莱森（Henry G. Molaison）的案例在神经科学文献中被称为"患者莫莱森"，这是迄今为止最具代表性的案例之一。莫莱森从 10 岁起就患有轻微的癫痫，由于癫痫发作的恶化，他成年没多久就已经完全丧失了基本生活能力，当时可用的抗癫痫药物对他也不起作用了。作为改善病情的最后尝试，1953年莫莱森接受了广泛的放射性神经外科手术，切除了内侧颞叶的大量皮质组织，这是他癫痫发作的根源。该手术的结果是，除了位于内侧颞叶的其他关键结构外，莫莱森的海马的双侧有相当大的体积被消融了。

从这个神经外科手术中康复后，莫莱森开始出现严重的失忆症。在术后初期，莫莱森不记得每天照顾他的工作人员，也记不起自己住院期间发生的任何事件。虽然他的注意力、智力和性格都没有受到影响，但很快大家就发现，莫莱森无法将他所需要的或在脑海中有过的任何新信息纳入长期记忆。当莫莱森与一个他刚认识的人进行对话时，这种记忆缺陷的最惊人之处就体现出来了。尽管他能够与新认识的人建立对话和互动，但几分钟后，莫莱森既不记得这次对话，也不记得与他对话的人。

莫莱森的特殊情况被称为顺行性失忆。基本上，他无法创造新的长期记忆，然后再回忆起来。尽管他能够学习执行一些新的运动和感知任务，但他根本不记得自己曾学习过做这些重复的动作，也不能口头描述这些经验或他与实验人员之间的互动。

这还不是全部。

虽然他在手术前几年的大部分记忆都被保留了下来，但莫莱森无法回忆起他以前生活中的偶发事件，这表明他也出现了某种程度的逆行性失忆。由于这些神经系统的损伤，自莫莱森从全身麻醉中醒来到生命结束，他的大脑停止了对当下的永久记录，几乎就像冻结了时间的流动。

随着创造和维持长期记忆的神经学生理机制的发展，当语言被人类的祖先广泛使用时，生物计时的下一个关键步骤就出现了。由于种种原因，口头语言的出现可以被列为一个分水岭事件，是人类思维的又一次真正的大爆炸。不过，就人类的时间记录而言，通过语言表达自己思想的能力意味着智人社群不再局限于对个人存在的私人历史记录，而可以对他们的传统、成就、情感、希望和愿望进行集体和全面的记录。尽管这种新的集体历史记录仍然需要印刻到个体的神经元组织中才能长期保存，但它确实帮助人类祖先在时间概念方面取得巨大发展。因此，智人部落中口头交流和语言的出现可以被认为是原始的精神记录机制，它催生了建立人类宇宙永无止境的过程，同时重建了存在于大脑之外的宇宙。因此，很久以前，历史是围绕着一个火堆诞生的，老人和妇女向他们的孩子和孙子孙女重复他们从父母和祖父母那里听到的传说和神话，这个过程延续了几千年。这就是为什么我喜欢说，历史和计时是一对双胞胎，它们有一个共同的母亲：语言。

尽管我们经常忽视它，但在全世界的历史上，通过说话或唱歌讲故事的口头传统一直主导着人类的大部分交流策略。例如，在公元前 8 世纪人类开始使用文字记录希腊文化和传统所依循的主要原则之前，构成《伊利亚特》和《奥德赛》的大部分诗歌段落都可能被无数代希腊人背诵和演唱。这种口头仪式如此重要，因此传说柏拉图和苏格拉底都坚决反对用文字记录伟大的希腊诗歌，他们认为这种新的媒介会迅速侵蚀学生的思维能力。苏格拉底认为，学生会因为有了书面记录变得懒惰，他们会逐渐放弃通过口头重复学习诗句和熟记诗句的传统。我们将在第 12 章中看到，关于新的传播媒介对人类认知影响的激烈讨论，自公元前 5 世纪以来一直未停止过。

正如我们所看到的，旧石器时代晚期我们的祖先找到了一种新的方式来记录他们的世界观，他们创造了一些方法来重现自己在艺术媒介中的心智抽象，即在地下洞穴的岩壁上作画。这样一来，他们不仅保证了时间在自己的头脑中得到扩展，而且还能保证过去的历史事件有一个持久的视觉再现，可以被今世后代所欣赏。大约过了 350 个世纪，时间记录才从洞穴壁画转移到一种人造媒介中。人们通过观察经常发生的天体事件，如地球围绕太阳的相对运动或月相的节奏，发明了第一批天文历法，引入了一个新的时间标准。苏美尔人和埃及人首先发明了天文历法，后来中国人也发明了天文历法，与公元前 4 000 年左右出现的最早的书面语言记录相吻合。巴比伦、波斯、琐罗亚斯德和希伯来历法紧随其后，表明计时在短时间内成了所有主要人类文化的一项重要事务。

语言，历史和计时这对双胞胎的母亲

书面语言、日历和后来的大规模印刷[①]的引入为人类大脑的同步化提供了强大的新机制。在每一个例子中，尽管彼此不在视线或声音范围内，但多个单体的大脑现在可以通过将他们的思想、见解、想法、疑虑和理论写在纸上，来实现同步。并且由于印刷品的大规模传播，现在一个人可以与更多的人交流，在地理空间和历史时间上都不受限制。特别是纸质书籍，彻底改变了大脑网络可以随着时间的推移而建立、维持和扩大的方式，形成这种脑联网的神经生理学机制与我们在第 7 章中讨论的机制相似。主要区别在于，当这些读者接触到前人留下的书面知识遗产时，多巴胺依赖性地加强了读者大脑在特定时代产生的期望和心智抽象。例如，当我写这一段时，我可以感觉到芒福德等人留下的印刷品对塑造我自己的想法和作品的过程产生了明显的影响。同样，每一位称职的科学家都知道，他们与几十年前或几百年前的思想建立了知识联系，他们的思想在印刷品中不朽，在他们身体死亡后的很长时间内，继续影响和引导某个人的哲学观点、想法和实验议程。这种精致的特性，即跨越广袤时空的同步能力，是人脑所独有的，因此在真正的万物创造者产生知识的能量耗散过程中发挥着关键的作用。

---

① 印刷术最早由中国人发明。德国人谷登堡（Gutenberg）于 1440 年左右发明了铅活字印刷。

我们现在可以从这个关于计时的简短讨论转向空间概念在人类历史上的演变方式。为了证明这一主题跳跃的合理性，我请求招募另一个强大的头脑加入我此刻所属的芒福德大脑。我指的是坎贝尔的大脑，他具有先见之明地写道："正如康德已经认识到的那样，空间和时间，是'感性的先验形式'，是所有经验和行动的先决条件，甚至在我们出生前，我们的身体和感官对此就已经有了某种内在的了解，因为我们正是在这种了解的基础上成长的。与简单地'在那里'的行星不同，我们无法通过独立的观察和分析来获得它们。我们体内承载着它们的法则，所以我们的思想就是围绕着宇宙而形成的。"

当我们在第7章讨论"乘客—观察者"实验时，我简要地介绍了几个基于大脑的机制，用于跟踪一个人在空间中的绝对位置，以及计算相对空间坐标的其他神经生理学方法，例如与奖励物的距离或社会群体成员之间的距离。尽管在过去几十年的大脑研究中，这种基本的神经机制已经在哺乳动物和灵长目动物中得到确认，但很明显，在几百万年前，我们的人类祖先也有这种机制。但是，从人脑的角度来看，空间的概念在智人出现后也有了极大的扩展。智人的空间概念超越周围自然环境的最早方式之一，可能是通过冒险性的迁徙，使我们的祖先走出非洲，来到欧洲和亚洲，然后遍布整个地球。然而，他们这第一次史诗般远征的历史记录只停留在人类祖先早已消失的生物记忆中，因为当时还没有人工媒介来记录这些原始旅行。

在旧石器时代上期，使用地下洞穴作为表达人类新艺术技能的场所，可能也大大扩展了空间概念，因为在一些专家看来，这表明人类祖先认为地下代表了一个全新的空间领域，一个在他们自己的思想深处建立的空间领域，以容纳"来世"的领土。

后来，当天空成为我们的主要灵感时，人类的空间概念超越了地球表面，扩展到了天际。尽管当时没有人知道我们居住的星球是什么形状，以及如果这个星球有边界的话，那么这个边界在哪里。

第 9 章 用空间、时间与数学构建一个宇宙

当第一个永久性人类定居点在新石器时代建立时，土地的空间属性便被永久确立，成为在社区内建立社会分工的一种方式，并在后来成为扩大王国和国王影响力的一种方式。通过征服和战争实现的领土扩张，以及利用皇家工程师和建筑师开展的大规模建设，成为古代文明的运作方式，以及统治者对本国和邻国加强统治的手段。空间已经成为一种商品、一种精神货币，它将社会、经济和国家权力交给那些征服、占领和重塑空间的人。

数千年后，当空间开始用数学术语进行编码时，发生了一个重大转变。大约在公元前 4 世纪末至公元前 3 世纪初，居住在埃及港口城市亚历山大的希腊数学家欧几里得提出了几何学（古希腊语中的"地球测量"），这是一项非凡的心智成就。欧几里得的经典多卷几何教科书《元素》(Elements)可能受到古巴比伦文献的影响，在接下来的 20 多个世纪里一直是唯一的空间量化数学表述，直到德国数学圣地哥廷根大学的德国数学家黎曼在 19 世纪中期提出了非欧几里得几何——黎曼几何。黎曼几何研究具有黎曼度量的光滑流形。在它出现后约半个世纪，爱因斯坦在其广义相对论的公式中采用了这种多维空间的新观点，这才使黎曼几何变得广为人知。

但在爱因斯坦提出空间和时间可以融合为一个时空连续体的宇宙观之前，其他的革命重塑了人类的空间观，将其范围从极其微小延展到极大。

心智抽象的转变在推动欧洲从中世纪迈入文艺复兴的过程中再一次发挥了关键作用，这一次是在空间的扩展和重新定义的过程中。这一深刻转变将人类带回了主流宇宙观的中心，同时也改变了普通人对空间的认知方式。正如历史上经常上演的场景一样，这种转变改变了艺术家，特别是画家对空间的表现形式。我想再次借用芒福德的话来强调在这一转变过程中，空间表现发生了多么大的转变。"在中世纪，空间关系往往以符号和价值的形式来表现。城市中最高的物体是教堂的尖顶，它指向天堂，主宰着所有比它小的建筑，因为教堂支配着它们的希望和恐惧。空间被任意分割，以代表 7 种美德、12 个门徒、10 条戒

律或三位一体。如果没有对基督教寓言和神话的持续象征性引用，中世纪空间的理性将会崩溃。"

这就解释了为什么在中世纪的绘画中，绘画者会用人物的大小来表现他在社会群体中的重要性。今天看来，其中一些画作给人一种奇怪的感觉：在同一个视觉平面中的人物本该被画成同等大小，但比如其中一个是圣人或神父，那么他们就会比其他人大。通过在他们的画作中把发生在几百年前与基督的生活有关的场景与临时图像混合在一起，中世纪的艺术家在同一空间领域内会融合多个时间纪元。比如，芒福德提到的波提切利的《圣泽诺比乌斯的三大奇迹》(*The Three Miracles of Saint Zenobius*)，该作品在一个城市中融合了三个不同的时间阶段。在总结这种中世纪的空间观时，物体可以毫无逻辑地出现或消失，或者在场景中被置于尴尬甚至是不可能的位置。芒福德总结说："在这个象征性的时空世界里，一切要么是谜团，要么是奇迹。即使时间的真正秩序才是永恒，然而事件之间的连接纽带是宇宙和宗教秩序；空间的真正秩序是天堂。"

给了这种根深蒂固的空间描绘艺术传统以及其他存续千年的中世纪制度的强大打击的是一种新心智抽象的成功。因此，它成为人类思想史上重大革命的又一个例子。在公元前5世纪希腊人迈出的一小步之后，普通人对人类宇宙中心的认知实现第二次重大提升是在公元14世纪至17世纪的欧洲。除此之外，人类这史诗般的重生——不再是不知悔改的罪人，而成了现在新的宇宙主角中心，意味着必须在空间上重新构建自然世界的表现形式。从现在开始，空间将不再被视为和表现为神圣秩序的附属品。相反，世界必须从人眼的角度来描绘。在这种新背景下，透视原理的发现及其在意大利创建的全新画派中的应用，在彩色画布上催生了一个新的世界秩序的视觉投射：一个由人脑看到并填充的世界秩序。现在由大脑自己的视角引导着画家的手，使用对比强烈的颜色和阴影来模拟再现周围世界。在人类自己的头脑中酝酿了近千年之后，最终，这种新的洞察力被释放出来，传播到数百甚至数千人的头脑中，使这些大脑同步成为脑联网，通过其连贯的集体创造性和勇气，催生了后来我们称之为意大利文艺复兴的文化运动。芒福德评价道："14世纪至17世纪，西欧的空间概念发生了革命性变化。作为价值层次的空间被作为量值系统的空间所取代……身体并不作为绝对量值单独存在：它们与同一视觉框架内的其他物体相协调，并按比例创建。为了实现这种比例，必须对物体本身有一个精确的表述，是画面和图像之间的逐点对应……对透视的采用给画面带来了深度，让头脑中有了空间距离。"

作为宇宙的新中心，人类重塑了自己周围的世界，并将其描绘出来：先是在他们的头脑中，而后是在我们至今仍欣赏有加的画布上。你可以花些时间欣赏一下文艺复兴时期的天才们用大脑和双手完成的杰作。

为了进一步证实这种来自天堂的自由，我们可以看一看与文艺复兴时期的艺术完全不同的流派：制图。在过去的希腊和穆斯林地图绘制者的基础上，到1436年，新文艺复兴的空间观已经影响了制图师绘制地图的方式。随着纬度和经度的出现，地球上已知的空间都被赋予了精确的二维位置。新一代公海导航地图和星盘、星历、罗盘和十字测天仪（18世纪六分仪的前身）等新技术的出现，推动葡萄牙和西班牙的先驱航海家开启了15世纪至16世纪探索海洋的伟大时代，是文艺复兴时期空间观扩展的又一重大推动力。突然间，在西欧几个世纪的内陆虔诚忏悔之后，探索当时完全未知的广阔的地球海洋空间的延伸和边界以及它们所隐藏的财富，成为欧洲冒险家们最痴迷的事情。鉴于他们史诗般的航海规模，有人会说，直至今日，这些欧洲人的罪行仍尽人皆知。在一些情况下，他们对地球未知空间的探险导致了可怕的对世界各地原住民的种族屠杀。哥伦布、瓦斯科·达·伽马（Vasco da Gama）、佩德罗·阿尔瓦雷斯·卡布拉尔（Pedro Alvarez Cabral）、阿美利哥·韦斯普奇（Amerigo Vespucci）、埃尔南·科尔特斯（Hernán Cortés）、弗朗西斯科·皮萨罗（Francisco Pizarro）和麦哲伦等人没有忘记这个可怕而悲惨的污点，他们的行为对中世纪大家头脑中关于地球空间的真正概念产生了革命性影响。难怪韦斯普奇、哥伦布和卡布拉尔登陆的新领土被称为"新世界"。就中世纪欧洲人对地球空间的概念而言，美洲的发现相当于21世纪在遥远的太阳系中发现一颗新的系外行星。

这些新领土如此陌生，欧洲法院对在新大陆发现的动物、植被和食物储备的巨大多样性深感震惊，更不用说其本地居民和他们的文化。但是，"使节"从新大陆给国王和王后带回的数量惊人的金银和宝石很快便平息了他们的震惊。

对于16世纪的王室来说，新世界的空间而不是时间，意味着金钱。

就人类的空间观念而言，从15世纪中期到17世纪中期的200年是相当动荡的时期。如果说新大陆的发现还不够震撼，那么由哥白尼、开普勒、伽利略、牛顿、罗伯特·胡克和列文虎克等人的独特思想和发现同步化所产生的思维定式，无疑是整个人类历史上空间概念的超新星爆炸般震撼事件之一。只有在19世纪末至20世纪中叶，爱因斯坦的广义相对论和量子力学的引入带来的空间扩张，才能与该事件匹敌。

当哥白尼从他的故乡波兰来到意大利，进入博洛尼亚大学学习时，15世纪到17世纪脑联网智慧的影响开始显现出来，在历史上最具讽刺意味的发展中，他后来被授予所有领域的教会法博士学位。在生命的头几十年里，哥白尼通过分析自己的天文观测测量结果和广泛阅读希腊和穆斯林天文学家的作品，发现公元100年左右提出的经典托勒密太阳系模型中存在着严重的缺陷，该模型认为地球不仅处于太阳系的中心，而且处于宇宙的中心静止不动。尽管托勒密通常被认为是这种地心说的创造者，但他的模型实际上体现了在他之前几个世纪的多位天文学家在希腊开发的类似模型的改进版。尽管有这种明显的共识，但其他希腊天文学家，如亚里士多德，对地球处于中心的想法就曾表示怀疑。这些怀疑被记录了下来，而且很可能一直保留到了哥白尼生活的时代。

在支持地心说的托勒密模型中，所有的星星、太阳系的行星、月亮和太阳本身都围绕着静止不动的地球转动。5个世纪前，关于地球在宇宙中真实位置的讨论带有浓厚的政治和宗教色彩，对那些需要全盘接受地心说这种中世纪核心心智抽象的机构来说，情况尤其如此。我这么说是因为对于西欧的中世纪社会来说，地球作为整个宇宙的中心所占据的独特空间位置不仅仅是一个抽象的天文或科学问题，它成了明确的证据，验证了那个时代人们最珍视的两个信仰。人类作为上帝特权后代的独特性，以及天主教会及其代表（如红衣主教、主教、修女和牧师）作为上帝在地球上唯一真实代表，这在当时是无可争议的。在这种情况下，托勒密提出的以地球为中心的宇宙模型就成为天主教会强大统治力的象征，它被顽强而残酷地捍卫到最后 1 毫秒，就算它不可避免地产生了很多人类的痛苦，很多生命为此牺牲。

尽管今天人们很容易蔑视这种外在的地心主义宇宙观，但我们必须认识到，在长达 15 个世纪的时间里，托勒密模型经常被用于生成无数的天文学预测行星轨迹，其准确程度令人惊讶。正如物理学家李·斯莫林（Lee Smolin）[1]在《时间重生》(*Time Reborn: From the Crisis in Physics to the Future of the Universe*) 一书中谈到的那样，通过采用天圆地方的概念，并遵循穆斯林天文学家提出的一些修改意见，托勒密模型可以预测行星、太阳和月亮的位置，误差很小，只有 0.1%，也就是千分之一！

哥白尼在一本从未正式出版、但在 16 世纪初的学者中广泛流传的名为《评注》(*Commentariolus*) 的约 40 页专著中，写下了相当于他对科学的决定性和持久性贡献的序言，即在他 1543 年去世前出版的名为《天体运行论》(*De Revolutionibus Orbium Coelestium*) 中的言论。在这部著作中，哥白尼凭借半个多世纪的研究，凭自己的天才之举将地球及其所有的人类居民、动物、山脉、海洋、沙漠、新旧世界，以及整个天主教教会及其官僚机构从宇宙的中心驱逐出去。取而代之的是，哥白尼在太阳附近建立了整个宇宙的新中心。在这个新的宇宙中，地球围绕太阳转动一圈大约需要公历一年的时间。地球的自转解释了我们所经历的昼夜循

---

[1] 李·斯莫林在《李·斯莫林讲量子引力》一书中，围绕"时间和空间的本质是什么"以及"观察者与他们观察的系统有着怎样的关系"两个问题展开探讨。该书中文简体字版已由湛庐引进、电子科技大学出版社出版。——编者注

环。哥白尼还推断出，比起地球与恒星之间的距离，地球与太阳的距离可以忽略不计。

哥白尼没有活着见证日心说的影响如今是多么深刻和广泛，也没有见证天主教会对它的反应是多么粗暴。坎贝尔在总结哥白尼和他的弟子们所引起的震惊时写道："哥白尼提出的是一个眼睛无法看到但只有心智才能想象的宇宙：一个数学化的、完全看不见的构造，只有天文学家才感兴趣，任何其他人都无法看到和感受到，他们的视线和感官仍然被锁定在地球上。"

然而，尽管教会偏爱地心说，并让捍卫日心说的人最终做出了牺牲，日心说仍占上风。意大利多米尼加修士布鲁诺是哥白尼的弟子，他敢于提出遥远的太阳只是恒星，地球等行星围绕太阳运行，他的命运就是教会对哥白尼的新宇宙学模型反应的最著名的例子。由于提出"异端邪说"，布鲁诺被神圣的宗教所审判并定罪。1600年，在意大利文艺复兴中期，他被烧死在火刑柱上，作为对他"罪行"的惩罚。

德国天文学家开普勒接过了哥白尼的接力棒，他是扩大人类空间认知的下一位主要贡献者。开普勒利用人类历史上最后一位伟大的裸眼天文学家——丹麦人第谷·布拉赫精心收集的专业观测数据，集中全部精力试图解释托勒密模型用于预测火星轨道时产生的一个小差异。根据托勒密预测中的这个小错误，开普勒推导出一个全新的心智抽象，以数学语言的形式描述行星如何围绕太阳运行。根据他的行星运动定律，他证明了太阳系的所有行星都沿着椭圆形而非圆形的轨道围绕太阳运行。

开普勒的影响比人们想象的要深远得多。我这么说是因为开普勒通过他的工作将他那个时代最成功的空间心智抽象——欧几里得几何扩展到了天上。这反过来又赋予了哥白尼的日心说更高的数学精确性，因为在此之前，即使是哥白尼也曾用外行星来解释火星轨道缺乏圆度的问题。开普勒的优秀解决方案也为另外两位天才的工作创造了条件，他们就是伽利略和牛顿。

人们普遍认为，伽利略是经验物理学多个领域的开创者，包括基于工具的观测天文学。他还发明了科学研究的程序，这种程序至今仍在使用，也就是科学方法。他对银河系、木星的天然卫星、金星的相位以及月球上的太阳黑子、陨石坑和山脉进行了开创性的观察，而这正是对望远镜这一出现在文艺复兴时期的两种最强大的空间扩张新工具之一的常规利用。同1595年发明的显微镜一样，1608年，得益于镜片生产工艺的完善，望远镜问世。与技术史上的许多其他例子一样，透镜工业也得益于几个世纪前的技术进步：由于欧洲各地教堂的窗户对彩色玻璃板的需求永无止境，12世纪和13世纪的玻璃生产行业出现了大幅增长。随着13世纪威尼斯附近穆拉诺玻璃厂的建立，意大利文艺复兴送给人类一份礼物，它永远改变了我们探索不同空间范围的方式：从非常大和遥远的领域到非常小和近的领域。有了显微镜和望远镜，人类可以观察以前从未探索过的空间领域，并因此而反思和惊叹。

显微镜的出现使空间的可见界限突然扩大到微米级的范围。在这个微观世界领域，胡克能够观察、识别并命名动物和植物组织的关键功能单元：细胞。1665年，胡克在《显微术》(*Micrographia*)一书中描述了这一发现和其他发现。在读完胡克的书后，没有受过学校教育或正规科学教育的荷兰商人列文虎克决定学习如何生产透镜并制造自己的显微镜。这项工作的努力成果便是，纯粹是受自己的求知欲驱使，列文虎克用自己的唾液取样，用自己的显微镜发现了细菌以及大量的微小寄生虫和其他生命形式的存在。

令人们惊讶的是，胡克、列文虎克和其他显微镜专家的工作很快表明，存在着一个巨大的微观世界，其丰富性和多样性不亚于肉眼看到的世界。人们很快发现，人脑是由数十亿个微小细胞组成的网状结构，这些细胞就是神经元。

伽利略用望远镜对行星、太阳和遥远的恒星进行了天文观测，他支持布鲁诺的观点，即这些恒星基本上与太阳相似，都类似于天体熔炉。这一观点进一步扩大了人类对天体空间的认知，达到了望远镜辅助的人眼可以看到的极限。同时代的开普勒和伽利略谈到了理解宇宙的可能性，特别是通过使用开普勒所依赖的在17世纪出现的新的心智抽象：数学。数学是自那时起就用于描述我们周围和内部存在的所有东西的加密符号语言。

伽利略证明了，抛出去的所有物体，无论多重或多轻，都以恒定的加速度向地面下落，遵循一条类似的曲线，即抛物线，这个过程可以用一个简单的数学方程来描述。伽利略首次提出了这样的观点：在地球表面通过抽象的数学思维和智慧得出的规律也适用于宇宙中更大的区域。大多数人还不知道，但至少在伽利略的心目中，空间的范围已经爆炸了好几个数量级。

伽利略去世当天，一个将实现伽利略原始研究计划中一个重要方面决定性飞跃的人诞生了，他把仅由人类头脑的内在电荷动力学得出的数学抽象概念和对象转化适用到整个宇宙的规律。作为永远改变了人类空间感的另一位杰出成员，牛顿通过引入重力概念，将人类的思维投射到从未到过的空间领域，即已知和未知宇宙的广阔领域，这些领域的界限直到今天依然神秘。

要描述牛顿的心智成果的真正规模是很困难的。牛顿的万有引力定律在提出后的两个世纪里，仍然是对自然界中最基本形式的力的第一个也是唯一的解释。在宇宙的任何地方，万有引力定律都适用。这样一个震惊世界的发现可以只用一个简单的公式来描述，这在几代人看来，便是人类理性思维对神秘主义史诗般胜利的最为明显的一个例子。在适当的时候，牛顿物理学成为一枚自推进的火箭，将唯物主义弹射到了今天在科学中仍然占据的主导哲学地位。

牛顿发现的伟大见解之一，以及他对伽利略观点的戏剧性扩展方式，是认识到"轨道运动是一种下落的形式"。通过理解这一点，牛顿成功地将伽利略关于地球上物体下落的结论与开普勒的平面运动定律统一为一个优雅的概念：引力。

第 9 章　用空间、时间与数学构建一个宇宙

牛顿的模型对宇宙的运行方式做出了更多预测。首先，在牛顿的宇宙中，空间是给定的，是一个绝对的实体，不需要对其起源、性质或行为做任何解释。它就在那里，由宇宙和它所包含的一切（包括人类）创造。这种观点也意味着，空间对数学家来说也是不小的探索空间，尽管按照牛顿的说法，他们根本就不应该担心这个问题。空间的存在是为了支持作用在物体上的力的完美展示，以创造精确的运动。因此，我们应该让它静悄悄地完成它的工作，不给我们自己制造任何不必要的、烦人的数学难题。

也许更令人震惊的是，在牛顿的宇宙论中，时间没有门票，无法进入天体表演。在牛顿的宇宙剧场中发生的所有事件都是完全确定的。这意味着，给定系统的初始条件和作用在某个物体上的力，人们通过应用牛顿运动定律，可以推导出物体的加速度、运动方向和整体轨迹，继而直接预测该物体未来的全部运动。换句话说，如果知道系统的初始条件、力，然后使用牛顿运动定律，甚至在物体到达那里之前就可以直接计算出物体的接下来的位置。这就是为什么在牛顿的宇宙中没有任何形式的意外；没有什么是留给机会的；在未来到来之前，进入未来的每一步都提前很久且被很好地预测了。用我在第 6 章做的计算类比，牛顿宇宙就像一台图灵机，一台数字计算机，给定一个输入和一个程序，人们总是得到相同的结果，而时间对这个结果没有影响，因为它的流动既不改变计算机程序，也不改变计算机读取原始输入的方式。此外，像数字计算机一样，在牛顿宇宙中，人们可以像转身一样轻松地逆转时间；给定某个运动结果，通过逆转我们应用于运动定律的方向，可以恢复导致该特定运动的初始条件。

牛顿的自然观被称为决定论，它认为所有的自然现象，包括人类自己的意图，都可以由明确的原因来决定。法国数学天才拉普拉斯认为"如果给他宇宙中所有原子的精确位置和运动，以及它们所受力的精确描述，他就能完全准确地预测宇宙的未来"，没有人比他能更清晰地定义采用基于牛顿宇宙核心公理的确定性哲学思维框架的后果。

还有一些科学家也认同牛顿的观点：哥白尼、开普勒和伽利略的宇宙模型本质上都具有绝对空间和永恒性的相同属性。牛顿的宇宙也没有观察者的角色。事情只是发生了，与任何人或任何其他事物是否在场观察无关。

19世纪末至20世纪前20年，人类经历了一次对空间概念的重新扩展和重新定义。同17世纪的情况一样，空间概念再次向两个主要方向爆发：向非常大的方向发展，定义整个宇宙的数十亿光年；反之，向非常小的方向发展，定义原子世界的纳米（1×10^{-9}米）和埃米（1×10^{-10}米）。我们先来简单地了解一下大的爆发。

空间，从定义、扩展到重塑

在20世纪最初的20年里，爱因斯坦革命性的心智抽象单枪匹马地改变了相对运动、空间和引力的主流观点，并在此过程中创造了一个与牛顿想象的截然不同的宇宙。随着1905年狭义相对论的发表，爱因斯坦把观察者的参考点带到了中心舞台。他通过研究两个相距甚远并以不同速度运动的观察者是否认同相隔甚远的两个事件是同时发生的问题来做到这一点。在提出这个问题时，爱因斯坦深受奥地利著名物理学家恩斯特·马赫思想的影响，他认为宇宙中的所有运动都是相对的。换句话说，事物的运动是与其他事物相关的，而不是独立的。爱因斯坦的天才之处在于，他意识到，如果采用马赫的相对运动观点，并在此基础上增加一个更基本的假设，即光速是一个普遍常数，这意味着任何一对观察者，无论他们相距多远，只要测量它，就会得到相同的数值（299 792千米/秒），时间和空间都不能再被视为绝对实体。面对这种困境，爱因斯坦毫不犹豫：他彻底放弃了牛顿的时空观。爱因斯坦认同保罗·哈尔彭（Poll Halpen）在《爱因斯坦的骰子和薛定谔的猫》（Einstein's Dice and Schrödinger's Cat）一书中恰当地称这些基本概念"更具可塑性"这种说法。在这样做的过程中，爱因斯坦发现，时间和对发生在彼此之间相距很远的事件同时发生的判断是相对的和模糊的。

第9章 用空间、时间与数学构建一个宇宙

用来说明爱因斯坦狭义相对论的经典例子是基于两个观察者的相互作用，例如有两个双胞胎兄弟，其中一个乘坐飞船以接近光速的速度飞行，远离地球，他的兄弟一直在那里等待他回来。每人旁边都有一个时钟，他们可以通过它来测量经过的时间。在这些条件下，如果在地球上的弟弟能看到他的哥哥位于遥远的、快速移动的飞船内的时钟，他将证实那里的时间比他自己位于地球表面的时间流速要慢。这种时间膨胀效应众所周知，就像传统意义上的老去一样，这意味着，在返回地球时，宇航员会发现他在地球上的弟弟比自己老得多。有趣的是，从他们各自的大脑角度来看，时间会像往常一样流逝，就算一个人留在地球上，而另一个人在飞船上飞行。

同样的道理，如果在地球上的弟弟设法用一个非常强大的望远镜来评估他哥哥在旅途中乘坐的宇宙飞船的长度，他将注意到，当飞船接近光速时，它已经缩短了一点。这种长度收缩基本上意味着，当运动速度接近光速时，空间本身就被压缩了！

换句话说，爱因斯坦的狭义相对论表明，判断两个事件的同步性不是一件小事，因为两个相距甚远的观察者，以不同的速度旅行，他们的评估会有分歧。这个难题不仅给双胞胎兄弟的时钟同步带来了一些混乱，还进一步打破了宇宙中绝对时间概念的存在。更令人不安的是，爱因斯坦的狭义相对论使人们对客观地辨别两个相距甚远的事件是否有任何因果关系产生了疑问。用斯莫林的话说就是："对于观察者不同意的问题，如两个相距甚远的事件是否同时发生，没有正确的答案。因此，关于同时性不可能有任何客观的真实性，关于'现在'也不可能有任何真实性。同时性的相对性对'时间是真实的'这一概念是一个巨大冲击。"

斯莫林继续说道："因此，就狭义相对论基于真实原则而言，（爱因斯坦提出的）宇宙是永恒的。它在两种意义上是永恒的：没有任何东西与当下时刻对应，最深刻的描述是整个（宇宙）历史的因果关系。由因果关系给出的宇宙历史图景

实现了莱布尼兹的梦想,在这个梦想中,时间完全由事件之间的关系来界定。关系是唯一与因果关系相对应的现实。"

通过提出这个永恒的宇宙,爱因斯坦完成了由他的大脑伙伴伽利略和牛顿发起的"政变",建立了所谓的块状宇宙,在那里时间基本上被视为另一个空间维度。1909 年,爱因斯坦发表他的理论仅仅 4 年之后,他之前在苏黎世的一位教授——数学家赫尔曼·闵可夫斯基(Hermann Minkowski),对爱因斯坦的狭义相对论提出了几何描述,使块状宇宙的理论得到更多支持。闵可夫斯基将传统的三维空间与时间相融合,创造了一个四维时空连续体,可以用几何学术语解释宇宙的所有运动。

物理革命,让空间的范围爆炸好几个数量级

突然间,数学家眨眼之间,一种瑞士式的心智抽象,即时空连续体,使时间从整个宇宙中完全消失了。

斯莫林再次引用了伟大的数学家赫尔曼·威尔(Hermann Weyl)的话,完美地给出了隐喻。威尔在回顾爱因斯坦的成就时说:"客观世界就是这样,它没有发生。只有在我的意识的注视下,沿着我身体的世界线向上爬行时,世界的一个部分才会作为空间中稍纵即逝的图像出现,在时间上持续不断地变化。"

现在你可能已经猜到了,作为一名神经科学家,我为什么要带你深入了解爱因斯坦进行革命性研究的心智框架。请将威尔的话在你的长期记忆中保留一段时间,后面我们还会说到。

如果说还有什么障碍阻碍了爱因斯坦对宇宙进行更深入的数学描述的决心,特别是包含对引力的观点,那么闵可夫斯基对狭义相对论的数学处理的广泛影响

和彻底接受很可能使爱因斯坦走到了边缘。

在接下来的 10 年里，爱因斯坦痴迷于寻求对宇宙的新的几何学描述。这一史诗般探索的最终结果被称作广义相对论。通过采用描述多维曲线或流形行为的数学，即黎曼几何，爱因斯坦又进行了多次创新。他的心智抽象所引发的第一场重大革命引入了这样一个概念：宇宙的折叠，即闵可夫斯基的时空连续体，不是刚性或固定的，而是动态的。这意味着，它可以弯曲和折叠，从而允许波的传播。但是，穿越宇宙时空连续体的波的来源是什么？导致牛顿宇宙瞬间消失的答案再令人震惊不过了：引力！

爱因斯坦延续了扩大物体下落概念的运用范围这一传统，他提出，引力并不是以牛顿在万有引力定律中描述的两个物体之间的吸引力这一形式在整个宇宙中表现出来的，而是由行星和恒星的质量造成的时空连续体弯曲。斯莫林对此观点有一个很好的描述："行星绕着太阳运行并不是因为太阳对它们施加了力，而是因为太阳巨大的质量弯曲了时空的几何构造，所以沿测地线，即球体或曲面中两点之间的最短路径，绕着太阳弯曲。"

引力波，让宇宙发生连续的弯曲与折叠

在爱因斯坦理论的宇宙中，引力波是由遍布宇宙的巨大质量天体的运动产生的，并在其中携带了关于这个天体"舞蹈"的最小细节的信息。更为壮观的是，由于引力波是在我们的宇宙大爆炸后产生的，因此找到探测引力波的新方法可能会为我们提供在光子去耦时期之前发生的宇宙事件的独特记录，即所谓的重组纪元期间，光子可以被发射并以光的形式辐射出去，然后迅速被其他粒子重新捕获。在这种情况下，可以将时空连续体比作一个巨大的振动弦系，其永无休止的振荡携带着整个宇宙的历史兴衰记录。最近激光干涉引力波天文台（LIGO）项目首次测量到了这种以微小的引力波形式存在的时空连续体的振动，这一发现

再次证实了爱因斯坦的广义相对论，并令领导该项目的 3 位先驱研究者获得了 2017 年的诺贝尔物理学奖。

爱因斯坦思想的激进化可以从斯莫林的另一句完美的引述中体会到："物质影响着几何体的变化，正如几何体影响着物质的运动。几何体完全成为物理学的一个方面，就像电磁场一样……几何体是动态的，受物质分布的影响，这实现了莱布尼茨的想法，即空间和时间是纯粹相关的。"

与之前的情况一样，通过应用爱因斯坦的广义相对论，物理学家改进了他们对行星围绕太阳运行的轨道预测，特别是对水星的预测。但爱因斯坦的新模型中包含的其他一些深刻的预测让物理学家大吃一惊。例如，当被反转并在时间上向后求解时，广义相对论方程最终会收敛到一个点，在这个点上，空间和时间都不存在了。此时，方程的结果是无穷大，无法被解析求解。这个假设的极限被称为奇点。与我用来描述牛顿宇宙的图灵机比较，这便意味着"爱因斯坦计算机"永远不会停止。在这种特殊情况下，这个假设的奇点标志着许多人认为的我们宇宙的开始：原始大爆炸。

爱因斯坦用他的心智抽象来描述整个宇宙，改变了数学和数学对象的地位，将数学和数学对象提升到了官方科学语言和创世的构造的顶峰。

最后，科学成为新的"神明"，科学家要遵从科学的戒律；所有这些都是用优雅的数学语法在时空背景下写成的。

但时间和空间是从哪里来的呢？

鉴于围绕这一问题的长期历史性辩论，我即将给出的答案可能会被一些人认为是整本书中最有争议的答案之一。然而，正如我在第 8 章中介绍图 8-1 时预计的那样，大脑相对论对时间和空间的起源之谜提供了一个非常直接的答案：它们都是人类大脑的创造物。

尽管最初听起来有些令人震惊，但我现在准备揭示，为什么从大脑相对论的角度来看，时间就像痛苦，空间就像自我意识。我这句话的意思基本上是，最原始的空间和时间概念也是人类头脑创造的心智抽象，以便降低从外部世界获得的复杂潜在信息的维度。此外，我还提出，作为基本的心智抽象，时间和空间的出现是自然选择过程的结果，即通过与自然世界的互动来增强我们的进化适应度。换句话说，通过用时间和空间组成的连续框架填满人类宇宙，我们的大脑提高了我们从物种起源以来在所处环境中生存的机会。

关于大脑时间和空间的起源，我的观点非常简单明了。在外部世界中，我们无法谈论时间或空间的物理表现。事实上，正如我们在前文看到的，对于历史上提出的大多数宇宙学模型，时间和空间要么被认为是绝对量（如在牛顿宇宙中），要么被简化为几何描述（在相对论的情况下）。从来没有人提出存在"时间或空间基本粒子"，没有时间或空间玻色子可以作为物理实体来负责这两个基元的存在和属性。这是第一个我曾经断言的论点，即发生这种情况是因为时间和空间本身在外部世界都不存在。而两者都代表了人类大脑建立的心智抽象，使我们能够理解外部世界中发生的物理状态和物体的连续变化。我们将其视为时间的流逝，或者理解为存在于我们个体化的物体之间的东西。我们称这种东西为空间。与这一观点相一致的是，我们通常根本不衡量时间，只衡量时间的流逝，或"增量时间"。

基于这个简单的介绍，我现在可以解释为什么说时间就像痛苦。简短的解释是因为它们都不存在于外部世界本身。任何外部周边感官都无法直接测量或检测时间和痛苦，而时间和痛苦都是由大脑整合外部世界提供的各种潜在信息的结果。一旦这些信息被整合并与大脑自己的观点相匹配，我们每个人都会将其作为时间和痛苦的原始感觉来体验。从本质上讲，根据大脑相对论理论，时间是大脑建立的涌现属性的表现。

你可能还记得，我在本章开头提到，在引入人工计时手段（如修道院的钟声和机械钟）之前，人们认为时间的流逝是连续的，通过从白天到黑夜的渐进连续过渡来定义一天，从季节的交替来定义一年。这种坏境现象对生物体的影响是我们几十年来研究昼夜节律起源的重点，即生命活动以大约 24 小时为周期变化的过程。在从细菌到植物、动物和人类的所有形式的生物体中，都可以观察到生物昼夜节律，作为一种最大限度地同步关键生命活动与支持生命的变量（如环境氧气水平）的 24 小时周期变化，它可能在自然进化过程中的早期就出现了。因此，为了最大限度地提高生存机会，生物体必须在其生物程序中嵌入一个 24 小时的有机时钟。由于它们在使生物过程适应 24 小时周期方面的关键作用，按昼夜节律变化的外部环境信号被称为"时间提供者"（或英语中的 Zeitgebers）。杰弗里·霍尔（Jeffrey Hall）、迈克尔·罗斯巴什（Michael Rosbash）和迈克尔·杨（Michael Young）获得了 2017 年诺贝尔生理学或医学奖，他们阐明了参与果蝇昼夜节律生成的神经元回路和基因，从而确认了昼夜节律在生命活动中的重要作用。

在像我们这样的哺乳动物中，许多关键的生理过程都遵循昼夜节律，其中包括睡眠周期和激素的分泌。这种昼夜节律的维持是由一个基于大脑的时钟决定的：位于下丘脑的一小群神经元，称为视交叉上核，它产生并分配昼夜节律的节奏，最终将其传达到整个大脑和身体。视交叉上核神经元能够完成这一任务，因为它们可以从动物视网膜上对外部世界的光线存在发出信号的细胞直接接收到信号。此外，一些视交叉上核神经元表现出内源性的 24 小时信号周期，这些信号周期可以在完全黑暗的环境中持续存在。因此，视交叉上核和接受其投射的神经元回路，很可能在我们祖先最初出现的时间中发挥了重要作用。然而，在那个时候，时间被认为是一个连续的实体，根据外部世界的光照水平而逐渐变化。

这种基于大脑的原始昼夜节律钟的存在，为我提供了一个清晰的例子，可以说明外部环境信号，比如阳光强度的变化，如何被人类大脑用于产生时间流逝的体验，这种体验对所有人来说十分常见。事实上，时间的流逝可以由我们的大脑从任何持续变化的过程中产生，无论这个过程是在外部世界中还是在我们的头脑中，情况都是如此。在后一种情况下，时间的流逝自然被认为是一种连续的现象，因为它主要与需要表达哥德尔信息的心智现象相关。这包括我们的情绪和情感，它们可以被嵌入我们唱某首歌或背诵一首诗的节奏中。后者的混合是由另一个心智抽象所引导的：我们的审美。难怪尽管时间很神秘，但它总是在我们的大多数科学理论中占据着关键的位置。这些理论用于解释外部宇宙发生了什么。

昼夜节律的起源也有助于理解本章开头所描述的所有历史数据，即时钟和所有其他"计时"的人工手段可以影响神经元组织，使其产生时间流逝的离散体验。事实上，作为一个物种，几个世纪以来，人类一直被人为暴露在 1 秒钟、1 分钟或 1 小时的人工概念中，我们每个人都能体验到这些时间测量中的每一种感觉，尽管我们没有意识到它们是由人造技术和心智抽象创造的人工造物，正如我们在前文看到的那样。

宇宙中的一切都是人类大脑的造物

就像大脑创造的时间一样，空间的概念也可以归因于真正的万物创造者。简而言之，我们对空间的感觉不过是大脑的一种推断，推断我们可以在看到的物体之间找到什么，能从外部世界的背景中分离出来的物体之间找到什么。从这个意义上说，空间的产生背后的神经生理学机制非常类似于那些赋予大脑以汇编各种感觉输入（触觉、本体感觉、视觉等）的能力，以产生自我意识和占据一个与外部世界分离的有限身体的生动体验。

脑机实验室

人脑如何构建共同空间概念

下面我将通过一个简单的例子介绍人脑如何构建我们共同空间概念的假说。在我写这段话的时候，我可以用我的余光来观察放在我桌子上的一杯水。自从汉斯·盖革（Hans Geiger）和欧内斯特·马斯登（Ernest Marsden）于1908年至1913年在曼彻斯特大学物理学家、诺贝尔奖得主欧内斯特·卢瑟福（Ernest Ruthenford）的实验室进行了开创性的实验以来，我们就知道，构成玻璃和水的原子，即我现在感知到的不同的连续实体，基本上由一个非常微小但质量较大的原子核、一团电子云和大量的空隙组成。这意味着，每个原子内部大部分都是空的。经典的盖革—马斯登实验揭示了这一基本的原子结构，表明当一层非常薄的金箔被一束 α 粒子（由两个质子和两个中子形成的氦核）轰击时，大部分粒子穿过了金属。然而，你我和所有人类同胞，以及地球上的其他动物，都感觉到玻璃和水占据了这个世界上的一个连续的三维空间。就像我现在所做的那样，当我们看它们时，并不会觉得它们中间有空隙；我们只看到一个连续的结构，尽管它们中的每一个在原子水平上都存在巨大的空隙。

对于大脑相对论来说，我们所称的空间基本上是我们大脑的产物，是由神经元回路创造的心智抽象，是让我们能够理解呈现在面前的场景的一种方式，特别是单个物体是如何相互定位的。如果我们能够接受一件事，即我们所感知到的玻璃和水的特殊宏观属性，即水的流动性或玻璃表面的光滑度是无法预料的，如果我们分析构成水或玻璃的单个原子或甚至小的原子组的属性，就不会觉得这种新兴的空间概念如此奇怪了。换句话说，当由原子构成的结构从其自然的纳米尺度投射到我们生活和感知事物的宏观世界时，我们会体验到物体的属性，如水的"流动性"或玻璃的"光滑性",这些属性是无法通过对其单个原子的任何透彻描述得出的。产生这种效果的系统被称为复杂系统,作为其元素相互作用的结果而出现的结构被称为涌现属性。因为我们的大脑倾向于产生抽象的东西,所以它们不断地产生像水的流动性和玻璃的光滑度这样的涌现属性。这意味着我们在日常生活中的体验依赖于大脑解释这种复杂系统提供给我们的潜在信息时产生的涌现属性,或者说取决于这种涌现属性。

到此为止,我们谈论的是公认的概念:复杂系统、涌现属性。到 2019 年,这些概念已不再引起重大争议,尽管它们在不远的过去确实引起过重大争议。经过对这个问题的深入和认真思考,我逐渐认识到,我们的大脑一直在忙着生成新的属性,以构建对我们有意义的外部世界的连续表征。考虑到这一点,我想到了这样一个问题:如果没有像我们这样的观察者,也就是说,如果不是大脑正在积极地尝试理解外部世界,以提高我们的生存机会,那么,我们如何能够立即体验到涌现属性呢?借用物理学家朱利安·巴伯(Julian Barbour)在《时间的尽头》(*The End of Time*)一书中提出的一个隐喻,我们考虑另一个具体的例子——猫,来说明巴伯的永恒宇宙论的核心。在量子层面上,一只猫只不过是一个巨大的原子集合,以一种特定而相当复杂的分子排列方式放置。每时每刻,这堆巨大的原子呈现不同的状态或构型,从原子尺度来看,这并不意味着什么。然而,在我们的观察层面上,甚至可能是从一只可怜的老鼠的观察层面上来看,猫是一个完全不同的野兽:一个活生生的生命,我们把它当作一个连续的实体来体验,它可以跳跃、奔跑、抓挠我们,偶尔会平静地坐在我们的腿上,只要我们行为得当,就给予我们抚摸它的特权。

有了这个比喻,我的第一个想法是,要解释为什么我们在观察组成一杯水或一只猫的原子堆时没有体验到任何内部空间的空间,而是在这个宏观层面上感知到连续的物体,这就必须考虑人脑,尤其是我们的视觉系统,在面对外部世界中出乎意料的不连续性时的反应方式。

多模态校准，给予每个人对外部世界的共识模式

与这种偶然性相关的一般神经生理现象被称为视觉填充。要理解这一点，你需要记住我最喜欢的一句格言："见先于看。（We see before we watch.）"用这句话来强调，我们的相对论大脑总是依靠自己的内部世界模型来决定它们在不久的将来会看到什么。视觉上的填充现象清楚地表明了这一基本特性（见图 9-1）。虽然图 9-1 中没有画出白色的三角形，但你的大脑只是通过结合图像内中断的圆圈和黑色三角形的特殊位置所留下的空隙，便生成了一个与之相对应的图像。有视网膜病变的患者也有同样的填充现象。这就解释了为什么他们通常完全没有意识到自己出现了严重的视觉障碍，直到他们接受眼科医生的测试，或者开始撞到门框或开车撞到车库的边缘。这就是填充现象的本质：大脑基本上将盲点或由视网膜病变引起的盲点与周围的场景元素填充在了一起。

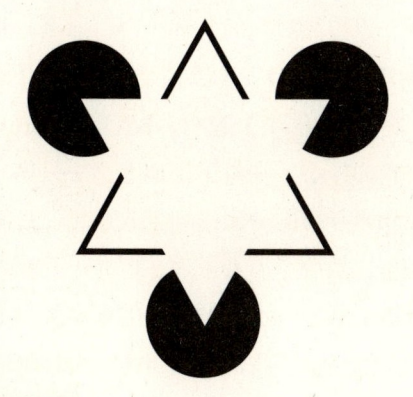

图 9-1 视觉上的填充现象

资料来源：Custódio Rosa。

填充现象也表现在其他感觉通道上，这表明它定义了一种常规的、用来理解某些信息缺失的情景的大脑策略。因此，对我们的大脑来说，世界中间不应该有一个由盲点造成的"洞"。出于同样的原因，我们在谈话中听部分或中断的句子时通常会"填充"单词。通过同样的机制，当以特定的频率发出一连串不连续的

皮肤触觉刺激时，我们感觉手臂被持续触摸。从相对论的角度来看，似乎在新皮质发生的"填充"现象，是神经元电磁场产生广泛的神经元同步力量的另一个例子，它产生了对外部世界的连续模拟描述。

总而言之，这表明，从进化的角度来看，大脑对填充现象的概括是有利的，因为它提供了一种最佳方式，在身体外围的感觉感受器提供的局部信息"空洞"的情况下呈现外部世界。就在我写这段话的时候，巧合的是，一个关于视觉填充的潜在作用清晰地在我身边显现出来。由于我的视线集中在笔记本电脑的屏幕上，所以我几乎没有注意到支架上的 iPad 就在我左眼的周边视野里。突然，我从椅子上跳了起来，因为我清楚地感觉到桌子上有一只蟑螂正朝我爬过来。结果发现，所谓的蟑螂不过是一个在 iPad 屏幕上弹出的广告栏中水平移动的棕色球体。多亏了这个现象的填充，我的大脑将一个无害的棕色球体转化为潜在的威胁——一只北卡罗来纳州的蟑螂，并使我在它爬过来之前跳到一旁。

我认为，视觉上的填充与我们在宏观层面上感知量子层面完全不连续的实体连续性的方式有很大关系。换句话说，如果没有我们这样的大脑，量子世界在投射到我们可以看到的世界时，就不会被感知为连续的实体。然而，为了充分解释这种情况是如何发生的，我们必须引入一种机制。通过这种机制，视觉系统被训练成期待物体的连续性，并将其作为主要的基准或正常的标准，然后努力产生这种连续性。在我们的余生，无论视觉系统在一个场景或物体中观察到什么程度的不连续性，它都会努力产生这种连续性。我相信，人类大脑已经被塑造成这样，首先是在人类漫长的进化过程中，然后是在我们漫长的发育过程中。在后一种情况下，我认为其他感觉形式，特别是触觉，被用来校准我们的视觉，反之亦然。因此，通过实验和错误，我们的大脑通过一个最终解决方案趋于一致，表明物体应该被感知为连续的实体。在这种情况下，我有必要提醒你，在现实中，我们其实从未真正接触过任何东西。由于泡利不相容原理以及任何物体表面的电子都会排斥我们身体表面的电子这个事实（负电荷相互排斥），我们的指尖虽然在微观上非常接近，但从未完全接触到任何物体的表面。这可能是感觉神经生物学中最具讽刺意味的事实之一，我们所有人的触觉体验都不过是电磁排斥的产物。

除了多模态校准之外，在我们出生后不久，大脑可能还受到大量社会互动的影响，这些互动帮助每个人学会了对外部世界的期待这一典型的共识模型。当母亲与婴儿交谈并指导他们生活的各个方面时，比如"小心热水""不要碰刀子的锋利边缘"，她们很可能在帮助孩子的大脑巩固应该如何感知物体的特定模型。综合起来，这些机制——进化、多模态校准和出生后的社会共识，可能解释了我们的大脑是如何产生涌现属性的类型，使我们能够在原子层面上体验到主要由空白空间构成的精细固体和连续的实体。

如果我们把这个假说再往前推进一步，就不难想象，使用类似但略加扩展的大脑填充现象，我们体验到的非常原始的空间和时间概念也可以被视为大脑产生的涌现属性。到目前为止，支持这一假设的最佳证据源于受致幻剂影响的实验对象的报告。例如，众所周知，一些人在致幻剂的影响下报告说，他们周围的空间突然变成液态的。我见过的典型例子是多年前我在医学院读书时听到的报告：一个人在摄入致幻剂几分钟后，突然决定在一个相当坚实的混凝土人行道上跳水，因为他认为那里已经变成了一个游泳池。在《感知之门》(*The Doors of Perception*)一书中，阿道司·赫胥黎（Aldous Huxley）非常详细地描述了服用小剂量的麦司卡林半小时后的感受。当有人问他对周围的空间有什么感觉时，赫胥黎说："这很难回答。的确，视角看起来相当奇怪，房间的墙壁似乎不再以直角相交。真正重要的事实是，空间关系已经不再那么重要，我的头脑正在用空间类别以外的方式感知世界。在平时，眼睛关注的是这样的问题：在哪里、多远、与什么有关。在服用麦司卡林后的体验中，眼睛回应的隐含问题是另一个层次的，对地点和距离不再有太大的兴趣。"

当被要求描述房间里的家具时，赫胥黎这样描述一张打字桌、一把柳条椅和一张放在椅子后面的书桌之间的空间关系："这三件家具形成了一个由水平线、直立线和对角线组成的复杂图案，由于没有从空间关系的角度去解释，这种图案反而更加有趣。桌子、椅子和书桌组合在一起，就像乔治·布拉克（Georges Braque）——与毕加索共同创立立体主义的人，或胡安·格里斯（Juan Gris）的作品，一个静物仍然可以被识别为与客观世界有着明显联系的静物画，但没有深度，没有任何摄影现实主义的尝试。"

当被问及他对时间的看法时，赫胥黎更明确地说："似乎有很多时间，大量的时间，但究竟有多少时间是完全不重要的。当然，我可以看我的表，但我知道我的表是在另一个宇宙中。我的实际体验过去是，现在仍然是一个无限期的持续时间，或者是一个由不断变化的启示录组成的永恒存在。"

后来，赫胥黎回忆他非同寻常的经历时总结道："但就人类的动物性本质而言，我们的任务是不惜一切代价生存下去。为了使生存成为可能，（人类的）思想必须流经大脑和神经系统的'减压阀'。从减压阀另一端出来的是有助于人类在这个星球上生存下去的微弱的意识流。"

大多数人使用像赫胥黎那样的说法，声称通过扰乱大脑，我们只是改变了感知时间和空间的方式，这意味着时间和空间仍然是实体，在外部世界自行存在。这是目前的主流观点。我完全不同意这种解释。本质上，我的假设提出，空间和时间是真正的心智抽象，由我们的大脑通过神经生理机制创造出来，其中便包括填充现象。这很容易让人联想到最初由牛顿的死对头、德国自然科学家、哲学家、数学家莱布尼茨提出的一个想法。莱布尼茨在17世纪认为，空间本身不能被视为一个实体，而应该被视为从物体之间建立的关系中衍生出来的一种全新属性。正如斯莫林在他的书中所描述的那样，一些哲学家也提出了同样的关系观。

我相信，我们对空间和时间的奇特感觉包括在我们的大脑必须创造的"包裹时代"中，以优化我们的生存机会。但正如赫胥黎和其他许多人可以证明的那样，这个由大脑雕刻的时空连续体的精巧结构很容易被扰乱。

我猜现在你可能会问自己，通过普里戈金的时间之箭，或者通过严格执行热力学第二定律，自然界可能会提供一个引导信号，时间可以从中产生吗？因此拥有一个潜在的自然时钟是一回事，而从其中提取时间则是另一回事，二者完全不同。我的论点是，时间需要一个观察者，更具体地说，需要一个观察者的大脑来实现并被感知。此外，根据庞加莱著名的递归定理，在经过一段很长但有限的时间后，演化为特定构型的动态系统最终可能会回到其原始状态。在这种情况下，普里戈金的潜在时间之箭，在一个非常非常长的时间范围内，可能会随着系统返回其原始状态而消失。

第 10 章

数学的肖像是一张人脸,
追寻数学的真正起源

THE TRUE CREATOR OF EVERYTHING

在介绍完我对时间和空间生成是基于大脑的假设之后，我们现在可以继续讨论真正的万物创造者为建立现实和外部世界的有形载体，采用的另一个关键心智抽象。讨论正式开始之前，我需要先提出一个非常基本的问题：数学从何而来？

上帝是数学家？我们才是！

从本质上讲，这个问题是另一个著名论题的核心，它不仅使爱因斯坦本人感到困惑，也让20世纪的几位著名数学家感到困惑。例如，数学家、诺贝尔物理学奖获得者尤金·维格纳（Eugene Wigner）在纽约大学理查德·柯朗（Richard Courant）发表的数学科学演讲中，提到了数学在解释外部世界时的"不合理的有效性"。这一谜团的根源在于，正如我们在前文所看到的那样，它反复论证了数学对象和公式在过去4个世纪的风云变幻中，似乎非常准确地描述和解释了我们周围宇宙中自然的现象。对这一说法的反复之验证，使许多为量子革命做出贡献的最杰出的人感到惊讶，这可以从维格纳的另一个精彩陈述中得到证明。马里奥·利维奥（Mario Livio）在《最后的数学问题》（Is God a Mathematician）一书中引用了尤金的话："数学语言适用于物理定律的表述是一个奇妙的礼物，我们既不理解也不值得拥有。我们应该对此表示感谢，并希望它在未来的研究中仍然有效，能够扩展到广泛的学习领域中。而且无论好坏，它将使我们更快乐，当然可能也会让我们感到烦恼。"

第 10 章 数学的肖像是一张人脸，追寻数学的真正起源

根据大脑中心论宇宙观，要解开这个谜团，首先必须确定数学的真正创造者。由多个人类大脑所创造、打磨和推广的"语言"，是对宇宙的全面和准确描述的最佳文法。

大多数专业数学家认为，数学在宇宙中有着自己的存在，大家都知道这个观点。这意味着数学完全独立于人的大脑和心智思维。数学家持有这种理论主要是出于职业上的需要，因为这可以让他们更好地了解自己工作的领域。说得更绝对一点，这种观点基本上就意味着我们所知道的所有数学都是从业者理论发现的产物。这个知识阵营的成员通常被称为柏拉图主义者，因为他们捍卫柏拉图数学哲学思想。对柏拉图主义者来说，毫无疑问，如果上帝存在的话，便会是他们这一阵营的一员。虽然听起来很荒谬，但证明公理形式系统内在不完备定理的库尔特·哥德尔本人就是一位忠实的柏拉图主义者。

这个话题的另一个极端，认知神经科学家和心理学家，如乔治·莱考夫（George Lakoff）[①] 和拉斐尔·努涅斯（Rafael Nunez），几乎一致驳斥了柏拉图数学哲学思想。他们坚定地认为，数学是完全由人类大脑创造的，并有大量的实验证据来支持他们的观点。因此，他们认为，所有的数学都是我们大脑创造的，然后用来描述外界发生的自然现象，甚至用来预测未来。在《数学从何而来》（Where Mathematics Comes From）的前言中，他们说："对于人类来说最合理的解释就是，数学是用人脑和心智所有的认知能力创造的。我们对数学的唯一概念化是人类的一种概念化。因此，我们所知道和教授的数学只是人类概念中的数学。"他们还提到："如果你把数学的本质看作一个科学问题，那么数学就是人类用大脑的认知机制所理解的数学。"

因此，在回答数学家和物理学家为什么能够一次又一次地使用数学来提出关

[①] 乔治·莱考夫是认知语言学之父，他在《别想那只大象》一书中展示了如何用"框架"和"隐喻"两大语言利器，在辩论中有效表达观点。该书中文简体字版已由湛庐引进，浙江人民出版社出版。——编者注

于宇宙的全面而精确的理论这一基本问题时,莱考夫和努涅斯毫不犹豫地回答道:"如果科学家深刻了解过这个世界,那就说明他们不仅数学学得还不错,还有可能发现了数学的新领域,并将它们有效地结合在一起。无论他认为数字和现实世界有什么联系,这种联系都是他们的思想和大脑的产物。"根据这种观点,数学的起源是毫无疑问的:数学源自人类,更准确地说,源自人类的大脑和思维。

正如利维奥在《最后的数学问题》一书中所讨论的,多年来,许多杰出的数学家与他们的兄弟决裂,公开捍卫数学是人类的创造,是在我们的大脑中酝酿和产生的概念。例如,杰出的英国数学家、菲尔兹奖和科普利奖得主迈克尔·阿蒂亚(Michael Atiyah)认为:"如果从进化的角度来看待大脑,至少能部分解释现实世界中人类在数学上取得的惊人成就。大脑的进化是为了与现实世界打交道,所以它发展出一种非常适用于此目的的语言:数学。这应该不会太令人惊讶。"阿蒂亚毫无顾忌地公开承认:"即使是像自然数这样的基本概念,也是人类通过抽象现实世界的事物而创造出来的。"

有趣的是,"数学是由人类大脑创造的"这一观点从正面挑战了爱因斯坦的著名箴言:"关于宇宙,最令人惊叹的是它可以被我们所理解。"当从进化论建立的、大脑创造数学的角度来审视时,爱因斯坦的震惊是无可厚非的。事实上,正如计算机科学家杰夫·拉斯金(Jef Raskin)所指出的:"数学的基础早在我们的祖先那里就已经打下了,时至今日可能已经过了几百万代。"

利维奥在书中引用了拉斯金的观点:数学必须与现实世界保持一致,所以它是人类创造的工具,用于描述存在于我们头脑之外的世界。因此,数学适用于现实世界并不奇怪,正是这个世界及其所有的特质使我们大脑中有了基础,从而使逻辑和数学得以出现。

其他动物,包括脊椎动物、哺乳动物以及我们的近亲猴类和猿类,也有基本的数学能力,特别是数字能力,这有力地支持了数学的进化性质。莱考夫和努涅斯列出了过去60年来收集的一系列令人信服的例子。例如，老鼠经过训练之后，能够通过按一定次数的杠杆来获得食物。啮齿动物还能通过感知一连串的音调或闪光来学习估计一个有限的数字，这表明它们具有某种由大脑生成并可独立于感官模式的数字估计能力。

实验证据还表明，非人灵长目动物比大鼠更精通"数学"。例如，野生恒河猴的算术水平似乎可以与人类婴儿相媲美。其他研究表明，黑猩猩可以进行涉及分数的运算，如1/4、1/2和3/4；当看到1/4的水果（苹果）和一个装满彩色液体的玻璃杯时，黑猩猩总是选择3/4作为这个数学难题的答案。

总之，人们一致认为，与人类不同，啮齿动物和非人灵长目动物的大脑只具备学习一些基本简单数学的能力。因此，它们不能像人类一样对自然世界进行抽象描述。

半个多世纪以来，神经科学家已经意识到，哺乳动物和灵长目动物的初级视觉皮质中的单个神经元表现出这样的特性：当以不同方向呈现的光线，甚至是移动的条状物，被置于神经元的视觉接受域内时，神经元会出现最大限度的反应。这表明，在进化过程中，几何学的基本要素，如直线，由于与外部环境的相互作用而在动物的大脑中留下了印记。这种印记产生了相当大的进化优势，它被代代相传，从一个物种传到另一个物种，直到在人类大脑的视觉皮质深处被发现。

到目前为止，我已经谈论了哺乳动物和灵长目动物。然而，几年前，罗纳德在一次科学展会上看到的一段视频吸引了我的注意力。这段视频展示了一条日本河豚在海底为吸引雌性而进行的交配仪式。这条淡蓝色的几乎和海水融为一体的小鱼，为了一次约会花了整整一周时间做准备。它每天工作24小时，一周工作7天，没有休息，来完成它的几何杰作。利用进化过程中嵌入它的小脑袋的蓝图，这条鱼能够用它的鱼鳍在海底耕作，用原始的沙子和数学本能地雕刻出一个神奇的三维"求偶标志"。就像英国博物学家、"世界自然纪录片之父"大卫·爱登堡（David Attenborough）说的那样，如果这条河豚不能让你相信，在进化过程中，由于与周围世界的相互作用，数学和几何学的基本原理早就嵌入了动物的大脑，包括人类的大脑，那就没有什么能说服你了。事实上，罗纳德在评论河豚视频时，直接提到了一个关键点："我们被进化所选择，并不是为了看到或完全融入现实生活，而是为了最大限度地提高我们的能力，在周围的大环境中生存下去。这是两件不同的事情。完全融入自然生活并不能保证我们的能力；它甚至可能是一种障碍。因此，我们的大脑在对世界的描述中选择了逃避'现实'。相反，它们的功能是预测和减轻我们在这个世界上时可能遇到的潜在风险，即使我们从未见识过这些危险的真实面貌，而是通过我们灵长目大脑传递下来的观点知道了它们的存在。"

"数感"的能力是天生的

为了支持这个观点，莱考夫和努涅斯提出了一系列研究来表明我们的一些数学技能是与生俱来的，比如，刚出后不久的小婴儿就懂得一些数学。在这一领域，这些学者强调，所有人，无论他们的文化或教育背景如何，都能够立即分辨出他们面前有1个、2个还是3个物体。所有的实验证据都表明，这种被称为"数感"的能力是天生的。就人类而言，一些基本算数如分组、加法和减法，以及一些基础的几何概念也可能是天生的。

在过去的几年里，神经生理学和成像方法已被用来显示大脑的哪些部分参与了"做数学"的过程。在这项研究中最不寻常的发现之一是，神经科学家已经能够确定少数患者从开始进行算术计算那一刻起就会引发癫痫发作。这些癫痫被命名为算术性癫痫（Epilepsia arithmetices），其发病原因已被证实是由于下顶叶皮质的一个区域出现问题。进一步的影像学研究还显示，在进行更复杂的算术运算时，前额叶皮质也会受到影响。有趣的是，用于记忆乘法表的死记硬背需要皮质下结构的参与，如基底神经节。同样，似乎学习代数与进行算术计算的大脑回路也不同。

莱考夫和努涅斯提出了这样一个观点：人类能够扩展其与生俱来的数学技能的一个关键原因在于，我们有能力建立"概念隐喻"。这与我认为数学是另一种精心设计的人类心智抽象的想法非常相似。莱考夫和努涅斯认为，作为一个物种，我们有高超的智力将原本可能只是一个抽象的概念转化为更具体的概念。为了支持这一论点，两人提出，算术已经成为人类生活中一种非常具体的工具，它的心智起源可能是一个对象收集的隐喻。他们还提出，作为布尔逻辑特征的更抽象的代数，可能是由一个将人类和数字联系起来的隐喻产生的。

在结束这部分的辩论时，我认为应该给莱考夫和努涅斯，以及这种观点做最后的评价，即宣布真正的万物创造者是数学和所有为解释人类宇宙的自然现象而创造的数学对象的版权所有者。"数学天生就是人类的一个部分。它来源于我们的身体、我们的大脑，以及我们的日常生活。数学是一个人类概念的系统，对人类认知的普通工具进行了不寻常的利用。人类创造了数学，而我们仍然有责任保持和发展它。数学的肖像是一张人脸。"

在穷尽了主要论据之后，有一件事是连数学柏拉图主义者都无法否认的。如果有一天他们能够为自己的观点找到证据，那么这个证据将来自人的大脑，就像他们在该领域历史上发表的所有其他证据一样。

不知何故，我们无法脱离真正的万物创造者。

在这一点上，我可以说，接受数学是由大脑创造的说法，会产生非常深远的影响。如果人们接受数学的进化论，那么人类的逻辑和数学都不完全具有涵盖性。这意味着，使用人类发明数学建立的理论不能完全代表这个宇宙。从逻辑上讲，假设宇宙中存在其他智能生命形式，并且有一天我们可能能够与它们建立联系，特别是那些在宇宙中与我们非常不同的自然条件下进化的生命形式，比方说，在一个围绕双星旋转的星球上，我们的逻辑和数学对这些外星人可能没有任何意义。相反，他们可能会为宇宙提出另一种对我们来说完全陌生的解释。从根本上说，这意味着，所有关于宇宙学的观点只能被视为"相对论"。不同的智能生命形式会进化出不同的生物基础，因此很容易提出一个独特的宇宙观。从本质上讲，这意味着恩斯特·马赫的相对运动概念深深地启发了爱因斯坦。因此，爱因斯坦提出他的狭义相对论，认为我们应该跳出分析运动的有限领域，并将狭义相对论作为一个新的框架来解释一种全新的宇宙逻辑观。这正是我的大脑中心论宇宙观想要尝试研究的。

这个想法可以通过一个非常简单的数学类比来说明，这个类比最初是由数学家爱德华·弗伦克尔（Edward Frenkel）提出的。在这个类比中，同一个简单向量在两个不同的参考框架或坐标上。根据人们选择的参照系，同一个向量将由一对不同的数字来表示。这正是我所说的宇宙学描述只能被视为相对论的原因：就像向量一样，根据生活在宇宙不同部分的不同智能生命形式所采用的参照系，同一个宇宙可以有非常不同的方式进行描述。

根据大脑相对论，神经和电磁之间的非线性特质，即人类大脑中混合的数字—模拟引擎，使单个大脑能够创造更高层次的思想抽象，比如，一个大脑就能研究出精妙的数学。随后，经过其他几代数学家的研究和交流，数学概念最终自然地持续发展下去。从本质上讲，我认为单个大脑和多个大脑的内部非线性动力学，与法国数学天才庞加莱发现的轻微改动非线性方程之后的不可预测行为相似，也与普里戈金观察到的某些化学反应中出现的复杂时空结构相似（详见第3章）。由于其产生丰富多样的动态互动，人类的数学大脑组经过几百代人的长期成长和进化，可以解释数学的各种复杂风格和层次出现的原因。这种进化从微小的方面开始，随后由原始人类祖先的大脑中的数学和几何原始内核的印记所慢慢演变。因此，整个数学知识的发展和累积可以被看作另一种源于人类大脑的、散布在时间和空间以及整个人类历史中的产物。

但是，为什么这场辩论很重要呢？这里涉及的是大多数科学家，特别是物理学家，在相当长的一段时间内一直持有的两个概念。因为正如薛定谔在《生命是

第10章 数学的肖像是一张人脸，追寻数学的真正起源

什么》中所说，它们是人类自伽利略时代以来所选择的科学的关键基础。如果没有它们，我们探索世界的方法就会有很大改变，或者至少在我们如何解释这些发现的时候会有很大改变。这两个基础概念是一种独立于人类思维因果关系的客观现实。正如你可能已经注意到的，我提出的大脑中心论宇宙观挑战了一种观念，即人们可以谈论这样一个客观现实同时不被我们大脑中对宇宙的理解和存在所干扰。尽管这场辩论已经持续了很长时间，对于我来说幸运的是，过去有7位非常杰出的思想家支持了我的观点，尽管他们从未使用这个术语来描述过他们的观点。在本章的最后部分，我的目标是把这些物理学家、科学家、作家和哲学家中一些人的观点分享给大家，这些观点奠定了今天本书提出的大脑中心论宇宙观的基础。

尽管人们可能会争辩说，19世纪末，奥地利著名物理学家恩斯特·马赫和玻耳兹曼在维也纳展开的激烈辩论，打响了现代对现实的本质之争的第一枪，但我想用一次不同的遭遇来说明这两种截然不同的观点之间的鸿沟。我指的是一次对话，它基本上可以被列为20世纪最伟大的智力对决谈话之一。这场史诗般的世界观辩论始于1930年7月14日，当时诺贝尔文学奖获得者、诗人兼婆罗门哲学家泰戈尔在当天下午拜访了在柏林的爱因斯坦。在这次首次会面中，被记录了以下对话[①]：

爱因斯坦：关于宇宙的本质，有两种不同的说法：首先，世界是一个依赖于人类的整体；其次，世界的本质独立于人为因素。

泰戈尔：当我们的宇宙与人和谐相处的时候。我们知道它是真理，我们能一直感受到它的美。

---

① 资料来源：*Science and the Indian Tradition: When Einstein Met Tagore*, Gosling, David L。经劳特利奇（Routledge）许可使用。

| 爱因斯坦 | 这只是人类对宇宙的单纯的理解。 |

| 不可能有其他理解了。这个世界是一个有人类的世界，科学界对它的看法也是从科学人士的角度出发。有一些理性和享受的标准赋予了它真理，这是通过人类的经验实现的永恒标准。 | 泰戈尔 |

| 爱因斯坦 | 这是人类实体的实现。 |

| 是的，一个永恒的实体。我们必须通过我们的情感和活动来发现它，通过我们的自我局限发现了没有个体局限的至尊者。科学关注的不仅仅是个体；它是非个体的人类世界的真理。宗教使真理有了价值，而我们通过理解和融入本质发现真理的好处。 | 泰戈尔 |

| 爱因斯坦 | 那么，真理或美不是与人类无关的吗？ |

| 不是。 | 泰戈尔 |

| 爱因斯坦 | 如果不再有人类，《贝尔维德尔的阿波罗》将不再美丽。 |

| 没错。 | 泰戈尔 |

| 爱因斯坦 | 我同意这种美的概念，但真理与此不同。 |

第 10 章 数学的肖像是一张人脸，追寻数学的真正起源

泰戈尔　为什么不呢？真理是通过人觉察的。

爱因斯坦　我无法证明我的观念是正确的，但这是我的信仰。

泰戈尔　美存在于宇宙中的完美和谐这一理想中；真理是对心智的完美理解。我们个人通过自己的错误和愚钝来接近它，通过我们积累的经验，通过我们接受的启发来接近它，否则，我们怎么能理解真理？

爱因斯坦　我无法从科学上证明真理必须被视为独立于人类而存在，但我坚定地相信这个观点。例如，我相信几何学中的勾股定理表明它是近似正确的，是独立于人而存在的现实。总之，如果有一个独立于人的本质，那么也有一个相对于这个本质的真理；同样，对前者的否定也会导致对后者存在的否定。

泰戈尔　与宇宙存在合一的真理，本质上必须是人类，否则我们自己发现的任何道理都不能被称为真理。至少那些被称作科学的真理以及逻辑思考过程无法被认证。换句话说，人类思想的产生器官（大脑）也无法被认证。根据印度哲学，有一个绝对的真理：婆罗门，它不能被孤立的个体思维所

	设想,也不能被文字所描述,而只能通过将个体完全融入其本体来实现。但这样的真理不可能属于科学。我们所讨论的真理的本质是一种表象,也就是说,我们觉得是真的,因此它可能就是人类的思想,或者是个体的幻觉。 泰戈尔
爱因斯坦	所以根据你的观点,可能印度人的观点不是个体的幻觉,而是整个人类的幻觉。
	这些物种也属于一个整体,都是人类。因此,所有人类智慧都发现了真理;印度人或欧洲人的智慧达成了共识。 泰戈尔
爱因斯坦	在德语中,"物种"一词是指全人类,事实上,即使是猿猴和青蛙也属于这个范畴。
	在科学中,我们消除个人思想的局限性,从而达到对真理的一致理解,即宇宙人的思想。 泰戈尔
爱因斯坦	那么问题在于真理是否独立于我们的意识。
	我们所说的真理在于现实的主观和客观之间的理性和谐,这两者都来自人的内心深处。 泰戈尔

第 10 章 数学的肖像是一张人脸，追寻数学的真正起源

爱因斯坦 即使在日常生活中，我们也不得不赋予我们使用的物体一种独立于人类的真实性。我们这样做是为了以合理的方式连接感官体验。例如，如果这房子里没有人，桌子仍然在原地。

泰戈尔 是的，它不在个体的头脑中，但不是普遍心智。我所看到的桌子和我的意识感知到的桌子是一样的。

爱因斯坦 如果房子里没有人，桌子也会同样存在。但从你的观点来看，这已经是不合理的了，因为我们无法解释独立于我们的桌子在那里的意义。我们关于真理存在于人类之外这种自然观点无法解释或证明，但这是一种大家都不可缺少的信念，甚至灵长目生物也有。我们赋予真理一种超人类的客观性；它对我们来说是不可或缺的，这与我们的存在、我们的经验和我们的思想无关，尽管我们不知道它意味着什么。

泰戈尔 科学已经证明，桌子作为一个固体物体是一种表象，因此，如果人类的思想是虚无的，那么人类思想所感知的桌子就不会存在。同时，必须承认这样一个事实，即最终的物理现实不过是许多独立的、旋转的电力中心，这也属于人类的智慧。在对真

> 理的理解中，普遍的思想和个人的思想之间存在着永恒的冲突。和解的永久过程是持续的，并反映在我们的科学、哲学和伦理学中。在任何情况下，如果有任何与人类绝对无关的真理，那么对我们来说，它是绝对不存在的。不难想象，一件事情的顺序不是发生在空间中，而是在时间中发生的，就像音乐中的音符序列那样。对这样的思想来说，它的现实概念类似于音乐，毕达哥拉斯式的几何学就对它没有任何意义。还有纸张，它与文学的现实有着本质的区别。对于以纸为食的飞蛾来说，文学是绝对不存在的，但对于人的心智来说，文学比纸本身具有更大的真理价值。同样，如果有一些真理与人的心智没有任何感性或理性的联系，那么只要我们还是人，它就永远是虚无的。 ——泰戈尔

爱因斯坦：那我就比你更虔诚！

> 我的宗教是非常个人的，是普遍的人类精神在我个人存在中的和解。 ——泰戈尔

在 1930 年 8 月 19 日，两人在第二次会面时，继续了绝妙的对话。

第 10 章 数学的肖像是一张人脸，追寻数学的真正起源

| 泰戈尔 | 我今天在讨论……新的数学发现，这些发现告诉我们，无限小的原子是可能存在的；这说明存在在某种程度上不是绝对的。|

爱因斯坦：这个观点仍存在因果关系。

泰戈尔：也许不是。但似乎因果关系的概念不在这些元素之中，一些其他的力量与元素一起建立了一个有组织的宇宙。

爱因斯坦：人们试图理解在更高层面上的秩序是怎样的。秩序就在那里，在大元素中结合在一起并引导存在，但在微小元素中，这种秩序是无法被察觉的。

泰戈尔：这种二元性存在于现实存在的深处，自由冲动和指令性意志的矛盾作用于此并演化出一个有序结构。

爱因斯坦：现代物理学不会说它们是相互矛盾的。云从远处看是云，但如果你在近处看到它们，就会发现它们是无序的水滴。

泰戈尔：我在人类心理学中找到了相似之处。我们的激情和欲望是没有秩序的，但我们的人格使他们成为一个和谐的整体。这些情绪是叛逆的，充满个人冲动的吗？在物质世

> **泰戈尔**：界中是否有一种原则支配着它们，把它们组织成一个有序的结构？

> **爱因斯坦**：即使是元素也有统计学上的秩序：镭元素现在和将来都会一直保持其特定的秩序，就像它们一直以来的那样。因此，元素中存在着一种统计秩序。

> **泰戈尔**：否则，存在就会显得过于平淡无奇。它是巧合和注定的不断融合，这使它永远鲜活。

> **爱因斯坦**：我相信，无论我们做什么、为什么而活，都有其因果关系。这很好，但是我们无法看透它。

如果你在 5 年前问我谁赢得了这场辩论，我会立即回答说爱因斯坦占了上风。今天，我毫不犹豫地承认，诗人泰戈尔公平公正地赢得了这场辩论，他迫使爱因斯坦最终承认，自己毕生执着地捍卫独立于人类的客观现实的存在，不过是他个人信仰的产物，甚至可以说是他本人作为知识分子的偏见。因此，泰戈尔以一种只有神性诗人才能做到的方式，对我在前两章中试图总结的论点做出了最恰当的总结。事实上，如果多读几遍这段对话来适应泰戈尔的用词和说话风格，就很容易发现他的论述中存在大脑中心论宇宙观的关键概念：诸如哥德尔信息、哥德尔运算符（如信仰），它们使用人类的心智抽象来解释外部世界。因此，我们会不可避免地意识到，无论我们想出什么样的宇宙科学描述，无论它在实验上得到多么好的验证，它总是会受到人脑的神经生物学特性的限制，因为最终，我们能接触到的唯一现实是我们的大脑塑造的现实。这仅仅意味着，人类执着于为宇宙赋予意义这一特点，既是一份礼物，也是一种局限。

第 10 章　数学的肖像是一张人脸，追寻数学的真正起源

泰戈尔的哲学立场也有助于我们略微了解一个主要话题：因果关系。根据大脑相对论，人类的大脑会根据它们从外部世界采样提取的潜在有用信息，构建一个巨大的因果关系地图，或者叫因果关系数据库。与空间、时间和数学一样，这种源自大脑的因果关系数据库对我们的生存至关重要，因此，它被自然选择过程所青睐，成为提高人类能力的一种方式。在我看来，与感知一样，大脑建立的因果关系涉及多个原始数据的输入与大脑自身观点的混合。在这种情况下，大脑专注于建立短期因果关系，这对我们日常生活中的时间尺度是有用的。这样一来，自然现象背后可能存在的更为复杂和长期的因果链，在大脑构建其自身因果关系数据库之后可能会被完全过滤掉。这种因果关系的观点与 18 世纪英国哲学家大卫·休谟的观点不同，他捍卫的立场是，我们所有的心智抽象（或者用休谟的术语中来说就是"观念"）及其关联，都是由大脑创造的，是由我们的感觉、经验和反思决定的。

显然，像爱因斯坦一样，大多数物理学家不接受泰戈尔或任何其他大脑中心论观点。就像支持柏拉图数学哲学思想的数学家一样，大多数主流物理学家继续捍卫饱受争议的客观现实，或哲学家口中的现实主义。因为从原则上说，他们从内心深处憎恨任何程度的人类主观性可能在我们对宇宙和它包含的所有奥秘的描述中产生影响。人们只需在 YouTube 上观看理论物理学家肖恩·卡罗尔（Sean Carroll）[①] 和佛教学者布鲁斯·艾伦·华莱士（Bruce Alan Wallace）之间最近的一次交流，就可以验证，自泰戈尔和爱因斯坦相遇以来，情况并没有什么变化。佛教哲学家似乎再次在讨论中脱颖而出，对现实的起源提出了一个更有说服力的观点。

奇怪的是，正如理论物理学家萨宾·霍森菲尔德（Sabine Hossenfelder）在《迷失在数学中》（*Lost in Math*）一书中所写："大多数物理学家仍然在用美丽、

[①] 肖恩·卡罗尔在《进化的偶然》一书中介绍了偶然性如何塑造这个世界和人类自身。该书中文简体字版已由湛庐引进、中国纺织出版社出版。——编者注

简单、优雅或自然性来评估他们所在领域的新理论，或者描述他们为什么选择一种特定类型的数学来对物理世界进行新描述，而这种描述还没有经过实验检验（而且永远无法得到检验，如弦理论那样）。"事实上，在提到这些过于主观的观点时，萨宾直言不讳地指出："这些隐藏的规则在物理学的形成过程中普遍存在。它们是无价的。而且与客观性的科学使命完全相悖。"

显然，这两种相互冲突的现实观点的终极对决战场是量子力学领域，可以说量子力学是人类有史以来创造的最成功的科学理论。尽管量子力学已经通过理论预测和实验得到无数次验证，但人们在如何解释其结论上并没有达成共识。基本上，物理学家非常自豪地说，量子力学是有效的，但在下一秒他们又说，他们也不知道量子力学为什么有效，只要它持续有效，这个问题就根本不重要。

关于量子力学对现实的解释这一问题始于19世纪初分布式大脑编码的创始人、英国博学家托马斯·杨进行的一个经典实验。通过将光线投射到一块纸板上的两条狭窄的垂直缝隙中，托马斯·杨观察到在离纸板一定距离的屏幕上出现了典型的波干涉形态。托马斯·杨立即得出结论，与牛顿的观点相反，光的行为是波，而不是粒子。他得出这一结论的事实依据是，当光通过两个狭缝时，它在屏幕上产生的图案与我们所看到的相同，就像当我们在湖中投掷两块石头时，产生的两股水波相互干扰。

当爱因斯坦提出，如果用短波紫外线照射在金属表面上，人们就能测量出金属中电子的发射，关于光的真实性质的争论就变得更加复杂。爱因斯坦认为，为了产生这种效应，光必须由离散的粒子流形成，每一个粒子都带有固定的能量或量子能量。这被称为光电效应，几年后罗伯特·米利肯（Robert Millikan）通过实验证明了这一点，因此理论家（爱因斯坦）和实验者（米利肯）都获得了诺贝尔物理学奖。

然而，托马斯·杨的双缝实验所产生的深远影响可以通过以下事实来说明：

在他进行最初的实验 200 多年后，物理学家对于他最初的结论以及这一先驱实验的多种变体所得到的其他结果仍存在不同的理解和解释，并因此一直争论不休。

今天我们知道，当单个光子、电子、原子甚至小分子（如所谓的巴克球）形成的流通过现代版的杨氏双缝仪时，会得到同样的干涉模式。不过，事情变得更加奇怪了：如果在每条（或两条）狭缝前面放置一个探测器，当一个单独的光子（电子、原子或分子）在必须通过狭缝之前碰到这个测量仪器时，它的行为就像一个粒子，留下一个个体的记录，而不是一个干涉测量模式。换句话说，当在穿过狭缝之前进行测量时，光的行为就像一个粒子。这种波粒二象性仍然是量子力学中的一个主要谜团。

量子力学

为了解释这种波状干涉图，人们提出了三种主要解释。根据最初由著名物理学家尼尔斯·玻尔和海森堡共同提出的哥本哈根共识，干涉形态的出现是因为真正穿过狭缝的不是光本身，而是光在最终被测量时可能呈现的不同状态的概率波函数。一旦这些函数到达狭缝后面的屏幕，并且观察者看着它（这是我们的关键点），这些函数便会坍缩。在这种情况下，托马斯·杨观察到的干涉形态就产生了。相反，如果一个探测器被放在狭缝之前，波函数就会以不同的方式坍缩，产生类似粒子的影响。

但为什么会出现这种情况呢？第一种解释被称为量子力学的测量问题。本质上，哥本哈根共识提出，需要由外部观察者直接或通过仪器进行测量，才能降低描述物理系统（波函数）的潜在属性，还原为单个属性（粒子或波）的概率。在进行这种测量之前，量子力学只能通过数学（或心理）结构，即波函数来描述物理系统。

第二种解释是美国物理学家休·埃弗雷特（Hugh Everett）在 20 世纪 50 年

代末提出的多世界假说。这个假说否认了哥本哈根共识提出的实验观察者在触发概率波函数坍缩中的任何作用。相反，它提出干涉测量模式的出现是因为，即使我们在自己的宇宙中进行实验，我们产生的光子或电子，在到达狭缝时，也会干扰存在于其他各种宇宙中的相同粒子。本质上说，根据这一理论，我们观察到的干涉形态只是在无数个其他世界中发生的复杂互动的产物。

第三种解释被称为先导波理论，或德布罗意—玻姆理论，以纪念法国诺贝尔物理学奖得主路易·德布罗意（Louis de Broglie）和美国物理学家戴维·玻姆。简单来说，干涉模式会出现，是因为每个光子或电子都在一个先导波上运行，它在同一时间穿过两个狭缝。因此，我们观察到的干涉形态，是从每个粒子所附着的先导波的干涉中产生的。同样，在多世界理论中，先导波的解释没有使用假定的观察者。

尽管大多数主流物理学家可能不认同我的观点，但本书提出的大脑中心论宇宙观与哥本哈根共识对双缝实验的解释是一致的。首先，哥本哈根共识提出的概率波函数与我对潜在信息的定义基本相同，即原始输入数据由外部世界提供给观察者。其次，这两种观点都认为观察者在决定量子层级的结果方面有重要作用。在哥本哈根共识中，需要观察者产生"波函数坍缩"就清楚地说明了这一点。大脑中心论和哥本哈根共识对量子力学解释的一致性，可以通过玻尔的一句话来进一步说明，他对他所创立的科学领域是这样说的："不存在量子世界。量子力学只是一个抽象的描述。认为物理学的任务是找出自然界存在的根本原因，这是错误的。物理学关注的是我们能对自然界表达些什么。"

也有其他人支持玻尔的观点。伟大的英国天文学家和物理学家阿瑟·爱丁顿（Arthur Eddington）爵士在谈到量子力学时说到："我们对物理学中物体性质的认知仅仅是由（仪器表盘上的）指针和其他指示器的读数构成的。"

罗素也支持同样的观点："物理学是数学的一部分的原因，并不在于我们对现实世界知道得太多,而是因为我们知道得太少;我们只能发现它的数学特性。"

罗素在《意义与真理的探究》(An Inquiry Into Meaning and Truth)一书中写道:"我们都是从'朴素现实主义'开始的,即认为事物就是它们看起来的样子。我们认为草是绿的,石头是硬的,雪是冷的。但物理学向我们验证了草的绿色、石头的坚硬和雪的寒冷,并不是我们在自己的经验认知中知道的绿色、坚硬和寒冷,而是非常不同的东西。如果物理学是可信的,观察者认为自己在观察一块石头时,他实际上是在观察石头对自己的影响。因此,科学似乎在与自己交战:当科学想要变得最客观的时候,它发现自己陷入了违背自己意愿的主观性中。朴素现实主义发展出了物理学,而物理学如果是真的,则表明朴素现实主义是假的。因此,当行为主义者认为他在记录对外部世界的观察时,他实际上是在记录对发生在他身上的事情的观察。"

菲利普·戈夫(Philip Goff)在《卫报》中提到,罗素和爱丁顿都想说的是:"虽然物理学可能很擅长告诉我们物质能做什么,但它并没有真正告诉我们它是什么。"戈夫继续说:"除了物质如何影响我们的仪器之外,我们对物质的本质还了解什么?我们只知道其中的一些,即对大脑的研究涉及意识。那么,意识应该是我们试图弄清物质是什么的出发点,而不是强行加进去的事后的想法。"

当我们试图遵循物理学家通常用来描述现实的无限退行法(即还原论)时,戈夫的观点就变得非常清晰了。最初,我们被告知,整个宇宙是由原子构成的。好吧,这很好。再深入一点,我们了解到原子是由电子、质子和中子等基本粒子组成的。到目前为止,一切顺利。再深入一点,我们被告知质子和中子是由名为夸克的奇怪实体构成的。夸克是如此奇怪,到目前为止,还没有科学家能够用眼睛或精密仪器看到其中的一个。这是因为它们只作为数学对象存在,对预测物质的行为非常有用。但是夸克是由什么构成的呢?如果你相信还原论带来的最新数学的抽象概念,你就不得不接受夸克是由极小的振动弦(10^{-35}米)构成的,其盘绕的维度比我们日常生活中常见的四维(三维空间加时间)要多得多。尽管这些弦被认为是现代理论物理学中最热门的话题之一，但没有任何实验可以证明它们的存在。它们只能作为由非常有天赋的数学家大脑中的心智抽象所创造的高度精确的数学对象而存在。因此，它们似乎对数学家非常有用。

维格纳同意罗素、爱丁顿和戈夫的观点，维格纳在《关于心体问题的评论》（*Commentations on the Mind-Body Question: Symmetries and Reflections*）中写道：

> 当物理理论的范围通过量子力学的产生而被扩展到包括微观现象时，意识的概念再次凸显出来：如果不考虑意识，就不可能以完全一致的方式表述量子力学定律。量子力学所要提供的是意识的后续表达（也称为"观察力"）之间的概率联系，即使观察者（他的意识被影响）和被观察物之间的分界线可以在很大程度上向其中一个或另一个转移，但无法被消除。认为目前的量子力学哲学将继续成为未来物理理论的永久特征，可能为时过早。无论我们未来的概念以何种方式发展，对外部世界的研究本身证实了意识是终极现实，得出这个结论仍然是了不起的。

自从量子力学革命开始以来，几位著名的物理学家明确支持我在这里所捍卫的大脑中心论宇宙观。约翰斯·霍普金斯大学杰出的天文学家理查德·康恩·亨利（Richard Conn Henry）在 2005 年《自然》杂志发表的文章《心智宇宙》（*The Mental Universe*）中，引用了其中一些物理学家的观点，坚定地支持了大脑中心论宇宙观。亨利受到 20 世纪推动量子革命的物理学界很多杰出人物的影响，其中就包括英国物理学家詹姆斯·霍普伍德·金斯（James Hopwood Jeans）爵士。金斯认为："知识流正在走向一个非机械现实：宇宙开始看起来更像一个伟大的思想，而不是一台伟大的机器。思想不再是物质领域的意外闯入者……我们应该把它誉为物质领域的创造者和管理者。"

在量子力学的全新解释中，我们可以找到进一步支持大脑中心论宇宙观的证据。例如，1994 年，来自艾克斯—马赛大学（Aix-Marseille University）卢米尼理论物理中心（Centre de Physique Théorique de Luminy）的意大利物理学家卡洛·罗韦利（Carlo Rovelli）提出了一个新的理论，他称之为关系性量子力学。在这个理论中，罗韦利提出了一个支持不存在绝对物理量的相关论点。他认为任何量子系统的状态都是相关的，这意味着它完全取决于系统和观察者之间建立的关联或互动。从本质上讲，罗韦利的方法主张用观察者的参照系来定义任何物理系统，这与我的大脑中心论宇宙观很相似。

对我和罗纳德来说，更好地理解波函数坍缩期间发生的事情，其关键可能与众所周知的量子纠缠现象有关，这已成为现代物理学的一个主要研究领域。简而言之，当粒子的量子状态不能被独立描述时，粒子就会被纠缠。因此，如果你对一个粒子的给定物理特性进行测量，比方说它的自旋瞬间，你就会同时检测出它的纠缠孪生粒子的相同属性。因此，如果最初的测量结果中第一个粒子的自旋值为 $-1/2$，那么其纠缠孪生粒子的自旋值就为 $1/2$。因此，根据定义，纠缠的粒子是相关联的。罗纳德和我相信，当我们在观测时，比如观察穿过双缝的光时，位于我们视网膜上的粒子会与光束的光子纠缠在一起，并产生哥本哈根解释所预测的波函数坍缩。与物理学家一起对这一假设进行进一步的探索，可能会在未来为我们证明大脑中心论宇宙观提供量子支持。

我还有一个例子来支持我的论点，即心智抽象是所有科学理论的基础。根据粒子物理学的最新理论，基本粒子的主要属性之一，即质量，是由于它们与一个抽象的数学实体——希格斯场的相互作用所获得的，作用过程是在著名的希格斯玻色子的参与下完成的。同样，现实的主流解释的一个重要组成部分，即粒子的质量，只能被物理学家定义为一个数学对象。这些事实再次表明，就物理学而言，地球之外的整个宇宙只不过是由潜在信息组成的一个鱼龙混杂的巨大整体，我们只能通过使用高度复杂的心智结构或构建在最聪明的人类大脑中的数学对象来描述。这就是为什么我说，让我的一些（但不是全部）物理学家朋友感到懊恼的是，我们只能用人类所理解的宇宙来描述整个星系。同样，芒福德把这一切都想到了："只有通过人类心智的启迪，宇宙或人类的论题才有意义。"

我们所有人的宇宙

在有人提出能突破上述限制的大脑理论之前，在我看来，任何人造的理论都毫无疑问会受到同样的神经生物学约束。因此，当神经科学家试图解释我们自己的大脑是如何运作的时候，我们也面临着物理学家在解释物质现实时面临的同样限制。与物理学同事相比，我们唯一的小优势是，我们中更多的人都打算承认，现在是时候把人脑移至人类宇宙的中心，并在提出科学理论时把观察者的大脑也考虑进去了。

总之，我们不能再忽视，为解释这样一个独立于人类的客观现实的存在而提出的所有数学假设，都是人脑的真正副产品，而不是任何存在于宇宙中的独立存在的任何副产品。物理学家通常这样回答：由于宇宙早在我们这个物种出现在地球上之前就已经存在了，所以无论是人类的存在还是其主观经验和感知都不能解释在我们之前存在的现实。然而，如果我们使用同样的推理，可以说，在人类出现之前已经存在了几十亿年的宇宙，用源自人脑内在神经生物学特性的逻辑和数学来解释，是没有任何意义的。这种情况发生的概率微乎其微，基本上为 0。因此，由我们推导出的物理定律只有在人类思维及其最令人惊叹的创造物——人类宇宙身上，才是普遍适用的。因为最终，它们的概念和验证都取决于进行理论表述、实验测试和制造工具的同一个实体：人类的大脑。事实上，物理学面临着一个在生物医学研究中众所周知的问题：缺乏一个对照组！为了真正证明物理学定律的正确性，我们需要一个对照组。为了真正证明由人类大脑推导出的物理定律是普遍的，我们必须验证在宇宙中的不同部分进化的其他同等智能的生命形式，是否推导出并接受了人类提出的解释宇宙的相同定律。很可惜，这是不可行的。至少到目前为止不可行。

这一切意味着什么？很简单。对人类来说，我们无法逃离柏拉图的洞穴。正如泰戈尔向伟大的爱因斯坦做出的诗意而有力的解释：我们粗略地称之为宇宙的东西，只能通过一个难以捉摸的现实的阴影来体验、描述和理解，这个现实是在

第 10 章 数学的肖像是一张人脸，追寻数学的真正起源

人类自己的思想深处不断构建和精雕细琢的，是大脑自身观点的产物。而且，哲学家路德维希·维特根斯坦的观点和库尔特·哥德尔的结论似乎表明，对现实世界的纯数学描述可能不足以表述人类宇宙整体的复杂性和丰富性。尽管这在学术界的某些领域听起来可能仍然令人震惊，但这意味着我们科学家必须足够谦虚地承认，传统的研究科学方法可能不够广泛，无法描述人类宇宙的全部。作为一名科学家，我认为这根本不是什么失败或悲剧，而是一次反思和改变旧习的难得的机会。我这样说并不是说我们科学家需要求助于任何神秘的、宗教的或形式上的方法，相反，我们必须意识到科学的局限性。

THE TRUE CREATOR
OF EVERYTHNG

脑机实验室

人类共同建立了知识岛

几个世纪以来，我们就能否定义一系列精妙的数学抽象来代表人类对宇宙的最佳解释而进行了激烈的争论。就目前已经达到的高度，我们不得不得出一些严酷的结论。自然界，就其量子核心而言，不仅是不可计算的，而且就算对牛顿和拉普拉斯来说也是不可预测的。而且，与爱因斯坦深信不疑的宗教信仰相反，如果没有考察观察者的观点，就没有客观现实可言。就人类宇宙而言，观察者就是人类自身。这很好，因为正如泰戈尔所说，与抽象概念相反，只有一个宇宙对我们真正重要，那就是人类宇宙。

用玻尔的话说就是："在物理学中，我们处理事物的状态比心理学简单得多，但我们一再认识到，我们的任务不是研究事物的本质，我们根本不知道这意味着什么；而是发展那些使我们能够以富有成效的方式去谈论自然事件的概念。"

这就引出了我想说的最后两点。大脑中心论宇宙观的另一个令人惊讶和谦卑的结果是预测，如果宇宙中存在比人类的大脑更复杂的东西，

那么它们将永远超出人类的理解范围。在这种情况下，我们所说的随机过程可能只是代表了一些现象，这些现象超出了人脑的逻辑理解范围，让我们感到完全迷失和毫无规律。从这个角度来看，正如我的朋友马塞洛·格莱塞常说的那样，人类宇宙可以被比喻为一个知识小岛，周围是浩瀚的海洋，鉴于人类社会的局限性，任何人类的头脑都无法航行到那片海域。

我认为这个比喻完全没有令人失望，反而说明了我们作为一个集体一起通过数百万年精心建立了这样一个知识岛。我这么说是因为在找到地球外智能生物存在的具体证据之前，人类的世界已经完成了所有智能生命体中有史以来最伟大的精神成就，他们敢于出现，敢于崛起，并且仍有勇气和决心，在这片几乎裸露又寒冷的土地上和我们永远无法理解的宇宙中，留下自己的精神足迹。

此外，必须强调的是，以大脑为中心的方法表明，为了对我们周围的宇宙中的事物进行最准确的定义，对现实的最终阐述和解释必须包括观察者大脑中的观点。当把整个人类宇宙都包括在内时，要彻底描述人类宇宙，就必须考虑历史上所有观察者的大脑和他们所有的想法，即使仅有一毫秒，也需要考虑到。事实上，在一个由潜在信息组成的宇宙中，没有任何事情真正发生，没有任何事情导致其他事情发生，也没有事情和别的任何事情相关，直到有个人的大脑发现了最初的原始信息。就这样，在这个岛屿的海岸上，人们又发现了一块小小的鹅卵石，这块鹅卵石是由人类最早的祖先观察到的，他们敢于抬起头来凝视夜空，并在惊叹之余，怀着敬畏之情第一次想知道这一切来自哪里。

根据这一观点，每一刻，人类宇宙都是由生活、观察、思考、反思、创造、记忆、惊叹、爱、崇拜、憎恨、理解、描述、数学表达、作曲、绘画、写作、歌唱、交谈、感知和体验的行为集体融合定义的，而这些体验源自从古到今曾经生活过的人类大脑中。

第 10 章 数学的肖像是一张人脸，追寻数学的真正起源

你不必相信我的话。听听伟大的美国物理学家约翰·阿奇博尔德·惠勒在其职业生涯结束时说了些什么。惠勒利用双缝实验中的相互矛盾的结果，提出了一个思维实验。他在该实验中预测，今天，通过观察数十亿年前一颗遥远的恒星产生的光，人类观察者可以看到由同一恒星产生的光的分裂光束传播到其他地方的表现形式。本质上，惠勒提出，人类观察者的观察可以改变距离我们几十亿光年的宇宙中的一颗恒星过去所发出的光的特质。基于这一理论推测，惠勒表示，宇宙只能具有被动参与性，因为其中所发生的一切都取决于居住在其中的所有智能生命形式累积的观察和总结。

在惠勒发表这个想法多年后，研究人员借助延迟选择的量子擦除器开展了实验，证明了惠勒的论点的有效性。简而言之，这个实验表明，如果一束光被分裂，以产生连续的纠缠光子对的连续流，并且将一对光子中的每一个都重新改道到装置中的不同位置，我们就可以证明，如果只观察这些光子中的一个，并且在实验装置中将它偏离一段较长的路径，那么我们能够改变这对光子中另一个的属性：这个光子会被改道到一段较短的路径中，即使后者在过去 8 纳秒已被检测到。因此，如果我作为一个观察者，看着走着更长路径的光子并确定它的行动像一个粒子，这个简单的观察行为也会引发另一个确定纠缠对的光子表现得像一个粒子，而不是波，即使这个粒子在几纳秒之前已经被探测器捕捉到了。由于多个实验室现在已经复制了这一实验和发现，这些结果引出了量子力学中另一个未解之谜。当然，除非你接受惠勒的以大脑为中心的解释：宇宙只能通过所有智能生命形式产生的观察结果的总和来定义或描述，这些智能生命形式能够对它们所处的宇宙进行一致的描述。

正如你所看到的，我们越是寻找所有似乎被用来定义人类现实概念的事物的起源，如空间、时间、数学和科学，越会发现所有的道路似乎越是通向同一个源头：真正的万物创造者。

第 11 章

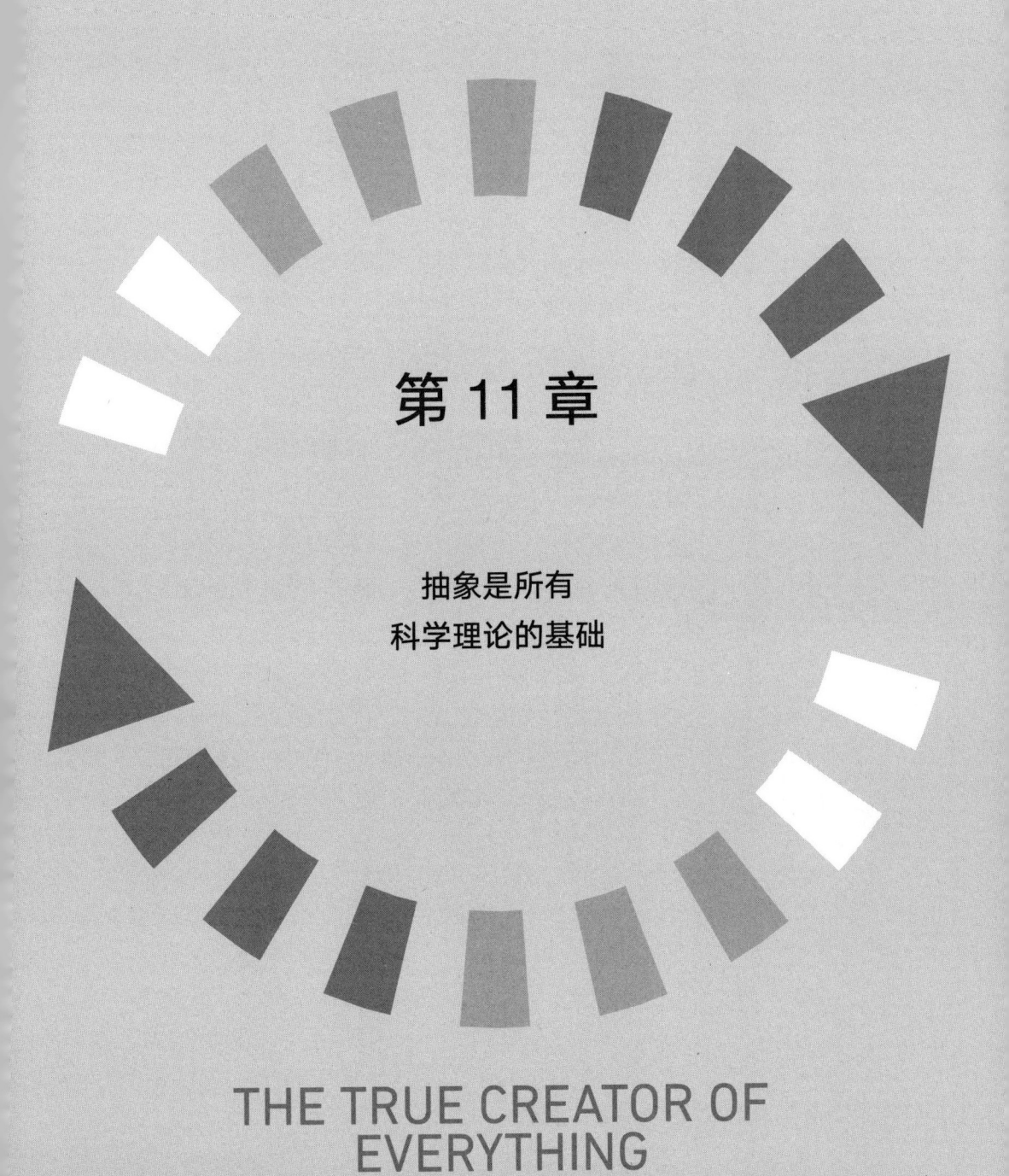

抽象是所有
科学理论的基础

THE TRUE CREATOR OF EVERYTHING

1916年7月1日上午7时30分，法国北部乡村索姆河周遭的寂静突然被打破。盟军所在的泥泞、蜿蜒的战壕中，突然传出数百声军笛声，震耳欲聋。听到这即将决定生死的声音，他们急切地等待着，内心充满了恐惧。10多万英国和法国社会各个阶层的人全副武装，年纪轻轻就将自己在乎的一切抛在身后，作为一个单一的有机个体，从深深的战壕中走出，离开了它的庇护，没有一丝犹豫地投入一个无人能想象更不用说预测的未来。

从远处看，这就像一场完美的芭蕾舞剧排练，庞大的人类群体重新演绎了我们这个物种历史上多次见证的悲剧编舞：每个人都与他周围的人同步，爬上梯子，将自己的命运交到士兵们称之为残酷的"无人区"的手中。400码[①]空地，没有半分仁慈，它将盟军士兵与德军的第一道防线隔开。

一旦到了无人区的生死分岔口，是生是死全凭天意。

这些勇敢的人深深地沉浸在对祖国的热爱以及个人和集体的荣誉感和责任感中，他们在晴朗的阳光下走了出来，希望能快速跑到一个安全弹坑里。在那次步兵冲锋之前，英国和法国士兵在过去7天的密集轰炸中，或者更确切地说，在德军战壕的第一道防线上，部署了近200万枚炮弹，其中一枚炮弹炸出了那个安

---

① 1 码 ≈ 0.91 米。——编者注

全弹坑。据推测，德军遭受了整整一周的铁雨和火雨的轰炸，伤亡惨重，全军覆灭。

许多英法士兵甚至没有时间去感受脚下无人区土壤的质地。他们唯一品尝过的是那片土地致命的苦味。在那次步兵冲锋前，无论是在部队还是盟军的高级指挥部中，与盛行的传统智慧相反，德军在整整 7 天里一直躲藏在坚固的防空洞中，不动声色地忍受着轰炸。7 月 1 日上午，德军注意到英国炮兵作战模式的变化后，便离开了防空洞，占据了第一道战壕，并将机关枪对准前进的英法步兵。当目标从战壕出来时，德军早已做好了消灭他们的准备。

在北部左翼和中部，英法步兵的第一波冲锋，伴随着密集而持续的机枪射击和炮轰。毫无疑问，此次冲锋将伤亡惨重。就在这个关头，他们终于从自己他们最担心的命运中得到了答案，数十人开始倒下，或重伤或直接死亡，尸体遍布空旷的无人区。

然而，在那个上午的大部分时间里，一波又一波的英法步兵继续从战壕中涌出，又跃入地狱。无论从哪个角度看，这都像是人们所经历过的最接近死亡的时刻。

当时，英国最高统帅部冷酷无情地决定继续将士兵送往祭坛，时至今日，在索姆河畔发生的人类悲剧仍然是英国良心上的一道伤疤。特别是人们清楚地知道，这一悲惨结局源于充满严重误解和幻想的军事战略和战术。在第一次世界大战的第一天战斗结束时，仅英军的伤亡人数就高达 57 470 人，其中 19 240 人死亡。这意味着在一天结束时，参加那次最初冲锋的士兵中，每 10 人中就有 6 人非伤即亡。

由于战壕战陷入僵局，只要能给对方带来毁灭性打击，可以使用任何武器，无论这将导致多么可怕的后果。这种交战哲学意味着冲突双方的部队将日复一日地被蹂躏，直到他们被双方军队所掌握的最新大规模杀戮技术碾碎或变成无法辨认的人肉碎片。事实上，英国和德国军工企业精心策划的多种新技术的适时融合，导致了索姆河战场上前所未有的伤亡人数以及士兵们所受创伤的严重程度。彼得·哈特（Peter Hart）在《索姆河》（Somme）一书中提到，仅从英军的表现就能看出人们对这种新的大规模杀伤性技术近乎崇拜的依赖：在超过20千米的前线，约有1 537门现代大炮，每门相距大约20米，对于30千克的大炮而言，它能够歼灭远至9.6千米的目标；机枪能够在超过4千米的射程内以每分钟高达500发的速度扫射；还有强大的手榴弹、地雷，以及最新一代的复式步枪；毒气被大量使用，上述的大规模杀伤性技术无情地折磨着无人区两边战壕里的人。在索姆河战役中，英军还首次引入了坦克，这也预示着坦克作为作战武器将成为第二次世界大战中的常态。

在《极端的年代》（The Age of Extremes）一书中，英国著名历史学家艾瑞克·霍布斯鲍姆（Eric Hobsbawm）探讨了一个核心问题，这个问题至今令人震惊。1914年，欧洲主要大国决定不通过外交手段，而是通过全面歼灭战来解决分歧。这给欧洲带来了巨大的破坏。在霍布斯鲍姆看来，要解释这场多维人类悲剧，需要提出的主要问题是："为什么第一次世界大战是一个零和博弈，即一场只能完全赢或输的战争，并由双方的主要大国来发动？"

对此，他给出了以下答案："原因是，这场战争与早期的战争不同，早期的战争通常是为了有限和特定的目标而发动的，而这场战争是为了无限的目的而发动。在帝国时代，政治和经济已经融合。国际政治竞争是以经济增长和竞争为模式的，但其特点恰恰是没有限制……更具体地说，对于德国和英国这两个主要参与者来说，一切都是有可能的，因为德国想要一个像英国那样的全球政治和海洋地位，这也将导致已经衰落的英国自动处于劣势地位。战争中总有输家。"

脑联网，人类大脑极易成为心智抽象的猎物

在我提出的大脑中心论中，国家、帝国和跨国公司就像精密的数学一样，是嵌入我们大脑中的原始原理的涌现属性。正如我们在第 10 章中看到的那样，虽然高阶数学是从逻辑学、几何学和算术的基本原理中产生的，但它们起源于几十万年前人类部落形成时出现的原始社会互动，如我们在政治和经济中所看到的那样，这听起来也确实令人惊讶。我们在第 2 章中已经讨论了，一旦人类社会群体超过 150 人的规模，就迫切需要实施监督制度，如公司的管理水平，国家的宪法和法律，或经济的规则和条例。在这个意义上，大多数人愿意忠于祖国、特定的政治意识形态或经济体系实体化象征，甚至牺牲，这一事实再次证明了心智抽象和信仰在决定人类的群体行为和命运方面，会产生多么强大且致命的影响。在索姆河战役中，人们对人类悲剧的麻木程度可以完美地说明这一点。到 1916 年 11 月 18 日敌对行动结束时，近 300 万士兵被卷入战争。其中，伤亡人数超过 100 万。当人们发现己方 623 917 人的伤亡，仅仅换取了盟军在整个战役期间向德国控制的领土推进不超过 8 千米的距离时，这些数字就变得非常可怕了。因此，在付出如此多生命代价的人类磨难结束之际，没有任何一方能够声明自己取得了近乎决定性的胜利。与其他许多战役一样，索姆河战役留下的仅是历史记录、痛苦的回忆、廉价金属制成的奖章、由孤儿和寡妇组成的军队，以及巨大的墓地。

我选择索姆河战役来说明我的观点，不仅是因为它在展示战争的徒劳和恐怖方面具有深刻的象征意义，也因为它以一种非常强大和悲惨的方式描述了在整个人类历史上，特定的抽象精神是如何被运用来将数十万甚至数百万人的大脑锁定在一个如此有凝聚力的脑联网中。如此同步的大脑，其参与者通常是正常的普通人，但如果脱离日常生活，他们就会变得愿意为一个大多数时候几乎无法定义或无法完全理解的事业而冒一切风险，包括自己的生命。在不弱化参与这场战斗的人所表现出的巨大英雄主义和勇敢程度前提下，索姆河战役就是一个完美的例子，说明当一个抽象精神概念被采用、利用或被操纵到足以将这些人的大脑同

步化为一个集体实体时，人类群体的身体和精神所能忍受的折磨程度就会达到极限。

想象自己是一个十八九岁的步兵，此时正蹲在战壕里，被无情的炮击和伤员不绝于耳的哭声弄得晕头转向，目睹着正在进行的大屠杀，亲眼看到成千上万的尸体散布在无人区。想象一下，当你的号码被那致命的哨声召唤时，你会有什么反应。若已知道结果是既成事实，爬上那个已把你许多伙伴带入枪林弹雨的梯子，你会是什么感觉？是什么让你真的迈出那最后一步？因为你知道那样做轻则受伤，重则丧命。我已经能听到你的回答：勇气、爱国精神、坚毅、对国家和家庭的道德责任感。最肯定的是，这些和其他崇高的情感和情绪会成为驱动力的一部分，让你去面对如此非理性的场面，战胜自己的恐惧，而不是像一小部分士兵那样拒绝走出战壕，或者尽可能快地逃离那个地狱。但这些感觉又是从何而来呢？是什么让这些士兵的理性倒戈，以至于他们无视任何下意识的自我保护和安全逻辑判断？

虽然听起来令人惊讶，但我认为，这种反直觉的行为和态度之所以会发生，是因为人类的大脑极易成为心智抽象的猎物，这些心智抽象吸引了我们的原始本能，这些本能早在数百万年前通过自然选择过程嵌入了我们灵长目祖先的神经回路，通过人类进化树传播，现在仍然深深藏在我们自己的大脑深处，作为授予我们的无声遗产的一部分。

通过阐述说明这种脑联网形成的潜在机制，我相信我可以提供一个神经生理学的假说来解释。在人类有记载的5 000年历史中，已经有无数的例子表明，非常多的人类群组都将他们的大脑同步化了。

一旦接触到一个非常具有煽动性和压倒性的呼吁，要强硬捍卫或维护占主导地位的心智抽象——一个国家、一个宗教、一个民族、一个经济体系或一个政治意识形态等根深蒂固的原始人类信仰，这个时候这些紧锁的人类大脑就有能力对自己的亲属发动全面战争，或参与对其他人类群体的屠杀行动，就像种族灭绝中发生的那样。

公元前13世纪至公元前12世纪，希腊的巨大舰队横跨地中海，一路航行到特洛伊海岸，以便为斯巴达国王米奈劳斯报夺妻之仇，并从帕里斯手里救出米奈劳斯的妻子海伦。3 000多年后的叙利亚战争，以摧毁整个特洛伊文明为代价；在附近的地中海战场上，百万平民死伤和流离失所。从以大脑为中心的角度来看，这种模式似乎在重复，几乎没有什么细微差别。虽然具体内容不同，但造成这种现象的核心动机似乎总是相同的：首先，选择一个与现实没有任何实际联系的心智抽象作为发动战争或种族灭绝的理由，其次，利用当时最有效的通信媒介，通过人类社会团体广泛传播这一行动信息，使大多数人能够将他们的大脑同步化，形成一个有着不惜一切代价取得胜利并彻底消灭敌人为预期目标的脑联网。

大多数情况下，这就是我的理论所提到的高度凝聚的人类大脑的形成、同步和参与的过程，这些大脑曾因宗教争端、民族、社会和种族偏见、帝国冲突等原因而战斗。国家经济利益和领土边界、贸易垄断、单纯的经济利益、政治意识形态争端、地缘政治操纵，以及许多其他心智抽象看起来也为排斥、伤害、隔离、残害、杀戮和消灭指定敌人提供了更充分的理由。一旦参与到这种战斗杀戮中，如索姆河战役，成群结队的人就会准备好向他们既定的共同目标前进，即使这意味着可能会面临自我毁灭，或者联合起来对其他人实施可怕的暴行。这些行为，就个人而言，在他们冒出这个想法的苗头之前，他们永远不会想到，更不用说执行。正如伏尔泰所说："如果他们能让你相信荒谬，他们就能对你犯下暴行。"

18世纪的伏尔泰说出了我在文中想表达的核心内容，因为它帮助我们开始理解，在过去的150年里，人类心智抽象的高度融合是如何形成的，比如宗教狂热和部落主义、爱国主义、民族主义的现代化身，民族和种族的优越感，以及物质上的贪婪。随着大众传播和杀戮技术的不断完善，我们可以定义一个包括所谓的现代性时代和后现代性时代在内的时期：19 世纪中期到现在。

正如以前多次发生的那样，正是通过艺术，人们才生动地表达和剖析了当时的主流心智抽象。在 20 世纪的头 40 年，整个地球被两场灾难性的战争所吞噬，其中有幅画似乎捕捉到了全世界数千万人经历的恐怖和绝望的情绪。这幅画就是毕加索最知名的杰作之一《格尔尼卡》。在这幅画中，画家通过黑、白和灰调描绘了巴斯克村庄被轰炸所造成的悲剧和人类的愤怒，这是第二次世界大战的真正开始，德国和意大利飞机中队在西班牙内战期间为支持独裁者弗朗西斯科·佛朗哥（Francisco Franco）的部队而进行的战争。

为了理解信息病毒感染传播的后果多么具有破坏性，能够使数以百万计的原本良性的普通人大脑同步化，而后造成难以描述的后果，这里还会提及两个更具象征意义的人为悲剧的例子：西班牙对墨西哥和秘鲁的侵略是出于对黄金和白银的贪婪，当时大约 3 300 万阿兹特克人和印加人被杀死了；第二次世界大战的死亡人数达到了惊人的 6 000 万，占当时世界人口的 3%。

就在大约 30 年前，在不到 100 天的时间里，卢旺达发生了大规模人类屠杀，这场大屠杀是在全世界的注视下展开的。这是一个非洲中部的小国，曾被称为非洲的瑞士，因为它的奇特的山脉与茂密的热带森林交织在一起，非常壮观。1994 年的卢旺达种族灭绝事件提醒了我们，一旦一个被广泛接受的心智抽象失控，便极有可能发生毁灭级的人类灾难。

在卢旺达的案例中，100 万人因完全人为的种族冲突而丧生，这种冲突可以追溯到欧洲殖民政府的决定，即任意将从人类学角度来看是绝对同质的，有着相同语言、文化和宗教的本地人口分成两个相互竞争的群体。首先是德国人，然后是比利时人，都将本地人强行指定为属于图西族或胡图族这两个族群之一。这两个群体之间的通婚很普遍，这使得任何强制的划分都是完全武断且毫无意义的，但还是发生了这种情况。然而，除了促进这种分裂外，欧洲当局还制定了一项政策，使图西族人获得更好的教育、经济收益和社会地位提升的机会。这一群体拥有更好的工作，其中一些人成为当地的政权傀儡，按照欧洲殖民者的利益来治理国家。几十年来，这种社会和经济的持续隔离促使胡图族和图西族之间的关系越来越紧张，最终导致了重大暴力冲突事件的爆发。最初这些事件预示着大屠杀的发生只是一个时间问题，而所有这一切的导火索是比利时当局突然决定颁布法令，将卢旺达人进行种族划分，如果他们身材高大、皮肤较白、较瘦、骨骼结构和五官较细，就属于图西族，如果他们身材较矮、皮肤较黑、体型较胖、五官较柔和，就属于胡图族。

具有讽刺意味的是，指导将卢旺达人划分为胡图族或图西族的主要因素之一——身高差异，也反映了19世纪欧洲主要城市（如伦敦）不同街区的贫富差距，他们之间身高平均值的差距是12厘米。

这一切都始于1994年4月6日，卢旺达总统、胡图族政府领导人朱韦纳尔·哈比亚利马纳（Juvénal Habyarimana）和布隆迪总统西普里安·恩塔里亚米拉（Cyprien Ntaryamira）乘坐的飞机在最后一次接近卢旺达首都基加利的机场时被击落。第二天早上，在电台广播的煽动下，胡图族人向图西族人发起进攻，试图为他们的领袖报仇，该国的武装部队、警察和胡图族民兵愤怒不已，开始残酷追捕并毫不留情地处决数以千计手无寸铁的图西族平民。在这场悲剧的酝酿过程中，电台在妖魔化图西族人的过程中起到了重要作用。在种族灭绝发生前几个月，广播电台煽动胡图族人反对图西族人，并传播信息，表示最后的攻击命令将在适当的时候颁布，每个人都必须准备好按照命令行事。

当那一时刻终于到来时，胡图族人拿着大砍刀、弯刀、镰刀和任何足以致命的武器，开始有计划地消灭他们的图西族邻居、同学、工作伙伴和各种同龄手足。在席卷全国的血腥屠杀中，无人幸免；对妇女、儿童和老人也没有任何的怜悯。任何被抓的人，只要其身份显示是图西族人，就会立即被当场杀掉。

卢旺达种族灭绝事件作为一个令人痛心的例子，严肃地提醒我们，当一大群人对广泛传播的信息做出回应，他们的大脑就会释放出致命的人类力量，尤其是将一个扭曲的心智抽象提升到真理的地位：其准确性被认为在每一个已经同步化的大脑中是如此不容置疑和无可辩驳，乃至没有任何理性的干预能够使其脱离这庞大的脑联网。当这样的大脑同步化时，不管是在谈论卢旺达的胡图族人和图西族人，还是在谈论第一次世界大战中冲突军队的将领，都已无关紧要。一旦迷失在不同人类群体之间生死冲突的迷雾中，没有人能够免于同步进入一个能够产生致命结果的脑联网，而这一结果是个体成员从未想象过甚至从不容忍的。

在反思了这些灾难性的人类集体行为的性质后，结合我在实验室中研究脑联网获得的结果，我得出结论，以索姆河战役、卢旺达种族灭绝以及其他许多同样骇人听闻的人为灾难为例，这种对理性思维完全集体无视的例子，至少可以用前几章讨论的机制来解释。简而言之，人类群体产生的灾难性后果基本上是由人类这一灵长目动物的社会大脑，在建立涉及大量个体高度同步的脑联网时造成的。在本章，大脑间的同步涉及运动皮质以外的皮质和皮质下结构，它介导了第7章中讨论的"乘客—观察员"脑联网。不过，要使这种破坏性的大规模脑间同步发生，必须满足几个条件。首先，一个强大的心智抽象必须出现，并在一个人类社会群体中广泛传播，从而达到被该群体的绝大多数个体成员接受并认为它能代表一种共识的世界观或真理的地步。无一例外，为了达到这一临界点，心理建构必须以一种非常基本的方式吸引嵌入我们社会大脑中的最原始本能和原型之一：对一个有凝聚力和选择性的部落群体的近乎痴迷的渴望，该群体拥有共同的价值观、信仰、偏见和世界观，更重要的是，愿意与"敌人"作战并将其击退，"敌人"是"邪恶"的原型代表，是必须不惜一切代价予以中和并摧毁的完美对立面的象征，因为它是威胁部落生活方式的一切弊病的原因和根源。换句话说，因为像所有动物一样，人类的大脑深处包含着过去被证明具有巨大适应价值的固定行为和推理模式的痕迹和残余，他们非常容易被这些心智抽象所诱导。因此，尽管我们拥有比其他动物大很多的新皮质，拥有通过教育过程不断学习新的社会规范和伦理道德价值的能力，对这些原始本能的表达施加了一些威慑，但还是会轻而易举地被募集到这样的脑联网中。

一旦一种心智抽象在人类社会群体中成为主导，比如胡图族和图西族之间强加的种族划分所造成的仇恨，所需要的就是一个触发信息，我称之为信息病毒，以及一个广泛传播它的媒介。然后，一旦这样一个人类脑联网的规模超出了某个阈值，它就可能开始像庞加莱的非线性动态系统一样运作，其整体行为就会变得完全不可预测。当它们进入这样一个不可控制的动态系统时，人类大脑就会犯下人们在战争、革命、种族灭绝和其他人类暴行中看到的那种无边无际的暴力行为。

我认为，作为创造大规模人类脑联网的先决条件，所有人类大脑中都要有一系列固有推理和行为模式，这在某种程度上有点类似于最初由瑞士心理学家荣格提出的"集体潜意识"这一经典概念。这可以从他对人类无意识领域的一个描述中得到验证，荣格提议对集体潜意识做如下划分："或多或少属于表层的潜意识无疑包含了个人的特质，我称其为'个体潜意识'，但这种个体潜意识有赖于更深的一层，它并非来源于个人的经验，并非从后天中获得，而是先天存在的。"随后荣格进一步阐述了集体潜意识的定义："我选择使用'集体'一词，是因为集体潜意识不具有个体性，而具有普遍性。不同于个体心理，集体潜意识的内容与行为模式在所有地方和所有个体身上大体相同。换句话说，它在所有人身上都是相同的，因此构成了我们每个人都有的超个体特质的共同心理基础。"

尽管荣格在他的理论中似乎加入了一些神秘主义的色彩，但当我将其用于构建本次讨论的背景知识时，我并不赞同这种说法，荣格的"集体潜意识"概念与当今的众多神经科学知识相一致，可以描述为一旦某些人的大脑被一种信息入侵，这种信息在他们的头脑中就会像病毒一样发挥作用，将一些生死攸关的概念与祖国、民族或种族优越性、宗教原则、独特的政治意识形态或经济观点等高度抽象的概念联系起来，大规模的脑联网便是这样形成的。

在荣格看来，有四个层次的心智过程来调节我们的行为方式。首先是由我们与家人、朋友和熟人等的社会关系决定的层次。这种个体间的社交范围为哪种行为可以接受、哪种行为不可以接受设定了一定的界限，通过施加某种"社会过滤器"或约束力量来限制我们的日常行为。其次，是有意识的行动模式层次，它赋予我们每个人一个身份、一个自我、一种自我存在和思考的感觉。接下来的两个层次是为无意识保留的，荣格进一步将其分为个体组成部分和普遍组成部分。个体潜意识主要由众多个人生活经验决定，这些经验逐渐储存在我们的大脑中，远离我们的意识。荣格认为，在这种个体潜意识之下，有着一套先天的本能、固定的行为和思维模式，这些构成了集体潜意识。作为人类物种的成员，我们或多或少都有这种集体潜意识。荣格意识到，当储存在大规模人脑中的集体力量的潜在能量以集体行为和行动的形式释放出来时，可能会带来严重的后果。一旦潜意识触及我们，我们就失去了自我意识。这是一种由来已久的危险。原始人本能地恐惧，因为危险近在咫尺。但他们的意识依然是不确定的、摇摆的。它依然幼稚，刚浮出原始之水。无意识之波可以轻而易举地翻转，于是他就忘记了自己曾经是谁，做出不为自己熟悉的事情来。因此，原始人害怕无拘无束的情感，因为意识会在其重压之下崩溃和让步。人类的一切努力因此指向了对意识的巩固。这便是仪式与教义的宗旨；它们是防范潜意识的危险、"灵魂的危险"的堤坝与墙壁。所以，原始人的祭奠仪式有驱鬼、除咒、避邪、牺牲、净化等活动，以及通过交感神经系统生发出有益的事件。

荣格继续说道："因此，我的论点如下：除了我们的直接意识（它具有个人特质，我们认为它是唯一的经验性心智，即使我们把个体无意识作为附属品）之外，还存在着第二个心智系统，它是集体的、普遍的、非个人特质的，它在所有个体身上都是相同的。这种集体无意识并不是单独发展的，而是继承而来的。它包括预先存在的形式，即原型。这些原型只能在后面成为意识，并给某些心智内容以明确的形式。"

巧合的是，荣格为说明集体潜意识的力量而选择的主要例子几乎反映了第一次世界大战爆发前几个月欧洲上空弥漫的气氛，如索姆河战役的大屠杀，以及随后 4 年冲突中的许多其他战役。正如彼得·哈特在《索姆河》中所写："当时和现在一样，政客和报纸经营者肯定会煽动大众。然而，它的源头深藏在大众意识的黑暗角落深处。捍卫帝国扩张的政治需要，普遍存在的种族主义和这个时代无所顾忌的道德优越感，过度依赖威胁来实现本可以通过外交手段可能实现的目标，这些都是 1914 年英国遗产的一部分。"

嵌入人脑的根深蒂固的神经元为 20 世纪初数百万人拥护战争提供了大部分驱动力。这些人不断向政治家施压，找到一个和平解决方案，以满足占主导地位欧洲大国的地缘政治贪婪，在我们的整个历史上，同样的情况下引发的无数其他大规模人类冲突的事件发生更是进一步验证了这一观点。

荣格对集体潜意识有这样一段描述："当发生与某一特定原型相对应的情况时，该原型就会被激活，这时候就会出现一种强迫性，这种强迫性就像一种本能的驱动力，违背所有的理性和意志，继而产生一种病态的冲突，也就是神经症。那么，后果就显而易见了。一个人会在剧烈的情绪状态下说出反常的话或做出反常的事情。不需要太多：爱与恨、喜与悲，往往足以让自我和潜意识换位。在这种情况下，原本健康的人可能会产生非常奇怪的想法。群体、社区，甚至整个国家都可能以这种方式被精神流行病所控制。"

即使不提自然进化在向我们的大脑深处植入，最终在我们每个人身上释放出集体潜意识的思维模式、本能和行为的摹本，荣格也强调了这种"历史"组成成分以及它如何帮助塑造我在该书中称之为自身观点的东西："我们以年为单位思考，而潜意识则以千年为单位思考和生活。"荣格在这里提出，有意识思维是人类心智的进化副产品，因此，它可以在任何时候被更古老、更占主导地位的潜意识的心智程序所绑架。"意识是从比它更古老的潜意识心智中生长出来的，与之一起运作，甚至尽管如此……另外，经常发生的情况是潜意识的动机经常推翻我们有意识的决定，特别是在至关重要的问题上。"

我将荣格的思想与本书中提出的更具操作性和有神经生理学基础的建议融合，并提出了一种非常有趣的方法，来剖析几千年来促成大规模脑联网的建立的机制。在这个方案中，我们必须把经过漫长历史获得的吸引人类原型力量的心智抽象作用，与"信息病毒"一旦广泛传播就能够感染大量人类大脑的通信手段区分开来，因为后者使人类大脑能够紧密同步。

在这一点上，需要强调的是，我对信息病毒的定义不同于英国进化生物学家理查德·道金斯（Richard Dawkins）[①]用来解释记忆体如何在人群中传播时对信息病毒的描述。在我的定义中，信息病毒基本上是一种心智抽象，可以作为强大的同步信号发挥作用，使人类的大型脑联网形成。道金斯在《自私的基因》（*Selfish Gene*）一书中创造了"模因"（meme）一词，用来描述一种思想、一种行为或一种新的文化表现形式如何像病毒感染扩散般在人群中传播。根据他的最初定义，一些作者提出，记忆体相当于"一个文化单位"，其在人类群体中的传播或感染像其他生物特征一样，受自然选择的制约。虽然非常有趣，但后一种观点并不是我在脑联网同步的背景下谈论信息病毒时使用的观点。

现在让我们把注意力转移到精神融合过程中的另一个重要组成部分，这个过程导致了大规模脑联网的建立，甚至使其能够对自己的物种成员发动战争或实施暴行。为此，我们需要讨论不同的自然交流策略和人造技术如何影响人类的集体行为。这样的讨论若想达到最低限度的满意，需要我们介绍媒体理论中的一些关键概念，这些概念最初由加拿大教授和哲学家马歇尔·麦克卢汉（Marshall McLuhan）在《理解媒体：论人的延伸》（*Understanding Media: The Extensions of Man*）一书中提出。

麦克卢汉的主要见解是，人类所使用的不同沟通方式或媒体，无论是自然

[①] 理查德·道金斯认为基因是构成生命的基本单位。继《自私的基因》之后，道金斯在又一部经典作品《基因之间》中指出，在生命的进化过程中，基因会相互碰撞和重组，不断分叉、不断消亡。该书中文简体字版已由湛庐引进、浙江人民出版社出版。——编者注

的，如口头语言和音乐，还是由于引入新的人造技术，如书面语言、纸质书籍、电话或广播，都可产生一个共同的效果，那就是加强我们这个物种的影响力，同时将时间和空间的维度压缩到这样的地步，即从交流的角度来看，全人类将沦为"一个地球村"而已。

以音乐为例。国家有国歌，军队有军歌，教会有唱诗班，电影有配乐，这绝非巧合。在所有这些例子中，音乐很可能扮演着同步信号这一关键角色，它使大量的人与一套共同的心智抽象牢牢绑在一起，比如成为一个国家的一部分，为一支军队而战，或共同信仰一种宗教。

因此，在听了一大群人奋力演唱《马赛曲》(*La Marseillaise*)之后，哪个法国公民会不准备去为国家、国旗或政治意识形态而战？同样的道理，如果在生命的早期接触到像瓦格纳的《朝圣者合唱团》或亨德尔（Handel）的《弥赛亚》(*Messiah*)中的歌声，谁不会成为一名虔诚的信徒呢？

麦克卢汉建议用一个座无虚席的体育场为例来描述脑联网的工作过程，这也是我最喜欢的一个例子。体育场作为一种媒介力量和产生影响力的方式，使人们能够同步，并允许他们共同表达社会行为和情绪，而这些行为和情绪仍然深深地扎根于我们的集体潜意识中。麦克卢汉认为："近代游戏有广泛吸引力，棒球、足球和冰球等流行运动被视为内在心理活动的外部模式。作为一种模式，它们是集体的而不是个体内心活动的戏剧化。与方言一样，所有游戏都是人际交流的媒介，除了作为我们直接内心活动的延伸，它们可能既不存在也没有意义……体育这种流行的文化形式，不仅仅是自我表达的手段，而且必然会成为整个文化中深刻相互作用的手段。"

在过去的 50 年里，我在世界各地城市的足球场游览时，一次又一次地验证了麦克卢汉的观点。无论哪个国家或文化，我观察到的行为模式和出现的结果总是一样的：一旦进入体育场，各个社会阶层的人，无论蓝领工人、医生、法官、工程师还是科学家，便都倾向于放弃他们在外界严格遵守的所有常规社会行为规则，他们能够无缝地融入人群，成为支持他们喜爱的球队的一员。一旦同步，这些球迷可能会唱他们在外界永远不会唱的歌，说他们事后永远不会承认说过的话，并做出他们自己在日常生活中可能永远不会容忍的行为。

根据麦克卢汉的观点，体育赛事"不是我们个体自我的延伸，而是我们社会的延伸"，这基本上是大众媒介的另一种表现形式，能够在类似于我们部落起源方面的仪式中使一大群人同步。因此，在任何文化中，人们似乎都需要这样的活动来维持社会凝聚力，无论这样的活动多么复杂都是如此。这也许可以解释为什么罗马帝国如此重视在竞技场进行的各种游戏，或者为什么希腊人如此重视在奥林匹克运动会中表现出色的人物。

在我们这个时代，职业体育运动员获得了高昂的薪资，并获得了大多数人认可的社会地位，但这一事实似乎不过是印证了罗马人和希腊人一直以来都知道的事情。

电子媒介让我们与全人类密切相关

在人们从经济角度谈论全球化的半个世纪之前，麦克卢汉已经预言，这将是 20 世纪连续几波大众传播技术的引入所引发的可能结果之一。因此，麦克卢汉在 20 世纪 50 年代末和 60 年代初提出的观点，在许多方面预测了 21 世纪第二个十年末的情况。事实上，他使用了与我不同的术语，得出了同样的结论，即不同类型的通信技术提供的不同同步信号将导致大规模人类脑联网的产生。用麦克卢汉的话说，所有媒体传播技术都有一个共同的属性：人类能力延伸。首先通过我们的身体进行延伸和感官进行延伸，最终，随着电子媒介的引入，通过我们自己的中枢神经系统进行延伸。因此，这种大众传媒技术的广泛运用将对人类社会产生深远的影响。用麦克卢汉的话说就是："任何一种媒介的使用或人的延伸都会改变人与人之间的相互依赖模式，因为它改变了人类的感官之间的比例。"

从口头语言和音乐这些人类社会群体最古老的同步信号，到书面语言、艺术、纸质书籍、电报、电话、收音机、电影，一直到电视，麦克卢汉揭露了大众传播在塑造我们的信仰、世界观、生活方式和集体行为方面所发挥的重要作用。这项工作是如此具有预见性，他甚至能够预测将对人类的社会、经济和政治互动产生重大影响数字计算机和其他"电子媒介"，如互联网。如此种种虽然是在20世纪60年代构思的，但看起来就像几天前刚写的一样，因为其考虑到了21世纪数字时代的潜在影响。以这篇为例："我们的新电子技术在全球范围内延伸了人类的感官和神经，对语言的未来也有很大影响。电子技术不需要文字，就像数字计算机不需要数字一样。电子为意识过程本身的延伸指明了道路，不需要任何语言表达。"

在进一步探索同一主题时，麦克卢汉基本上预见到了我所讨论的脑联网的概念，但显然没有展开讨论的意思，只是谈论了可能参与建立这种神经结构的潜在神经生理学机制。尽管如此，他在半个多世纪前的讲话确实令人惊讶。电子媒介的趋势在社会的所有机构中创造一种有机的相互依存关系，这强调了德日进（de Chardin）的观点，即电磁学的发现应被视为"一个惊人的生物事件"。

如果政治和商业机构通过电子通信的方式呈现出生物特性，那么现在像汉斯·塞尔耶（Hans Selye）这样"将物质生物体视为一个通信网络的生物学家"也是很常见的。按照麦克卢汉的说法，因为"关于电子形式的这一特殊性，这个'生物体网络'将自我实体化，即它结束了个别步骤和专门职能的时代。以前所有的技术（除了语言本身）实际上都延伸了我们身体的某些部分，而电子可以说是'外延'了中枢神经系统本身，也包括大脑"。因此，他表明："我们今天生活在信息和通信时代，因为电子媒介实时不断地创造了一个所有人都能够参与其中互动事件的领域。电子通信的同步性，也是我们神经系统的特点，使我们每个人都存在，并能接触到世界上的每一个人。在很大程度上，我们在电子时代的共同存在，是一个被动的事实，而非主动的经验。"

麦克卢汉还尝试着解释人工媒体（如广播）如何导致人类行为的重大变化。在我了解麦克卢汉的作品之前，我就知道无线电广播在卢旺达种族灭绝事件中所发挥的核心作用，但当我第一次知道他是在那场中悲剧发生前整整 30 年所做的预测时，我非常惊讶。当我们了解到麦克卢汉关于无线电广播的引入对人类社会的影响的一些想法时，可以很容易地找出这种令人惊讶的原因，特别是在那些以前没有接触过其他形式的大众传媒传播的文化中。广播密切影响着大多数人，在人与人之间，在作家、演讲者和听众之间，创造了一个无言的交流世界。这就是广播的直接作用。这是我个人的经验。

广播的潜意识深处充斥着部落喇叭和鼓的共鸣回声。这是这种媒介的固有本质，它有能力将精神和社会变成单一的"回声室"。这句话体现在了卢旺达的事件上。他说："无线电提供了电子内爆的第一次大规模经验，那是对西方文明整个方向和意义的颠覆。对于部落人民来说，对于那些整个社会存在是家庭生活延伸的人来说，广播还会是一种感情强烈的经验。"

根据麦克卢汉的观点，如果无线电广播成为独裁政权的统治工具，并将单一的世界观强加给基本不知情或未受过教育的民众，而这些民众又没有正确的方法来验证或批判性地分析这些信息，那么涉及暴力的情景就会成为真正的问题。在这方面麦克卢汉的观点再次非常接近我对信息病毒的定义，它是人类大脑的潜在触发器，当人类大脑变得广泛同步，并被"感染"后，就会以集体的方式决定执行各种人们在独处或没有被煽动时不会做出的行为。如果麦克卢汉今天还活着，面对通过社交媒体传播的所谓的假新闻，他会有什么想法？麦克卢汉还认为，通过大众传媒技术，荣格的集体潜意识可以从人类社会的大脑深处被同步释放出来，并战胜理性的意识思维或任何社会压力，这些压力通常会以集体行为的形式阻止其充分表达。"无线电让信息加速，也导致了其他媒体的加速。它会把世界收缩到村庄大小，并创造出村庄八卦、谣言和个人的恶意。"

麦克卢汉预言，电子媒介在世界各地的广泛使用将导致地球村的出现，那是人类完全连通的状态；在这种状态下，通信空间和时间都会崩溃，这也已成为他作品中最具代表性的隐喻之一，另一个是他的格言"媒介即信息"。

在一篇更有预见性的文章中，麦克卢汉毫不犹豫地指出了未来的电子通信技术将给我们带来什么样的生活："在电子时代，我们的中枢神经系统依靠技术手段得到了延伸。它既使我们和全人类密切相关，又使全人类包容于我们身上。"

在大多数情况下，我倾向于认为麦克卢汉是正确的：一波又一波的新电子媒介的诞生，特别是互联网广泛传播到地球的各个角落，确实创造了一个地球村。然而，越来越多的证据表明，麦克卢汉的地球村乌托邦似乎更恰当地反映了潜在的连接水平或渗透率，我们最新最先进的通信技术，互联网所达到的，说明它诱发了，或者说释放了什么样的主导社会效应。具有讽刺意味的是，越来越多的证据表明，我们之间的联系越紧密，我们的社会互动就越零散。人们只需要看看大受欢迎的社交媒体所产生的影响，就能找到支持这一概念的证据。生活在我们这个超级连接的现代社会中，人们越来越倾向于限制他们的常规社会互动，主要参与一些虚拟的互动。无独有偶，后者往往发生在精心建立或选择的虚拟社会群体有限的边界内，这些群体通常将其讨论限制在非常狭窄的、集中的主题、价值观和世界观上。在这个社交媒体新时代，异议似乎既不被容忍，也不被作为一种社会互动的形式所需要。相反，经常与那些和你想法一样，与你的政治、宗教、伦理、道德或文化观点相同的人在一起，并与他们互动，似乎是一个更理想和更受欢迎的选择。

此外，在社交媒体的虚拟世界中，一些传统的限制消失了。这些限制是现实生活中社交互动的特征，即荣格提出的"集体潜意识"的第一层。这也可能是网络空间中出现大量的言语攻击、偏见甚至暴力语言的原因，也是臭名昭著的"虚拟帮派私刑或欺凌攻击"的原因，这些攻击行为在这些环境中已司空见惯。我常常会想，如果麦克卢汉还活着，还能研究我们现在的交流方式，他会作何反应。

为了实现交流的便利和将全世界变成一个地球村，我们创造了一种具有明显的部落特征的生活模式，这种生活模式与数万年前人类的狩猎采集者祖先的生活模式具有相似的特征。这是我们为此付出的主要代价：人类社会互动历史走到今天，我们狂热地追求新的技术手段，希望借此不断改进交流技能，从而突破由我们的大脑融合成的一个分布式虚拟神经系统的能力限制，而这种做法会导致偏见。这基本上使人类成为庞加莱回归定理无处不在的又一个证明。不知道麦克卢汉对此会有怎样的看法。

我完全能想到麦克卢汉的回答："一旦成为一个部落的成员，就永远是一个部落的人；不管使用什么媒介！"

为了避免给你留下这样的印象，即心智抽象、病毒性信息感染和大规模连通性的结合只能培养出从人类的部落精神遗产中传播破坏性思想的大脑，我想强调脑联网也能为人类创造更光明的未来，并以此结束本章。对于大脑相对论来说，我们刚刚提到的这些内容的神经生理机制，也可以解释历史上的人类群体如何不断地进行大规模的合作，从而产生了人类最伟大的技术和智力成就。

正如我们之前所看到的，人类之所以能够合作，最根本的原因是我们能够与拥有相同方法、想法和概念的一大群人进行智力互动。这样一个悠久的人类传统促成了长期以来无数思想流派、无数文化传统以及大量的艺术和科学运动的产生、发展和长期保持。除了口头语言之外，新的大众传播方式——书面语言、印刷品和其他媒体的出现，使人类的合作范围大大增加，使得彼此相距遥远的人能够参与进来（空间共振），甚至更特别的，让生活在不同时代的人能够参与进来（时间共振）。

由于信息病毒的感染，人类脑联网很容易形成，这也可以解释大型社会群体如何分享和同化一种新的心智抽象、情绪、想法、美感或新的世界观，一旦内容被创造出来，就会在特定时期在整个人类社群中广泛传播。这种在人类社会大范围的空间和时间中产生共鸣的普遍心理趋势,通常被称为时代精神。对大脑相对论来说,时代精神也可以被看作是广泛传播的信息病毒感染的产物,这种病毒将大量的个体大脑同步化为一个脑联网。

从本质上讲,通过依靠信息病毒、信仰、心智抽象和不同类型的大众传播来形成高度凝聚的脑联网,人类社群已经获得了一些途径,能够通过促进和优化集体思维的合作神经生物学过程产生有利的结果。

我们称之为人类最终的头脑风暴!

想想公元前5世纪的雅典,许多希腊人的大脑在数学、科学、哲学和民主等一系列革命性心智抽象的驱动下,深度同步化为一个脑联网。另一个例子是意大利文艺复兴时期"污染"了佛罗伦萨不朽的艺术家的时代精神。时代精神令艺术家重新发现人体的美,并通过自己的视角来描绘世界。所谓的维也纳学派,由19世纪末世界著名的哲学家、数学家(如哥德尔)、科学家、历史学家、经济学家、社会科学家等奥地利社会各界知识分子组成,他们是围绕着维也纳大学形成的核心小组。这说明在一个历史时期,一个具有高度影响力的大脑联网决定了人类群体的时代精神。

这三个例子揭示了一些共同的属性。例如,一旦一种时代精神在一个人类群体中占据主导地位,它就会像波浪一样在社群中的各个阶层传播开来,影响到习惯、情绪、文化和审美。因此,它在人类的许多作品中都有所体现。例如,众所周知,英国工业革命引发的巨大的技术进步和社会影响被传奇人物透纳记录下来。他是英国历史上这个最具变革性时代最伟大的浪漫主义风景画家。

作为维多利亚时代英国最具代表性的画家之一,透纳不仅经常参加英国皇家美术学院举办的会议和社交聚会,而且参加了在英国皇家学会举行的一些重要的科学讨论和讲座,当时英国皇家学会和英国皇家美术学院共用一个建筑。透纳参加了著名天文学家威廉·赫歇尔（William Herschel）的太阳表面动态性质及其红外线发射的讲座，这是透纳第一次参加英国皇家学会的讲座。他从中了解了更多歌德的色彩理论，据说这影响了透纳的一些绘画作品。我们可以肯定的是，在这些艺术和科学聚会中，透纳结识了法拉第。法拉第是有史以来最伟大的实验物理学家之一，他注定要成为托马斯·杨的继承人，也是英国皇家学会中支持托马斯·杨的光波理论的人。巧合的是，透纳在位于安妮皇后街47号的工作室里生活和工作，距离托马斯·杨在韦尔贝克街48号的家只有半条街。

透纳的画记录了英国很长一段时间的社会变化，是同时代的其他画家无法匹敌的。这说明英国及其民众被许多同时发生的经济、技术、科学和社会变革所席卷。这些变革首先震撼了英国，然后是欧洲，后来是整个世界。在19世纪初的几十年间创作的一系列无与伦比的画作中，透纳记录了英国的乡村、海岸和海洋，这是前无古人的，也可以是说后无来者的。他在其许多画作中加入了对光线的全新运用，并混合运用了各种物体和场景，这些物体和场景代表了他周围发生的技术和科学革命。透纳崇拜的技术革新元素包括蒸汽机和工厂，因此他在原本典型的英国乡村风景［比如《渡溪》（Crossing the Brook）］中加入了一个巨大的工程[《贝尔灯塔》（Bell Rock Lighthouse）]。在《被拖去解体的战舰无畏号》（The Fighting Temeraire）中，我们会看到蒸汽拖船将皇家海军的一艘遗留木船——"无畏"号（HMS Temeraire）拖到其最后的停靠点。在《雨·蒸汽·速度》（Rain, Steam, Speed）中，我们会看到，一辆蒸汽火车在大西部铁路上行驶。当时的蒸汽火车的速度可以达到每小时50～65千米。通过这些画作和数以千计的其他画作，透纳成为工业革命时期的卓越艺术先驱，成为人类巨变时代的非官方记录者。这些巨变既有好的一面，也有坏的一面。

在职业生涯的最后阶段，尽管透纳创作了一幅又一幅杰作，但他还是因放弃使用其别具特色的方式来混合光线、海洋和天空，同时模糊了具体物体的主要轮廓而遭到指责。透纳与他周围发生的多种技术和科学革命的关系密切交缠，一些艺术史学家甚至认为，他最令人尊敬的画作之一，即《海洋暴风雪中的汽船》

(*Steamboat during the Snowstorm in the Ocean*)，在其对动态融合的天空、海洋、雾和雪的描绘中，隐藏着法拉第在实验中发现的磁场的草图。

"时代精神"的另一个例子发生在一个被称为"美好时代"的时期。这一时期的欧洲民众有着巨大的热情和乐观的心态，也就是从19世纪70年代到第一次世界大战开始的那段时间。正如我们在第5章中所看到的，在这一时期，法国印象派画家在创作作品时会使用马赫倡导的"相对主义"情绪。与历史上的其他时刻一样，美好时代的欢快基调不仅感染了画家和科学家，也感染了音乐家和作家，这再次证明了这种精神信息感染所带来的巨大空间共鸣。美好时代仍然是许多人研究的对象，这一事实也说明了其时代精神引发的时间上的巨大共鸣。

在19世纪和20世纪之间的过渡时期，时代精神又开始使艺术家和科学家的大脑同步成一个脑联网。基本上，这种思维方式试图依靠单纯的几何图形来代表和解释自然界的一切，从个别物体到容纳所有人的整个宇宙。在艺术领域，这种几何学信条源自法国大师塞尚的后印象派笔触。他很快就进行了相应的科学探索，首先分析了赫尔曼·闵可夫斯基对爱因斯坦狭义相对论的几何描述，后来分析了爱因斯坦自己的广义相对论。再后来，这种对几何图形的痴迷激发了毕加索和乔治·布拉克的立体主义，现代艺术由此诞生。以前在雅典、佛罗伦萨、巴黎和维也纳发生的事情再次上演，人类历史上一个热情洋溢的时代的主导潮流，再次促成了在人类社会多个领域内同时进行的心智革命。事实上，在《爱因斯坦、毕加索：空间、时间和动人心魄之美》(*Einstein, Picasso: Space, Time, and the Beauty That Causes Havoc*) 中，阿瑟·I. 米勒（Arthur I. Miller）提出，如果想更深入地了解毕加索绘制《亚威农少女》(*Les Demoiselles*) 的原因，就不能脱离当时的科学、数学和技术发展。这幅杰作是第一幅立体主义画作。在米勒看来，"爱因斯坦用相对论来表达时间和空间，而毕加索则使用立体主义来表达。尽量两人所处地域和文化背景并不相同，但他们都通过各自的方式展示了席卷整个欧洲的、如潮水般的巨变"。

用大脑相对论的术语来说就是，作为被同一信息病毒感染的两个人，毕加索和爱因斯坦用两种不同的、包含大量哥德尔信息的心智抽象对现实进行表达。这种心智抽象，一旦在他们的大脑中产生，就会以几何语言的两种特殊表现形式投射到外部世界。这两种表现形式就是广义相对论和立体主义。

从那时起，量子物理学家和前卫的艺术家不需要花太多时间就能同步成为能够构思更复杂的心智抽象的脑联网，从而以包含丰富的哥德尔信息的观点来表达现实。量子物理学家和前卫的艺术家揭示了这些新的心智建构。他们是通过摆脱日常生活中的传统形式来实现的。这就是为什么米勒指出："站在蒙德里安或波洛克的画作前问'这幅画是什么'是毫无意义的，问'量子力学中的电子是什么样子的'也是毫无意义的。"

我再借助一个例子来说明这些同步的人类大脑所能产生的所有好处，进而影响了人类实践科学和艺术的方式。由于进化，我们能够使用前几代人产生的想法和心智抽象来同步我们现在的想法，所以科学家可以建立跨越几个世纪的人类历史的脑联网。例如，电磁学跨越6个世纪的脑联网（见图11-1），是由诸如佩雷格里努斯（Petrus Peregrinus de Maricourt）、威廉·吉尔伯特（William Gilbert）、伽尔瓦尼（Luigi Galvani）、伏打（Alessandro Volta）、汉斯·奥斯特（Hans Christian Oersted）、安培（André-Marie Ampère）、法拉第、海因里希·赫兹（Heinrich Hertz）和麦克斯韦等人相互关联的心智遗产所形成的。他们对电磁学这个宇宙中最普遍的现象之一做出了完整描述，并用简单的数学符号呈现。

在意识到上面这个脑联网以及其他无数人的大脑所取得的巨大成就之后，我敢打赌，你也会像透纳一样，可能突然产生了一种冲动，想拿起画笔，在画布上表达你自己的敬畏之情。

毕竟，在我们的大脑深处，我们都已经准备好进行同步。

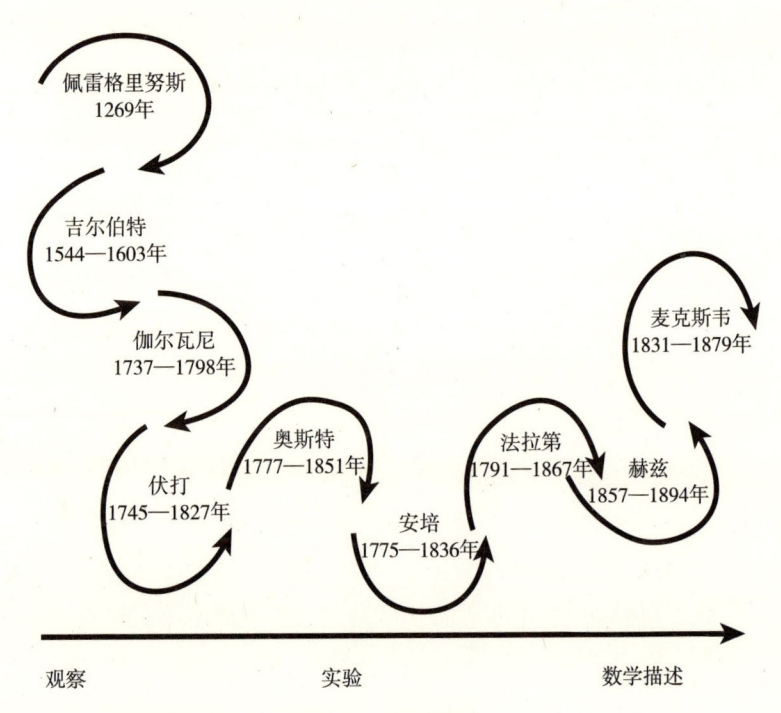

图 11-1 电磁学领域横跨 6 个世纪的人类脑联网

资料来源：Custódio Rosa。

第 12 章

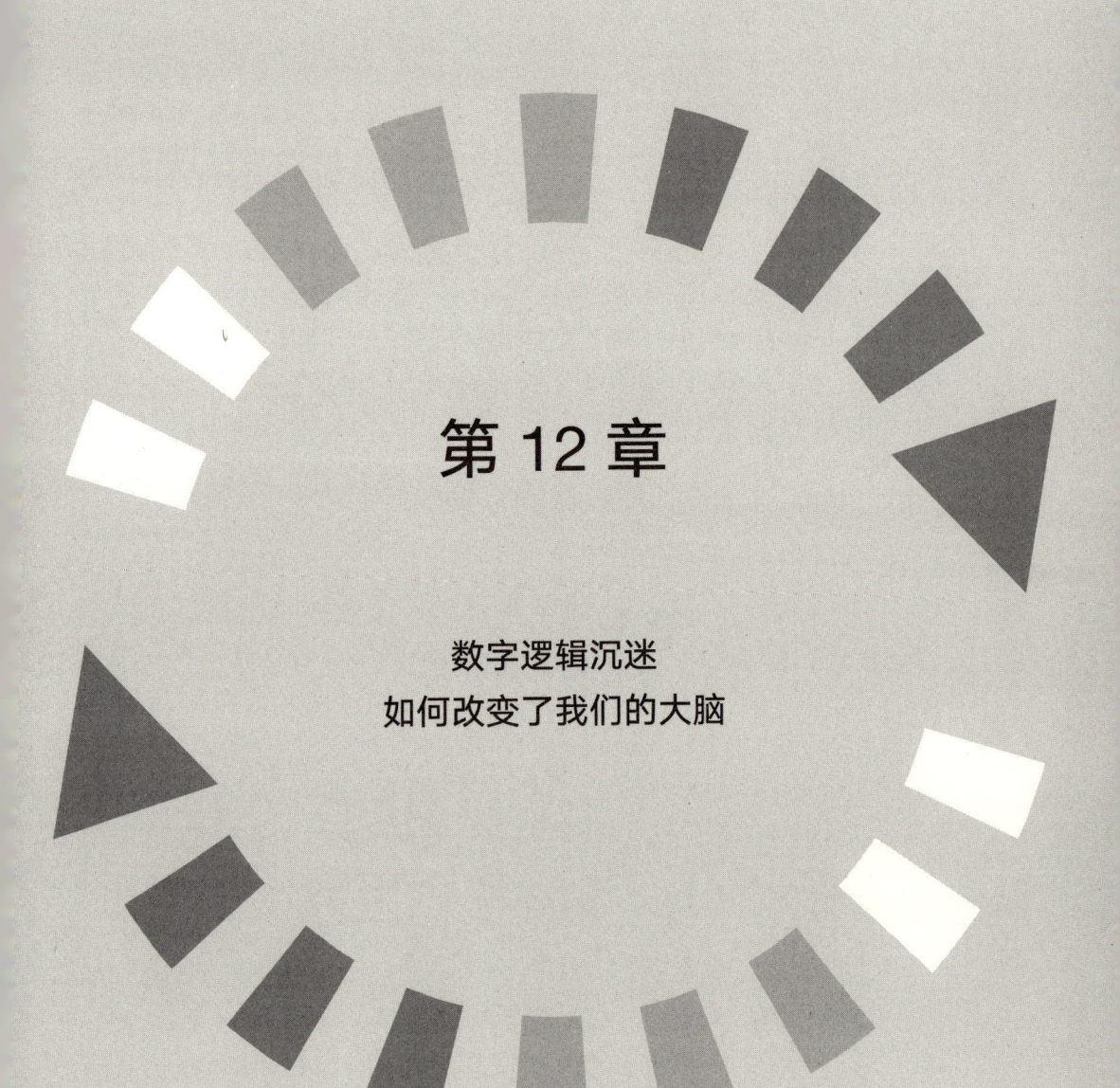

数字逻辑沉迷
如何改变了我们的大脑

THE TRUE CREATOR OF
EVERYTHING

早在 2005 年前后，对于任何愿意环顾四周并将周围的变化联系起来的人来说，早期的迹象已经非常清楚了。虽然我花费了一些时间，但我终于注意到发生了什么。

2004 年秋天，在东京的高峰时段乘坐地铁时，拥挤的车厢内一片寂静，这给我留下了深刻的印象。起初，我以为这只是日本文化的一种体现。然而，快速环顾四周后，我发现，寂静的原因与我最初的想象非常不同：所有的乘客都在看自己的智能手机，尽管是在同一辆车上，但他们相互之间没有任何交流。这表明，大多数乘客的思想都在其他地方，在遥远的、尚未完全划定边界的网络空间冲浪。日本在大规模生产手机及更精密的智能手机的过程中，已经成为一个社会实验室，日本的各类社会现象已在全世界范围内流行开来。当然，今天，在任何公共场所，无论是机场还是赛前的足球场，我们中的许多人都沉浸在手机中，浏览网站、发短信、在社交媒体上发帖、自拍或拍其他照片，而不是与我们周围的人和环境发生联系。

2015 年，站在首尔时尚区主街的人行道上，我和我的韩国东道主在完成一场有关未来科技的演讲后，正在等待乘出租车返回酒店。为了打发时间，我开始和这位年轻的本科生闲聊。我问道："现在有多少人住在韩国？"

"很抱歉，我不知道。我上网查一下！"

这个诚实的回答让我大吃一惊，这个答案对我的意义远远超过了学生的本意。于是，我尝试问他我的常规问题清单中的下一个问题："韩国的政治局势如何？最近与朝鲜的紧张局势有什么进展？"

"我真的不知道。我不关注这些政治问题。它们与我的生活没有任何关系。"

早在1995年，我曾到访过朝鲜非军事区，目睹了朝韩两国边界的紧张局势，以及两国之间的冲突对韩国民众的生活造成的影响。基于这些知识，我对这位年轻的韩国学生对此完全没有兴趣感到非常震惊。

当一辆出租车到达时，我听着学生与司机的沟通，注意到司机被完全封闭在一辆韩国现代黑色轿车的两个前座构成的密封的有机玻璃舱内。"坐在后排，系好安全带后，只要把这张卡，也就是我写了您的酒店地址的卡片，插进您面前的插槽，司机就会带您回酒店。到达酒店时，只需将信用卡插入同一个插槽，然后收好您的收据即可。"

用韩国的告别方式正式与学生告别后，我坐上了出租车。刚上车，我马上体验到误登外星飞船的感觉。起初，司机面对挡风玻璃，没有点头示意，也没有说任何问候语。环顾四周，我注意到自己被有机玻璃墙完全隔离了。在我这边，我只看到学生提到的那个插槽和一个播放午后节目的电视显示器。第二次环视后，我才发现在玻璃和车架之间的交汇处有一个小型摄像机。当然，那里也有一个麦克风，旁边还有一个扬声器。司机可以通过它们与讲韩语的乘客交流，但我没有机会体验这种声音交流的质量。当我坐下并系好安全带的那一刻，插槽顶部的一个LED指示灯亮起，一个由计算机合成的女声用英语要求乘客提供包含提示性语句的卡片。手头没有其他选择，我只好将地址朝上的卡片插入。当卡片从我视野中消失后，我注意到驾驶室的仪表盘上的灯亮了。这时我才意识到，用外星飞船来比喻此情此景非常恰当。我集中精力观察仪表盘上的电子设备，我在想，一位司机每个工作日穿梭于交通繁忙的首尔，每天可能要工作10～12小时。被这么多闪光灯、GPS 系统和各种各样数字设备包围，到底是如何生存下来而不发疯的？

据我估计，驾驶室里至少有 3 个不同的数字 GPS 系统，每个系统的分辨率和复杂程度不同。最精准的一个 GPS 系统能够清晰地呈现首尔街道的三维渲染，起码在我看来效果很逼真。奇怪的是，所有的系统都在同一时间用不同的女声发出提示。这些系统可能生成了同一套驾驶指令，但提示音的语气和音调不同。

没办法做我非常喜欢做的一件事——与世界各地的出租车司机闲聊，以了解这个城市的真实情况，我只好无奈地看着首尔的街景从窗外闪过。当我们到达酒店的正门入口时，果然，LED 灯又闪了一下。我迅速地插入信用卡，并等待着一个最起码能表明我还在地球上的迹象，一句"再见"。但我得到的只是自己的信用卡、一张收据和一个由计算机生成的"不要摔门"的警告。

在那次韩国之行中，没有人与人之间的接触，没有人的声音，没有任何形式的社会同步。虽然我受到了非常友好的对待，但也都只是为了提高工作效率而进行的沟通，却没有任何形式的社交同步。我被安全地送到了我想去的地方，车费也很便宜，这应该就足够了。

不然还能怎么想呢？

现在回想起来，尽管我在那次旅行后很长一段时间都会为那位韩国司机每天必须忍受的生活感到遗憾：那是怎样的一种孤独？被限制在狭小的有机玻璃座舱内，他们又要面临怎样的身体和精神压力？后来我意识到，他的命运虽然在我看来很悲惨，但也不能说是最坏的情况。毕竟，在 2015 年，他仍然有一份可以赚到钱的工作，还在从事一项可能很快就会从人类谋生职业清单上消失的工作。在快速发展的数字自动化世界中，自动驾驶汽车很快就会出现，起码一些制造商是这样认为的。正如过去已经发生在数以百万计的工作岗位上的情况，这类情况将来也一定会在数以百万计的其他工作岗位上上演，靠驾驶汽车获得薪水可能很快就会成为历史。

相比于大规模失业，失去生而为人的特质更可怕

在《机器人时代》（Rise of the Robots）一书中，马丁·福特（Martin Ford）展示了在不久的将来，数字技术和机器人自动化技术应用的指数级增长会如何将人类带入一场大规模失业和经济崩溃的风暴中。这是因为消费市场的萧条将创造一个这样的世界：失业人数会远远超过那些能够通过自己的劳动谋生的人数。

在该书的引言中，福特提醒我们："农业机械化导致了数以百万计的工作消失，并把大批失业的农夫赶到城市去寻找进工厂工作的机会……但后来，自动化和全球化将工人从制造业推向了新的服务行业。"

然而，如果他的预测是正确的，2020年至2040年这20年全球可能出现前所未有的高失业水平，失业率将达到大约50%。这正是机器人和各种数字技术的指数级进步造成的。根据福特的说法，目前人类的失业潮对整个世界经济和数十亿人的生存构成了威胁。而矛盾的是，这场风暴最先影响的可能是最发达的国家，如美国，那里的数字/机器人自动化和国内生产总值中金融业的增长，都可能在最短的时间内促成最大规模的就业危机。

福特在该书中指出，在21世纪的前10年，美国经济并没有创造与国家劳动力自然增长同步的1 000万个工作岗位，而是创造了令人惊讶的新工作岗位的零净增长。通过1948年至2017年美国经济生产力和工人的时薪增加部分累积百分比变化曲线（美国经济政策研究所的最新数据见图12-1），我们可以看出，这两条曲线在过去25年可以说基本上是重合的，但从1973年开始出现了明显的变化。结果，到了2017年，虽然工人时薪增加部分增长了114.7%，但生产力达到

了246.3%的增幅。这意味着，美国家庭收入的中位数没有达到10.08万美元——将这一时期生产力的增长公平地转移到工人的时薪上所能达到的收入水平。除去医疗保健、教育和其他基本生活费用的增长，这个时期美国家庭收入的中位数大约为6.13万美元。

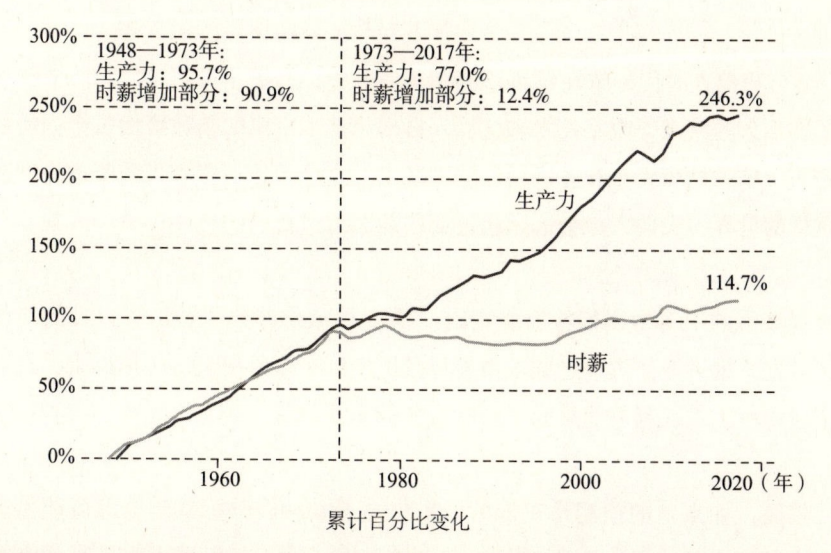

图12-1 1948年至2017年美国生产力和工人时薪增加部分的累积百分比变化对比

资料来源：经美国经济政策研究所许可复制。The Pay-Productivity Gap, 1948-2017, August 2018。

福特断言，同样的现象已经在全球56个经济体中的38个中出现，其中就包括中国，只不过出现的时间不同。在中国，由于工业自动化而导致的大规模裁员已经成为就业市场的一个现状。在一些国家，工人时薪增加的份额甚至比美国下降得更多。

因此，在21世纪的第一个十年中，社会和经济不平等现象显著增加，并出现了令人担忧的就业机会大规模消失的趋势。再次引用福特的话就是："根据中央情报局的一项分析，美国的收入不平等情况与菲律宾大致相同，并大大超过了埃及、也门和突尼斯。"

更糟糕的是，今天出生的美国人的经济流动性水平可能比大多数欧洲国家的同龄人低得多，正如福特指出的那样，这一发现在统计学上严重打击了被广泛宣扬的美国梦，即通过单纯的努力、美德和坚持实现阶级跃迁的梦想。

当人们意识到现代全球经济中正在消失的不仅仅是制造业和其他蓝领工作时，情况就会变得更加令人震惊：失业"风暴"已经侵入白领的工作地盘了，其中也包括大多数人认为不可能被数字革命影响的职业：记者、律师、建筑师、银行家、医生、科学家。而且，更具有讽刺意味的是，即使是推动这一趋势的数字产业的那部分高端人才，也感到了巨大的压力。正如福特所言，20世纪90年代的传统观念，即计算机科学或工程学位可以保证进入美国就业市场的年轻人获得一个好的职位，在目前的环境下已无法保障了。

福特举了几个例子，说明了在一个50%乃至更多的劳动力没有就业的机会的世界会出现哪些社会问题，哪怕这个世界只存在短暂的一毫秒。以研发快餐制作机器人的Momentum Machines公司联合创始人亚历山德罗斯·瓦达科斯塔斯（Alexandros Vardakostas）提出的预言为例，他在谈到该公司的主要产品时说："我们的设备并不是为了提高员工的工作效率……而是完全取代他们。"

我们将在"结语"部分讨论这个看似有趣的"巧合"，即这些经济思想似乎源自同一批人，他们宣称，人脑只是一台数字机器，因此可以用数字计算机来模拟，这似乎是一条不可改变的自然法则。但我们最先应该讨论的是，对人类的未来而言，有什么会比没有工作的世界更可怕。

福特在《机器人时代》一书中引用了一些美国著名经济学家的结论，其中对我来说最令人不安的一个结论是，工人不应该有与机器竞争的想法，而是应该把沙文主义自豪感埋在内心深处，并面对现实。根据这些经济学家的说法，工人为了生存，未来唯一可行的策略将是学习如何以最佳方式给机器打下手。换句话说，我们唯一的希望就是成为机器和计算机的保姆，成为它们的帮手和助手。这是一种委婉的说法，简单来说是被降格成为它们的仆人或奴隶，而不是它们的主人。事实上，在我们大多数人不知晓的情况下，与这种情况非常相似的事情已经在飞行员、放射科医生、建筑师和大量的高技能人才身上发生了。投降的声音已经响彻云霄，作为回应，一些人也已经放弃了他们的精神"武器"，接受了现实。

这种情况非常令人不安，但我相信有一种情况可能对人类的未来更具破坏性：自从大约10万年前现代人类大脑出现以来，我们的大脑中已经抹去了"我们之所以为人的"那些特征。我认为这不只是一部糟糕的科幻电影中的片段，而且展现了一个非常中肯和令人担忧的未来。许多作者已经提出了这种可能性，他们的结论是，我们在有意识生活中的每一分钟都持续和彻底地沉浸在数字技术中并完全屈服于数字技术。现在，每天仅几个小时的睡眠可能正在腐蚀并迅速破坏我们大脑的基本运作，令人类大脑的独特性逐步丧失，无法维系令"我们之所以为人"的那些辉煌且独一无二的能力。如果50%的失业率并没有让你感到震惊，那么到了这个预言成为现实时，你会有什么反应？我们中有更多的人可能已经蜕变为"数字僵尸"，而不是那些早期智人骄傲的后裔和基因及文化传统的传承者，那些原始人类在经历了从冰川到饥荒再到瘟疫的各种威胁生命的挑战后依然能够繁荣兴旺，同时还在创造他们自己的人类宇宙。

根据各种证据以及心理逻辑和认知研究的结果，我认为应该非常认真地对待这种风险。人类的大脑，作为自然界有史以来最能干的神经系统，当它接触到新世界的突发事件，特别是那些与强烈的享乐体验有关的突发事件时，通常会重塑自己的内部微观结构，然后将这些新植入的信息作为指导未来行动和行为的参考。因此，在我们与数字系统互动的特定背景下，有一种可能性，即通过我们与数字计算机、算法逻辑和以数字为媒介的社会进行持续互动，从而建立一种不断

第 12 章　数字逻辑沉迷如何改变了我们的大脑

强化的、可能逐渐重塑我们大脑获取、储存、处理和操作信息的系统。

以大脑相对论为背景，我认为这种连续的日常数字冲击可能只是破坏了大脑对哥德尔信息的正常存储、表达以及非计算行为产生的过程，同时增加中枢神经系统对类似香农信息和类似算法的依赖，从而应对日常生活。从本质上来说，数字系统假说预测，我们周围世界的数字化程度越高，我们生活中平凡而复杂的琐事就越会由数字系统所特有的算法逻辑规律和标准来计划、支配、控制、评估和奖励，这样一来，我们的大脑就越会试图模仿这种数字操作模式。这并不利于几千年来自然选择过程中所塑造的更具有生物相关性的模拟心理功能和行为。随着人类对数字计算机越痴迷，它对人类感知和应对周围世界的方式的把握就越准确。这时，同理心、同情心、创造力、独创性、洞察力、直觉、想象力、发散性思维、隐喻性语言和诗意话语以及利他主义等人类的特质——这些都是不可计算哥德尔信息的典型表现，将屈服并从人类精神能力中被删去。将这一推理再深入一层，在这个可能的未来场景中，谁控制了我们周围世界的数字系统的编程权，谁就掌握着并支配着未来人类思维的运作模式，对个体和群体来说，情况都是如此。从长远来看，我敢说这种控制可能会发展成为对整个人类物种进化的关键影响因素。

从本质上讲，数字系统假说为一个观点提供了神经生理学框架或支撑。自唐纳德·麦凯首次反对用香农信息来描述人类大脑处理信息的过程起，针对该观点展开的讨论就未停止过。在《我们何以成为后人类》(*How We Became Posthuman*)一书中，凯瑟琳·海勒提到，在第二次世界大战结束时，"将信息重塑为自由漂浮的、非语境化的、可量化的实体的理论已经成熟，这些理论可以作为解开生命和死亡秘密的万能钥匙"。具有讽刺意味的是，战后美国特殊的政治和经济背景消除了许多反对意见，这些反对意见本可以阻止无语境信息论冒头。

在《封闭世界》(*The Closed World*)中，保罗·爱德华（Paul Edwards）描述了控制论运动及其衍生的计算机科学和人工智能，如何在冷战期间受到美国国防部的议程和资金的严重影响。早在 1958 年 7 月 8 日, 在美国达特茅斯学院举行的一次历史性会议中, 将人工智能作为一个科学领域推出后不到两年,《纽约时报》就发表了一篇文章《海军新设备能在实践中学习;心理学家展示了能够阅读并不断成长的计算机雏形》(New Navy Device Learns by Doing; Psychologists Shows Embryo of Computer Designed to Read and Grow Wiser)。他预测, 由国防部资助的智能机器将在国家安全、国防事务以及市场决策过程中取代人类。早在 20 世纪 50 年代末, 针对人工智能的宣传炒作就已经全面开展了。文章提到: "海军今天展示了一台电子计算机的雏形, 未来预计它将能够走路、说话、看、写、自我复制并能够意识到自己的存在。"

不用说, 海军从来没有用过这个花了大价钱买来的具有自我意识的谈话设备。事实上, 在《纽约时报》那篇文章发表 60 年后, 没有迹象表明这样的设备将会成为美国或他国的曙光。而在过去的 60 年里, 人工智能经历了一段漫长的繁荣和萧条交替出现的时期。我的好朋友、未来学家亚历山大·曼科夫斯基 (Alexander Mankowsky) 是戴姆勒—梅赛德斯公司 (Daimler-Mercedes) 的高管, 他在图 12-2 中描述了这一情形。根据曼科夫斯基的图片, 这个繁荣和萧条的循环无一例外都是从重新包装旧的想法开始的, 即宣称制造智能机器的时代马上就要到来了。经过几年热情的发酵, 以及相当规模的公共和私人投资, 特别是由美国国防部高级研究计划局 (Defense Advanced Research Projects Agency, DARPA) 等政府机构参与的投资, 结果却相当令人失望。整个领域以及在最新的繁荣阶段成立的小公司都惨遭"灭绝"。

将掌控权交给机器,人类智能将退化为人工智能

事实上, 有两个事件导致了人工智能领域的失败。首先是应英国科学研究理事会 (British Scientific Research Council) 要求而产生的 Lighthill 报告。1973 年初, 由于人工智能领域所做出的承诺的重大突破根本就没办法实现, 这给人工智能领

第12章 数字逻辑沉迷如何改变了我们的大脑

域造成了毁灭性打击。其次是所谓的日本机器人的彻底失败，该项目旨在创造能够完成只有人类才能完成的任务的自主智能机器。日本这一失败的例子是因为日本现有的任何机器人都无法穿过福岛核电站受损的核反应堆去进行必要的维修，从而阻止该国历史上最严重的核事故。人类志愿者不得不执行这些任务，许多人在执行该任务时丧生。与此同时，一系列最新的日本机器人在通向致命反应堆的通道上被摧毁。

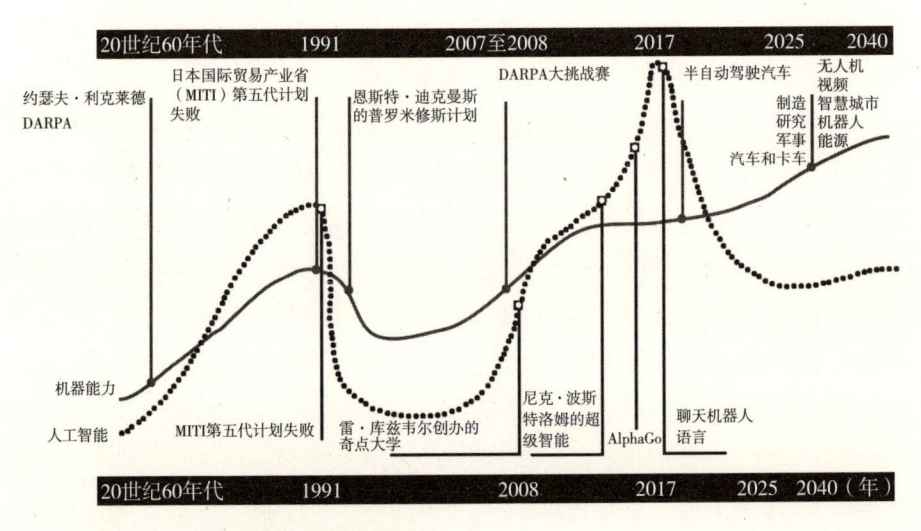

图 12-2 人工智能的繁荣和萧条循环

资料来源：Custódio Rosa。

但到了第二次世界大战结束时，数字计算机变成了可以利用香农信息的完美机器，它们日益增强的处理能力深深吸引了人类。于是越来越多的预测开始出现，人们认为模拟人类大脑只是一个时间问题。麻省理工学院计算机科学家约瑟夫·魏岑鲍姆（Joseph Weizenbaum），在20世纪60年代开发了第一批交互式计算机程序之一——伊丽莎（ELIZA），当时他说：

> 当数字计算机出现在大学实验室并进入美国商业、军事和工业机构

时，人们对其大规模应用就不会有任何怀疑。甚至相反，美国的经理和技术人员一致认为，计算机的出现正好避免了灾难性的危机：有人认为，如果不是及时引进了计算机，他们就不可能找到足够的人员来为银行工作，就不可能解决分布在世界各地的美国军队日益复杂的通信和后勤问题，也不可能维持股票和商品交易所的日常交易……在第二次世界大战结束时，前所未有的大型和复杂的计算任务在等待着美国社会，而计算机，似乎出现得恰逢其时，刚好可以处理这些问题。

然而，魏岑鲍姆很快就得出结论，这种"及时雨"只不过是一种集体的心智构建——一种时代精神，所有对在美国主流社会引入计算机感兴趣的人，都认为后来展现的未来绝不是当时唯一可能的未来。他认为大多数战争的战略，包括使用原子弹的曼哈顿计划，都是在没有广泛使用计算机的情况下成功执行的。而人类的大脑用于执行所有最烦琐、最复杂的计算。计算机当然大大提高了计算速度，但它们并没有引入任何新的基础理解或知识，抑或科学，即我们并没有从它们的引入中受益。事实上，魏岑鲍姆认为，尽管越来越多的早期用户已将计算机视为不可或缺的工具，但这并不意味着它们真的不可或缺。在数字计算的早期，产生最终结果的速度成为计算机在美国得到广泛应用的一个关键因素。魏岑鲍姆说："数字计算机不是在战后及以后的现代社会生存的先决条件。它被美国政府、商业和工业领域的积极分子热情地、不加批判地接受，这很快就使它成为社会生存所必需的资源。而看起来好像是计算机本身在它的普及过程中发挥了关键作用。"在过去的几十年里，这一观念得到了其他作者的赞同。例如，保罗·爱德华认同魏岑鲍姆的观点："工具及其使用构成了人类话语的一个组成部分，通过话语，我们不仅直接塑造了物质现实，而且塑造了指导这种塑造的心理模型、概念和理论。"

这意味着，我们与计算机不断增加的互动可能会经历一个过程，这会改变我们对大脑的要求。以导航问题为例，数百万年来，识别外部世界详细自然特征的精湛能力实际上已经刻在了人类大脑的神经元上。这是因为大脑结构（如海马，很可能还有运动皮质），正如我们在第 7 章中看到的那样，含有基于神经元的空间表征，使我们能够设计出最佳的导航策略。更有趣的是，伦敦大学的研究人员进行的脑成像研究表明，经验丰富的伦敦出租车司机的海马明显大于我们这些不开车的人。

然而，需要注意的是，这些研究的被试是在驾驶时没有使用现代数字 GPS 设备的司机。通过 GPS 导航刺激的脑回路与自然导航所涉及的脑回路完全不同，因此人们几乎可以预测，海马体积的增加不太可能在年轻一代的伦敦出租车司机身上实现。但是，这些年轻司机的海马体积是否真的会表现出减小，甚至低于典型成年人的基线呢？一些神经科学家提出了这种可能性，他们担心如果发生这种情况，不仅人类天生的导航技能会受到影响，而且各种其他依赖人类海马完整性的认知技能也会受到影响。一言以蔽之，这是数亿人在未来几十年里采用新的数字战略时可能面临的普遍问题：由于几十万甚至几百万年前的选择压力，人类大脑中的有机神经装置已经被"拆解"了。这可能是一个麻烦，一个大麻烦。

事实上，人工智能发展至今，并未实现类似超人类的智能，反而针对它的华而不实的宣传在不同的维度上为我们的大脑制造了更多的麻烦：我们区分什么是真正的科学进步，什么是仅仅为了销售产品的宣传的能力受到了影响。人工智能成功击败人类国际象棋选手和围棋世界冠军这类消息被广泛传播，就会使人类产生一种错觉，即人工智能最终能够成功取代人类。实际上，这些新方法再现了旧的算法和多元统计思想，最多也只是增强了现代系统执行模式识别功能的能力。例如深度学习只不过是 20 世纪 70 年代发明的人工神经网络换了个浮夸的名字而已，不同的是，在算法中加入了更多的计算步骤，也被称为隐藏层。这种操作有助于提高人工智能系统的模式识别能力，但它并没有解决自此类软件系统出现以来一直存在的主要缺陷：人工智能系统是过去的信息和规则的囚徒，因为人们只能用过去的信息为它创建数据库，并根据有限的规则为它制订嵌入系统的训练集。它们并不能创造新的知识。而且人工智能基本上反映了拉普拉斯式的梦想，即一个完全可预测的宇宙，完全可根据过去预测的宇宙未来。因此，如果这样一个想要创造音乐的系统只接受莫扎特交响曲的训练，它将永远无法创造其他风格的音乐，如巴赫、贝多芬、披头士或艾尔顿·约翰风格的音乐。

这是因为人工智能不创造任何东西；它不理解任何东西，它也不概括任何东西。它只吐出喂给它的东西，请注意，这东西是由人类喂给它的。如果说这种"智能系统"有一点名不副实，那就是它并不智能，起码根据人类对智能的定义来看，它并不智能。因此，如果将人类的智能基准作为黄金标准，人工智能系统将永远达不到这个标准。

但是人工智能不需要现在就成功超越人类智能，它只需要在未来变得比我们更强大。这样的未来可以通过一个更为便捷可行的迂回方式来实现：那就是让人脑暴露在数字系统中，然后真正的万物创造者发现除了成为其中一员，没有其他更有意义的选择了。正如作家尼古拉斯·卡尔（Nicholas Carr）所说的那样："当我们开始依赖计算机来改变对世界的理解时，我们自己的智能在逐步接近人工智能。"

正如我们所见，相反的情况是不可能发生的（详见第 6 章）。因此，如果最坏的情况发生了，人类的后代被剥夺了体验真正的人类感受的机会，我们也只能责备自己。通常情况下，像奇点或数字系统假说成为学术论题之前，往往都是以科幻小说的形式呈现并触达公众的。在《我们何以成为后人类》一书中，凯瑟琳·海勒描述了后人类时代的概念如何在几本流行的科幻小说中发挥了重要作用。海勒分析了在尼尔·斯蒂芬森（Neal Stephenson）的神经科学科幻小说《雪崩》（*Snow Crash*），该作品的主要情节是围绕着这样一种可能性展开的：一种病毒可能会感染整个地球上所有人的头脑，并将他们变成单纯的生物自动设备，没有任何真实意识、自由意志或个性。

如果以接受控制论为前提，即大脑表现为一个简单的香农信息处理装置，那

第 12 章　数字逻辑沉迷如何改变了我们的大脑

么这种可怕的情况是有可能变为现实的。很显然我认为不会这样。但我确实担心，我们与数字逻辑的不断相互作用，特别是当它带来强大的享乐体验时，将会导致最能代表人类特质的行为和认知能力缓慢衰退。如果人脑不是图灵机，不依靠香农信息进行计算，怎么可能发生这种情况？在最基本的层面上，人类基因组是通过众多的进化事件去选择基因的。作为"遗传程序"的一部分，这些基因负责在人出生前和出生后的早期构建大脑的自然三维结构。

这种基因编程保证了人类大脑的初始配置，也反映了数百万年来的进化过程。直到大约 10 万年前，人类中枢神经系统的内部构造，终于进化为与现代人类基本的解剖学神经结构相同的程度。一旦我们出生，大脑的编程就会继续进行，这是它与自身身体和周围环境双向互动的结果。因为不断浸泡在人类文化及其丰富的社会互动中，所以中枢神经系统可以被进一步编写。当然，这并不是改变人类大脑的唯一方法。我们还可以将机械、电子和数字工具同化到大脑的工作中，这一点已被脑机接口方面的研究成果所证实。我认为，大脑也有可能不仅仅是同化数字设备，也是一个真正意义上的数字设备。

20 世纪 70 年代，当人们开始使用程序伊丽莎时，魏岑鲍姆就已经对获得的惊人结果感到惊讶了。在魏岑鲍姆看来，数字计算机是一长串智力技术的最新补充，例如地图和钟表，它们以决定性的方式影响着人类对现实的感知和体验。一旦这些技术渗透到我们的生活中，它们就会被同化为"人类构建其世界的根本材料"。因此，他提醒称："将计算机引入一些复杂的人类活动可能构成不可逆转的后果"。魏岑鲍姆还说："一项智力技术（如计算机）一旦与某个结构彻底结合，与各种重要的子结构紧密相连，就会成为该结构中不可缺少的组成部分，那么一旦把它剔除，就会对整个结构造成致命的损害。"

持这种想法的魏岑鲍姆成了一个"弃儿"，他也在自己参与创立的领域中成了异类。然而，40 多年后，魏岑鲍姆提出的问题仍然在困扰着我们。在过去的 20 多年里，更多的观察和实验证据都在证明我们与数字系统的互动并非无害。相反，它们可能会影响人类的一些最常规的心智功能。有报告指出，这意味着，通过与数字逻辑互动而获得的大脑功能的每一种好处，即每当有人对我们的模拟大脑正在遭受的数字冲击提出反对意见时，一些人就会预言，计算机运行方式的深刻和意料之外的变化可以被记录下来。事实上，帕特里夏·格林菲尔德（Patricia Greenfield）认为，针对不同形式的媒体对智力和学习影响的大量研究证据表明，人类与任何类型新媒体的互动都会导致认知提高，而这种增益是以牺牲其他心智技能为代价的。在我们与互联网和基于屏幕的技术互动的情况下，格林菲尔德表明，"视觉空间技能的广泛而复杂的发展"与我们进行那种"深层（心智）处理"的能力受损同时发生，这种能力是"有意识的知识获取、归纳分析、批判性思维、想象力和反思"的基础。

在《玻璃樊笼：自动化与我们》（The Glass Cage: Automation and Us）中，卡尔回顾了一系列研究，表明持续接触数字系统会对人类的表现产生深远的影响，从飞机驾驶员的飞行技能到放射科医生的模式识别能力，再到建筑师的创造力。在所有这些完全不同的条件和背景下，结果总是一样的：此刻，人类在与数字系统的关系中占据了次要地位，这意味着我们不再主导行动，而只是主计算机的一个"跟班"，在这种情况下，人类的技能开始退化，以前不常见的错误开始出现在人类面前。

在图 12-3 中，我通过哥德尔信息属性和香农信息属性的对比，提出了一种观点：在数字系统开始支配人类进行日常工作的情况下，人类的大脑可能正在发生什么。根据这个数字系统假说，持续被动地沉浸在现代飞机（飞行员）、数字成像诊断（放射科医生）和计算机辅助设计（建筑师）的数字系统中，人类大脑认知功能的范围可能会逐渐减少，从而为处理香农信息而不是哥德尔信息赋予更多的相关性甚至优先权。这种情况一定会发生，因为一旦外部世界开始奖励个体在工作、学校、家庭或任何其他类型的社会互动中像数字机器一样的行为表现，大脑将迅速适应"新的游戏规则"，并从根本上改变大脑的常规运作方式。这种可塑性重组和它所引发的人类行为变化，将由大脑将享乐的感觉最大化这一尝试所驱动。这种享乐的感觉是由提供这种奖励的神经回路释放的多巴胺和其他化学物质而产生的。因此，如果外部世界开始将重大的物质或社会收益像行为一样赋予数字机器，人类的创造力和直觉可能会屈服于固定的协议，人类的聪明才智可能会屈服于僵化的算法程序，人类的批判性思维可能被盲目服从强加的规则所完全覆盖，新的艺术和科学思维最终可能被教条所抹杀。

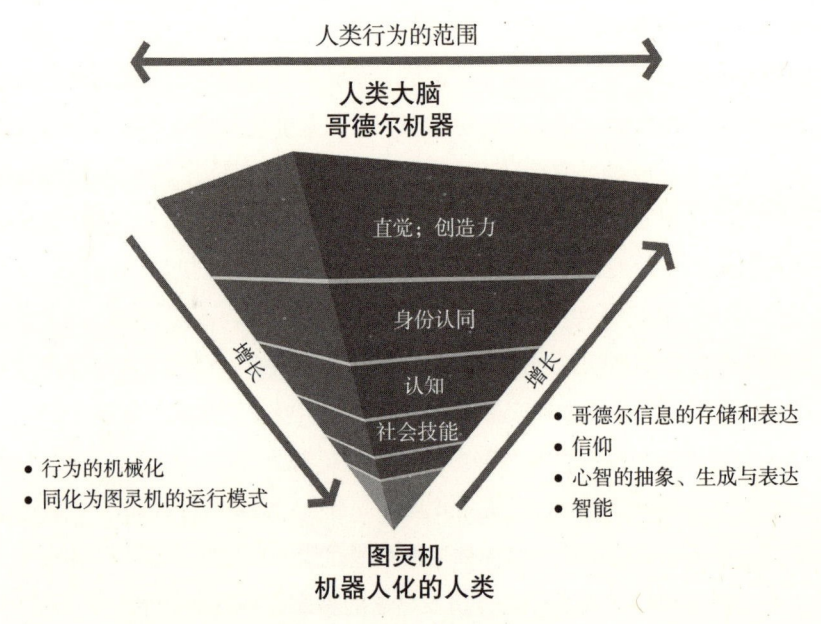

图 12-3　哥德尔信息属性和香农信息属性的明显对比

资料来源：Custódio Rosa。

这种反馈循环执行的时间越长，人类大脑的运作和行为就越类似于数字机器。最终，这种趋势可能会导致依赖于哥德尔信息表达的人类属性受到损害。

神经科学家迈克尔·默泽尼奇（Michael Merzenich）是成人大脑可塑性研究的先驱之一，他对互联网对人类大脑的潜在影响持这样的看法："当文化推动我们的大脑的参与方式发生变化时，文化就会创造出不同的大脑。"默泽尼奇的严厉警告已被一些成像研究所证实，这些研究检测到被诊断为患有网络成瘾症的青少年大脑灰质和白质的结构改变。虽然需要基于更大的样本进行进一步研究才能确定这种说法的正确性，但我们始终不应该忽视这些初步的发现。

但我们不需要仅依靠网络成瘾案例来检测与由对数字的沉迷而引发的神经或行为变化。贝齐·斯帕罗（Betsy Sparrow）及其同事的研究表明，当人类被要求记住的一系列语句被储存在网上时，他们的表现比只依靠自己的生物记忆来记住这些语句的对照组更差。这表明，将一些简单的记忆任务转包给谷歌，可能会降低大脑存储和回忆的能力。这些发现支持了我和罗纳德争论了一段时间的一个观点：当大脑不堪重负时，要么是信息超载，要么是需要处理它不准备处理的多任务，其中第一个反应是"遗忘"：要么更难获得储存的记忆，要么在处理负荷达到极限时选择性删去已经储存的一些信息。我们认为这是人类大脑的一种防御机制，以应对超出其处理极限的超负荷情况。

现代社会，人们使用互联网与家人和朋友保持联系，这种方式可以清楚地表明这种信息过载。另外在线社交媒体对我们的自然社交技能的影响属于另一个领域。在这个领域中，我们可能能够衡量数字系统对人类行为的真正影响。例如，雪莉·特克尔（Sherry Turkle）在《孤独在一起》（Alone Together）中描述了她长期采访大量使用短信、社交媒体和接触其他在线虚拟环境的青少年和成年人的经验。社交媒体和虚拟现实环境会诱发显著的焦虑。社交技能的发展严重不足，必然会导致个体退出真实社会的互动交流。人类的同情心开始减少，应对孤独存在困难。此外，在其中一些访谈中，对虚拟生活上瘾的症状和迹象普遍存在。

读完特克尔的书后，我开始想，"永久连接"的习惯是否正在过度消耗新皮质，因为可以通过互联网上众多的社交媒体渠道与之沟通的人数急剧增加。我们没有尊重人类的新皮质在进化过程形成的、最多能处理大约150个个体的复杂关系这一极限情况，正在与更多的人持续接触，这构成了一个虚拟的社会群体，这个社群规模可能远远超过了新皮质处理能力的极限。由于人脑白质是在人出生后的头几十年中逐渐发育，直到出生40年后才达到最终的成熟水平，新

第 12 章 数字逻辑沉迷如何改变了我们的大脑

皮质超负荷的情况在青少年和年轻成年人中更算得上是一个问题，因为他们的皮质连接尚未达到完全成熟的水平。

这可能解释了在这部分人群中的社交媒体重度用户存在的高度焦虑和注意力、认知能力甚至记忆力缺陷问题。

我们中的许多人强迫性地与数字系统互动，如广泛接触互联网和具体的社交媒体，这也在数字系统假说中得到了解释。对被诊断为对互联网活动成瘾的年轻成年人来说，大脑奖励回路有明显的中断。这次涉及的关键因素是神经递质多巴胺。这些研究表明，我们越来越多地参与在线活动，仅仅是因为这些活动促使我们的大脑产生强烈的愉悦感和获得奖励的感觉。在这种情况下，我们所知道的互动软件，也就是社交媒体，如 Facebook、Twitter、WhatsApp 和微信，已经成为某种社交"黏合剂"，或者用我在本书中一直使用的那种语言来说就是，已经成为由成千上万乃至数百万人组成的人类脑联网的主要同步器。我们渴望即时满足对社会联系的巨大渴望，这种渴望源自我们的大脑内部。我们称之为虚拟训练。当然，真正的训练和互联网冲浪的乐趣有着相同的神经化学基础。多巴胺回路的参与也解释了为什么网络成瘾表现出与强迫性赌博和药物依赖明显相似的特征。

上述是我们应该注意的事情吗？我认为是的。不仅因为它们会对这一代和未来几代人的心理健康造成潜在的影响，还因为我们与数字系统越来越多的互动会带来更为深远的影响。在不久的将来，我可以预见，在线使用和虚拟社会连接的这种惊人的扩张似乎能够提供一种全新的选择，但最终这可能会影响人类这一物种的进化。基于此，人类不禁要问，数字智人的黎明是否已经来临，或者该物种是否已经存在了？在无人知晓的情况下，和我们一样发着短信和 Twitter？

即使情况并非如此，但人类在过去一个多世纪中创造并经历了通信技术的爆炸性增长，所以思考这个问题也变得很有意思。当然，这也会导致我们离实现麦克卢汉的预言更近了一步，即利用人工手段将人类的中枢神经系统延伸到几乎以

303

光速将我们每个人联系在一起的程度。由此产生的主要副产品似乎是整个人类被极端分割成众多的虚拟部落，在这里每个人都被一套特定的信仰、要求、关注、喜欢和不喜欢、道德和伦理价值紧密联系在一起。

具有讽刺意味的是，尽管我们推动了高科技社会的发展，但我们从这种数字中收获的是对部落社会组织基本模式的回归，而这种模式在几百万年前就催生了真正的万物创造者。唯一不同的是，我们的队伍不是在现实世界的大森林和大平原上延伸，我们似乎越来越致力于成为分散的、带有多巴胺成分的网络空间比特和字节的猎手与收集者。但只要意识到我们为这种选择付出的代价可能是失去大部分被称为人类思维的独特特征，这一切就还不算太糟糕。

几十年前，魏岑鲍姆已经预料到这样的事情可能在未来发生。对他来说，避免我们现在面临命运的唯一秘诀是坚决拒绝将"需要智慧完成的任务"转包给我们自己的创造物，如数字计算机和软件。在他看来，需要智慧完成的任务应该仍然是真正的万物创造者的唯一特权。

鉴于近年来我所看到的、读到的和经历的一切，我相信，我们应该遵循魏岑鲍姆的明智建议，因为在对数字机器的过度沉迷中，我们可能即将走上一条不归路。在这种背景下，引用20世纪伟大诗人T. S. 艾略特（T. S. Eliot）的话来结束这个话题似乎是非常恰当的。他在1934年发表的诗歌《岩石》（*Choruses from The Rock*）中，仅用了3节诗就预见性地指出了当今时代的核心困境：

我们在生活中失去的生命去哪里了？

我们在知识中失去的智慧去哪里了？

我们在信息中失去的知识去哪里了？

结　语

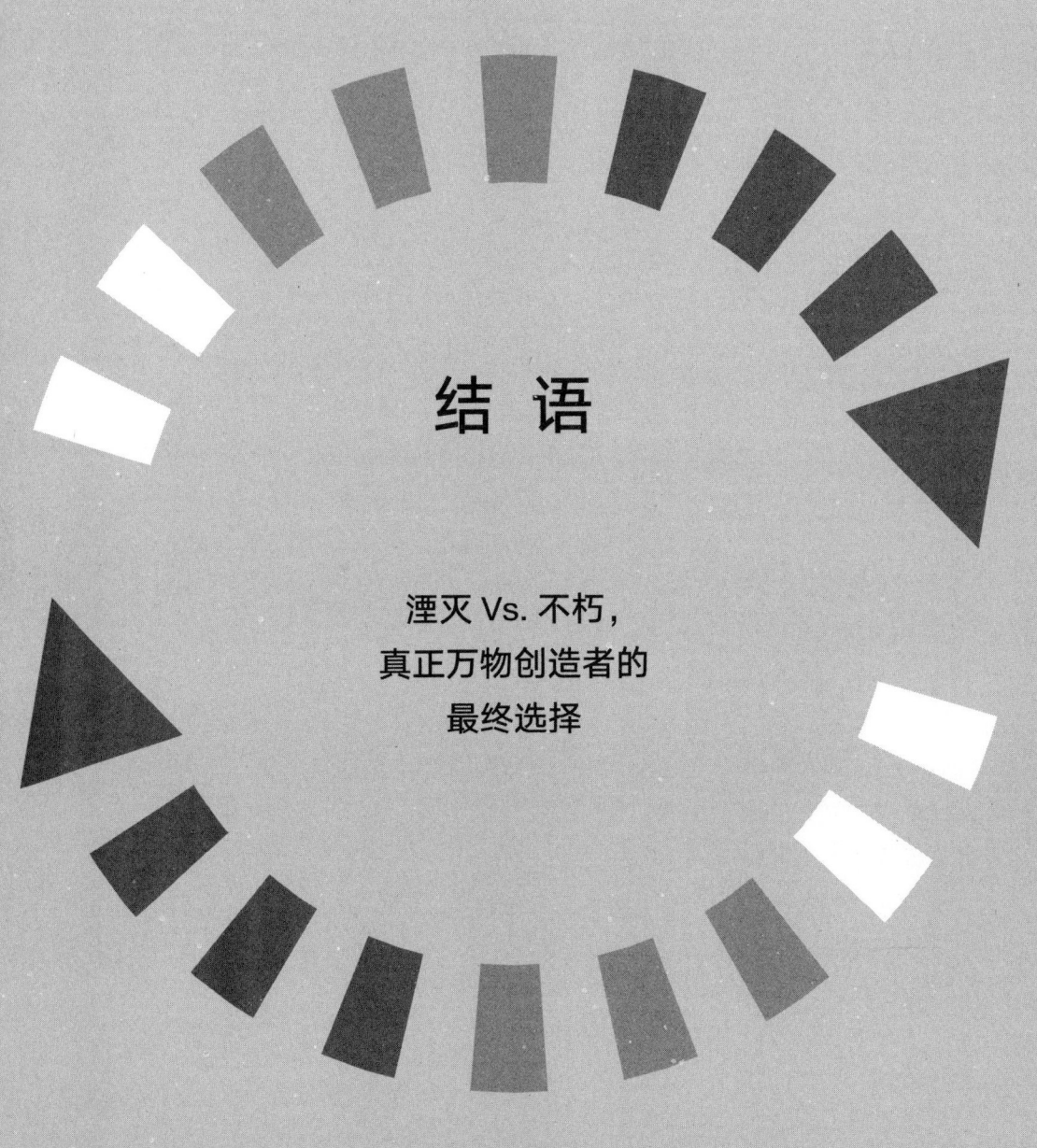

湮灭 Vs. 不朽，
真正万物创造者的
最终选择

THE TRUE CREATOR OF
EVERYTHING

在2020年之前的几年，人类作为一个整体，发现自己正一起走到了一个潜在的分叉边缘或一个进化的深渊。其结果仍然模糊不清，很可能决定我们这个陷入困境的物种的未来，也有可能给人类自身带来灭顶之灾。智人有一个重大的集体决定要做。经过几十万年史诗般的密集创造之旅之后，人类主要的心智大厦，产生了对现实的全新看法，而人类宇宙——真正的万物创造者，发现自己被卷入其中，困惑不已，更多的时候被几大主流思想误导了。尽管这些主流思想有一些明确的好处，但有可能完全摧毁人类的生活方式，并有可能使我们的亲人从地球上彻底消失。在过去的几个世纪里，这种迫在眉睫的灾难性威胁已经在人类的思想深处萌生，尽管具有讽刺意味，但根本不能视其为一种意外。一旦人类大脑获得了能产生强大心智抽象的神经生理学属性，而后又产生了技术手段，从而进一步增强数百万大脑的心智同步，使之成为能够以指数级规模扩大人类社交技能范围的脑联网，这一过程中出现的副作用之一就是，当这种脑联网达到一定规模时，最终会生成自我毁灭的能力。

尽管在过去的几十年里，全面爆发核战争的风险已有所缓解，但今天我们需要担心的不仅是一场核灾难。事实上，真正的造物主将不得不做出决定的时刻正在迅速逼近：要么屈服于窒息性的心智抽象，它正威胁着几乎所有现代人类社会；要么另辟蹊径，做出重大转向，重新确认人类大脑在创造人类宇宙中发挥的核心作用。我所指的生存困境便在这里：明智地选择，即使无法不朽，整个人类的未来也将得到保证；或者选择一条错误的路线，基于心智抽象的失控所产生的

结　语　湮灭 Vs. 不朽，真正万物创造者的最终选择

海市蜃楼，自我毁灭的预言可能变为现实。

虽然听起来令人惊讶，但今天这个生死攸关的局面起源于两种相互交织的心智抽象概念的出现，它们通过融合形成一种占主导地位并被广泛接受的世界观。在今天，这两种心智抽象融合的现象，只能被定义为一个真正的新宗教崇拜，意图统治和控制人类生活的各个方面。它们共同构成了一个强大的、几乎不可战胜的整体，反对人类应该继续完全掌控自己的未来这一观点。这两种心智抽象概念融合成一个独特且几乎不可战胜的共生实体，构成了对人类这个物种的生存的最严重威胁。我指的是人类宇宙的金融观，该观点提议将人类生活的每一个方面和对机器的崇拜都货币化。这一观点最早由刘易斯·芒福德提出，它阐述了我们这个物种沉迷于制造工具和发展科技，以增强我们融入这个世界的能力。在过去的七八十年里，这种崇拜可以由控制论及其最著名的后续产物——人工智能中包含的观点来体现，因为这两个新潮都有一个神秘的信念：人类及其大脑不过是自动机或图灵机。

尽管有人可能争辩说，这两种心智抽象的融合已经促成了人类物质发展和生活水平的极大改善，但一定会有人对这种"改善"加以限定：这些利益在整个人类社会中的分配极为不平衡，人们发现这些成果大多是在非常不平等的条件下享受的。此外，一旦它们融合到一个单一的框架中，这两种心理结构便会立即开始以各种方式融合，这种融合不仅会威胁到未来，而且会威胁到人类的生活和生存能力。

从本质上讲，我的观点是，如果正在进行的促进人类生活全面机械化和货币化的这种意识形态融合继续以目前的速度持续加快，甚至像一些人预测的那样加快，那么这些发展非常可能会以前所未有的力度吞噬主要的人类文化，并且再也无法恢复。

根据今天的主流观点，我们生活中的每一件物品、每一个方面，包括生命本身，都有一个固定的货币价值。对于那些相信这个观点的人来说，人们可以赋予

生命和事业的唯一价值是由"市场"决定的。然而，这种观点的支持者似乎忽略了一点，市场不过是一个抽象的实体、一个大脑的造物。在过去几个世纪里，它几乎获得了与真正的万物创造者在人类历史长河中创造的各种"神"一样的神秘地位。市场作为人类社会中新近登基的"神"，虽然是支配人类大脑的神经生物学机制的产物，但现在在与自己的创造者作对，就像宙斯与克洛诺斯作对一样，目的是让人类完全屈服于其道德和伦理价值或缺少这种价值。事实上，这个由人类创造的新"神"的道德价值观可以简单地概括为：不惜一切代价追求利润，无比贪婪。因此，这个市场"教会"的追随者也异常狂热。然而，在宇宙中，除了人类的心智，没有任何东西能让市场在我们生活的方方面面都拥有这么大的权力。

根据大脑中心论宇宙观，市场形成如此大的影响力的真正原因，在于通过在所有可能的人类活动中寻求最大的经济回报，包括无情地挖掘我们的每一个行为和意见，来激励人们不负责任的、无限的贪婪。这些行为和意见的产生依赖的是相同的神经生物学机制，这些机制也说明了脑联网是如何形成的，之后又是如何定义大规模人类社会行为的。从本质上讲，这一切都可归结为神经调质多巴胺和其他与奖励有关的化学物质，在信息病毒和不同的通信媒介的协助下，在人类社会中散布心智抽象的极端力量。正如第11章所讨论的致命脑联网的情况一样，今天的金融心智抽象由强大而紧密相连的脑联网传播，正在支配着不合逻辑的经济和规模政策，以及被误导的道德和伦理价值观。这些价值观往往与人类的大多数最佳利益背道而驰，只对一小部分生态精英阶层有利。正如我们在前几章中看到的，发生这种情况是因为多巴胺决定性地促进了人类脑联网的合并，这些脑联网传播着心智抽象，影响着人类最原始的本能，并试图在人类社会中竞争主导地位。

根据2008年金融危机前后的那些说法，当时，以多巴胺为媒介的、寻求回报的行为与那些成瘾行为类似，似乎已经被大大小小的所有市场经营者用于决策过程。

"不惜一切代价获得经济利益"，这似乎是我们这个时代的主流价值。同样，只要回顾一下 2008 年金融危机引发的灾难性后果，就能意识到这种不受监管的金融大脑运作会给人类的未来带来多少危险。这就是为什么我不同意社会建构主义的观点，即为了理解像金融市场这样的现象，我们可以简单地专注于研究人类社会行为、文化和语言的动态性。首先，这些只是由大量相互作用的人类大脑产生的二阶现象。因此，为了充分了解这些二阶现象是如何产生的，以及如何控制或调节它们，我们需要深入研究人在追求权力和无限回报的过程中，这类大脑运作的神经生物学机制，包括个体的和集体的。否则，我们就会像有人说的，转动点火装置中的钥匙就能解释汽车发动机的工作原理那样愚昧。

讨论到底什么是人类复杂的社会结构（如金融、经济和政治制度以及意识形态）的真正主要起源是至关重要的，因为正如我们所见，人类的大脑非常具有可塑性。这意味着，人们通过教育可以证明这些心智抽象是由人产生的，而非"神"的产物，从而揭开它们的神秘面纱。仅此一点就可以为我们的教育系统铺平道路，给社会未来的决策者传递一种更接地气、更相关的人文主义观点，让他们知道为了追求精神上的幻觉而牺牲数亿人的福祉多么不明智。换句话说，通过证明基于市场的意识形态既非"神"也非"神灵计划"的一部分，我们能更好地推进经济和政治议程，从而改善世界上所有人的生活质量，同时为后代保护好地球的自然环境。

无限的公平、教育和机会，而不是不负责任的贪婪，才应该是驱动人类宇宙的真正动力。

作为市场的主要有形交换媒介和价值再定位的手段，货币已经上升为人类金融宇宙观的中心。图 13-1 描述了历史上人类社会为了获得或交换商品而使用过的不同媒介。我们从中就可以了解在数字革命出现几十年后，货币是如何让金融宇宙与它的孪生兄弟人类宇宙的机械化观点无缝融合的。从阿兹特克帝国的可可种子到金块，到金属硬币，再到佛罗伦萨和威尼斯的金融家向商人和探险家开出的信用证，再到纸币、信用卡，以及各种债券和金融工具，直到最新出现的、可以用一连串的 0 和 1 表示的数字货币，甚至是像比特币这样不断增长的加密货币，一方面，所有这些媒介都有一个共同点：它们的价值一直是由世界各地的人类贸易任意设定的。通过一个协商一致的心智抽象——封装在一种几乎无声的契约之中，所有接受货币作为商品和服务的人便签署了这一契约。世界各地的人们准备出卖自己的劳动、技能、创造力、思想和想法，更不用说愚弄、奴役和剥削他人了，从而收集一些本来价值不高的印刷品，或者获得最近兴起的虚拟货币。这并不是因为纸张或银行账户中的数字有什么实际价值，而是因为在我们这个时代，市场这一全球金融系统，在赋予了这些钞票以特定的购买价值方面具有垄断地位。另一方面，在任何时候，这种价值都可能被完全抹去，也就是说，就其实际购买力而言，一张面额20元的钞票可能变得一文不值。这正是20世纪20年代德国魏玛共和国经历严重的通货膨胀时所发生的事情，那是导致第二次世界大战爆发的一个重要原因。可悲的是，这种情况现在随时可能重演，正如2008年在美国引发并蔓延至全世界的次贷危机那样。

显然，我很清楚，鉴于经济在人类历史上的复杂性，人们必须发明并广泛传播像货币这样的媒介，从而实现大规模贸易，使人类经济能够生产和分配重要商品和服务，从而满足约70亿人对食物、衣服和住所的需求。

但在过去的700年里，特别是银行在意大利文艺复兴时期出现后，以及后来的工业革命期间，货币媒介在市场的推动下，演变成更复杂，通常也是外行人无法理解的金融抽象概念，随着时间的推移，已经完全失控。正如我们在2009年的希腊债务危机中所看到的那样，金钱在决策者心目中的地位显然要比民众的幸福高得多。事实上，在这一点上，发达国家经济活动的很大一部分与商品的生产和分配没有关系。很大比例的经济活动完全依赖于金融资产的发行和交易。我们可以将经济活动称为世界金融的大赌场。这个名字很合适，因为到目前为止，世界金融体系的变化已经完全脱离了人类的控制，超级计算机维持着这场虚拟斗争。这些超级计算机代表它们的人类统治者争夺市场中的最高地位，而人类统治者正在远处观看这场比赛，就算已经无法亲自理解经济生态系统，他们依然紧张地交叉着手指，祈祷能得到最好的结果。

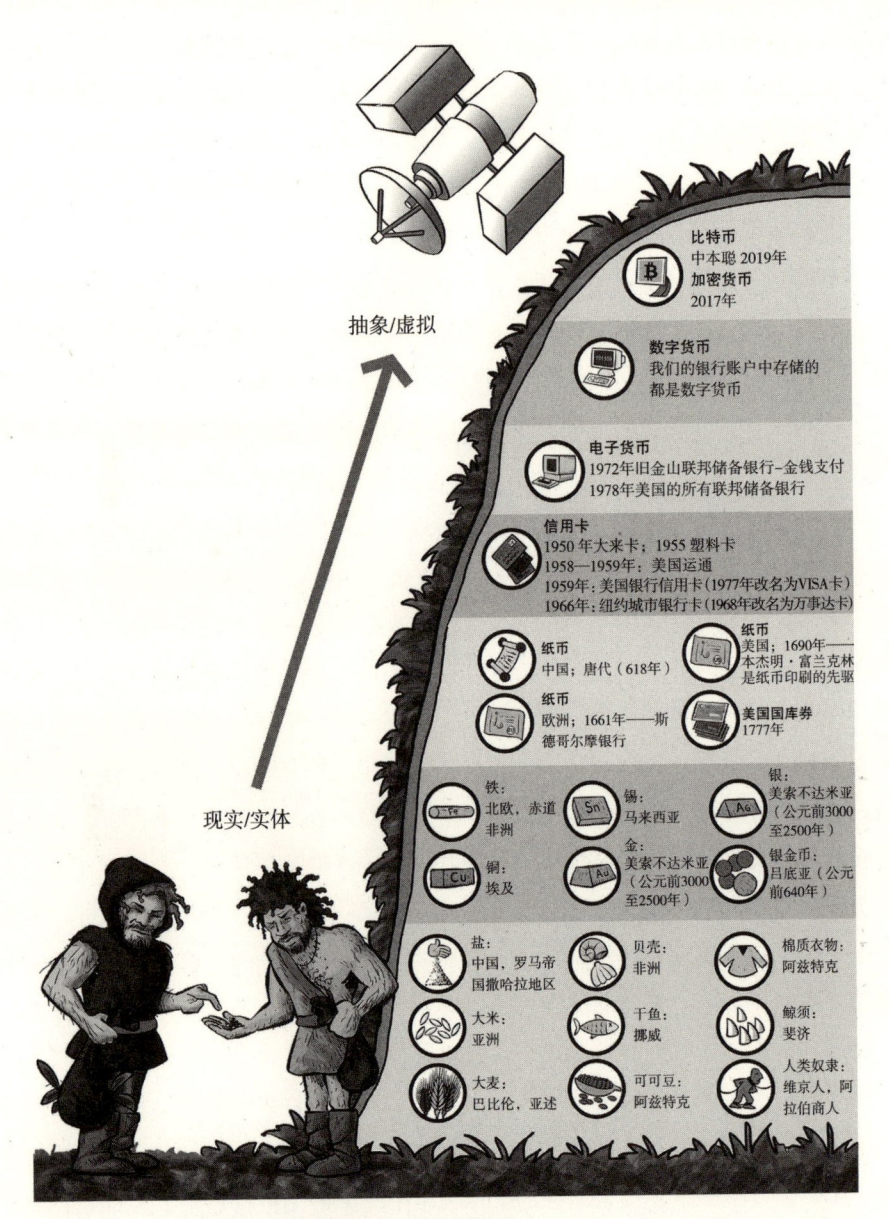

结　语　湮灭 Vs. 不朽，真正万物创造者的最终选择

图 13-1　人类长期以来使用的不同的货币媒介

资料来源：Custódio Rosa。

市场和金钱之神登上了现代社会的顶峰，这也解释了为什么在面临要么需要保证欧洲银行能为希腊疯狂兴起的房地产提供贷款，要么得确保希腊人能够维持一些最低的生活标准，勉强保住他们的尊严的选择时，欧盟的经济和政治权威人士们没有丝毫犹豫：无论会给希腊人带来怎样的痛苦，贷款都必须按照金融机构规定的初始条件偿还贷款。

最终，希腊债务危机明确了几十年来金融界广泛认可的事实：在人类金融宇宙观中，市场的价值高于国家、社会和数十亿人的生计。从人类金融宇宙观点来看，在我们这个时代真正拥有邪恶力量的，也就是市场和它的主要统治者——金钱之神面前，其他所有的人类构建都会融化，变得无足轻重、毫无意义。

历史学家艾瑞克·霍布斯鲍姆用"极端的年代"来表示他是如何从历史的角度对 20 世纪的历史进行描述和理解的。从历史的角度来描述和理解历史是最好的。霍布斯鲍姆认为，现代性会在 20 世纪头几十年出现，是由三种主要力量共同促成的：第一，政治机构和项目完全屈服于狭隘的经济议程的进程加速，这是由全球少数精英获得尽可能高的经济收益而决定的；第二，经济全球化进程得到巩固，而政治治理和人类流动的进程没有得到相应的全球化；第三，通信技术革命导致全球人类互动时间和空间限制的急剧收缩。总之，这些因素促成了技术进步和世界经济在世界经济产出中前所未有的突破性增长。然而，为这些成果付出的沉重代价是政治体制（如国家及其主权）的剧烈动荡。因此，在 21 世纪的第二个十年，民族国家的传统精神概念及其抽象的边界，已经被跨国公司和国际金融体系所青睐的心智抽象中的主导价值观和目标取代了。

最终，市场的成功导致了许多人类社会传统生活方式的消失，不仅是那些跟不上变化速度的社会，还有那些曾经参与这一过程的主要经济体，如美国和西欧。今天，人类沉浸在这个潜在的全球灾难中，无论是机构还是人类社会，或者是人类的大脑，都无法真正跟上这种重大变革的步伐，也无法应对这种重大变革所带来的变化程度和速度。由于企业和国家的核心主题和优先事项主要集中在实现财务目标和提高生产力上，我们生活中的任何事物似乎都没有机会抵御和克服为实现这些目标而强加给大多数人的持续转变。由于市场的贪婪，没有任何东西能够幸免于难。这或许可以解释为什么全世界都被笼罩在巨大的焦虑和恐惧之下：没有人能够保证拥有一份永久的工作、体面的住所、医疗保健、教育，甚至无法对不远的未来做一个计划，因为一切似乎都在不断地膨胀。大多数人都在经历这种完全无法掌控的未知。因此，波兰社会学家、哲学家齐格蒙特·鲍曼（Zygmunt Bauman）这样描述我们的生活："前段时间被（错误地）称为'后现代性'，而我选择称之为'液体现代性'，更确切地说，是越来越相信，变化是唯一的永恒，而不确定性是唯一的确定性。100年前'现代'意味着追逐'完美的最终状态'；现在它意味着不断改进，我们看不到它的'最终状态'，也不想看到。"鲍曼指出了我们所面临的问题：

> 我越来越倾向于认为，我们目前正处于一个"间歇期"，也就是旧的做事方式不再有效，旧的学习或生活模式不再适应当前的人类条件，但更适应新条件的应对方法和新的生活模式还没有被发明、摸索到并开始运作的这段时间。

> 现代生活的形式可能在很多方面有所不同，但将它们统一起来的恰恰是它们的脆弱性、暂时性、易损性和持续变化性。成为"现代人"意味着强迫性地痴迷于现代化；与其说是"成为"，不如说是保持其身份的完整，但是永远"成为"、避免完成、保持灵活。

鲍曼总结道："生活在流动的现代条件下，就好比在雷区行走：每个人都知道任何时候和任何地方都有可能发生爆炸，但没有人知道这个时刻何时到来，这个地方会在哪里。在一个全球化的星球上，这种情况普遍存在，没有人能够幸免，也没有人能够确定其后果。"

麦克卢汉预言道："现在，人类已经通过电力技术扩展了自己的中枢神经系统,无论是在战争中还是在商业中,战斗的领域已经转移到精神图像的制造和破坏。"

人们迷失在这种永久流动的状态中,似乎没有人停下来思考人类的大脑会对这些新的生活条件做出怎样的反应,当它沉浸在一个没有坚实基础,只有永久流动的有机电路、外部社会规则和经济参与规则之间的界面时,它将如何应对,而这些规则是由一个新的主导力量,也就是无情的市场施加给整个人类的。

从本书介绍的大脑中心论宇宙观来看,霍布斯鲍姆所说的"极端的年代"是人类历史上的一个时期,在这个时期,一个心智抽象概念,即资本主义,变得强大到足以在全球范围内重塑人类群体互动的动态,跨越了一个危险的阈值,在极限时,可能将人类带入一个再也无法逃出的黑洞。市场/货币的心智结构和它们的衍生品严重入侵了人类生活和生存的各个方面,当这些抽象概念以人类大脑从未见过或经历过的速度出现、传播和离开时,它们就像获得了生命一样,偷偷地对人类文化的重要部分形成威胁。这些威胁不仅包括战争和种族灭绝,还包括经济和政治主张,这些主张已造成惊人的社会不平等和贫困、失业及社会冲突、环境破坏。因此,我们不能再忽视人类自己给自己造成大规模灭绝这种威胁。这种威胁可能在许多方面蔓延开来。比如,由于大型企业和政府盲目抵制化石燃料而造成的气候变化,因为他们专注于短期经济收益;再比如全球大流行病,这可能是由预防保健和基础研究的公共资金不断减少,以及全球数十亿人缺乏基本的健康保障等造成的。

在我们这个时代的心智结构下,经济成本是所有政治、社会和战略决策中的关键,大多数情况下经济也是唯一的决定因素,包括那些决定人类有权获得哪些基本需求的决策,以及谁应该获得满足这些需求所需的资源(包括新技术)的决策。颇具讽刺意味的是,现代政府,通常通过误导选民名正言顺地继续做着危害食品安全和儿童教育,剥夺所有家庭的住房,剥夺越来越多的没有根基的人实现梦想和维护做人尊严的机会的事情。如果情况走向极端,我们怎么还能如此天真地把一个由特殊利益集团和全球金融游说集团的议程驱动、由企业大众传媒自由传播和赞美的政治制度说成是真正的民主呢？

1949年，爱因斯坦发表了一篇简短的文章，描述了当时资本主义对人类生活造成影响的情况。今天人们称之为《爱因斯坦关于资本主义乌托邦的一百年进展报告》（Einstein's one-hundred-year progress report），在文章中这位伟人写道：

> 私人资本倾向于集中在少数人手中，一部分原因是资本家之间的竞争，另外一部分原因是技术的发展和劳动分工的不断细化，鼓励牺牲小型生产单位而组成大型生产单位所致。这些发展的结果是，对于私人资本垄断组织及其巨大的势力，即使一个依靠民主组织的政治社会，也无法有效地控制。的确如此，因为立法机构的成员是由政党选出来的，而这些政党主要是由私人资本家资助或影响的。实际上，这些私人资本家将选民与立法机构分开了。其结果是，人民代表实际上无法很好地保护贫困阶层的利益。此外，在现有条件下，私人资本家不可避免地直接或间接控制了主要的信息来源（新闻、广播、教育）。因此，公民个人要得出客观的结论并明智地利用自己的政治权利是极其困难的，在大多数情况下也是不可能的。

以金钱为中心的人类宇宙观仅仅代表了人类在不久的将来要面临的第一个威胁。盘旋在人类本性头上的未来完美风暴是由机器崇拜这一心智抽象酝酿的，可能和第一个威胁一样危险。因为最终，机器崇拜会将从全球经济中完全消除人类劳动力作为其"圣杯"和最高目标。在我们这个时代，机器崇拜主义宣称，通过结合人工智能和机器人的现代技术，今天由人类完成的大部分工作最终将由基于数字逻辑的新一代智能机器和专家系统完成。在这个人类的反乌托邦中，其目标甚至是通过在非常强大的超级计算机中运行某种数字模拟来取代人脑。最终，这种数字模拟将能够模仿和再现人类所有特质和属性——第12章提到过，更可能发生的不是数字计算机能够模拟人类的思想，而是人脑将开始模仿数字计算机。

人工智能的传道者兴奋地声称，机器取代人类之后，地球上将会出现一个"天堂"。他们认为，当这个过程完成后，我们所有数十亿人将有大量的自由时间，可以探索人类创造力的极限，开展各种智力活动和休闲活动。当然，这种新的生活方式的代价是人类失业率的急剧升高，以及我们生活在这个由机器控制的"地球天堂"中的人将如何享受这种新的生活方式。因为，我们仍然要吃饭、穿衣、通勤、支付房租、还贷款，以及送孩子上学，这些似乎被那些提议用他们的计算机代码、专家系统和类人机器人来取代人类的聪明头脑所忽视。有些人说一旦机器取代了大多数人类工作，我们每个人都有权获得最低收入，以购买生活必需品。有趣的是，人们并没有认真考虑由谁负责制定这个最低收入标准，以及"最低生活必需品"对每个人来说到底意味着什么。不需要火箭科学家，也不需要神经科学家，我们就能意识到，在人工智能先知的心目中，这项工作只能分配给现代最伟大的"神谕"：市场！然而，根据同一个神谕提供的关于如何确定希腊人有权获得的最低生活必需品的建议来看，我对把这样一个与人类生死攸关的决定交给一个早已没有任何人类同情心的心智抽象持非常怀疑的态度，我反对这样做。

在这一点上，重要的是应该去问：为什么扮演上帝和努力制造试图取代人类甚至取代人脑的机器的这种谵妄，污染了这么多才华横溢的科学家的头脑？尽管人工智能有众所周知的缺点，但为什么它已经成为商业领域的议事日程上待解决的头等大事，成为困扰人类现阶段发展的所有问题的解决者？

我相信，人工智能研究及其当前和未来的应用令人激动的点源自我们这个时代的两个主流心智抽象，即"市场"和"机器崇拜"的无缝融合。这种结合的结果是，许多行业对人工智能应用的巨大推动力源于这样一个误导性的概念：通过取代或大幅减少人力的使用，这些企业可以大幅降低生产成本，包括将他们最讨厌的人力成本，降到一个最低限度，同时将利润提高到前所未有的高水平。因此，推动人工智能发展的经济理由似乎是这样：如果一家公司能够证明一段代码或一个智能机器人能够胜任一个有经验的工人的工作，那么这家公司在与劳动力协商工资和福利时就会非常有利，劳动力几乎没有反驳的余地。因此，贬低人类和他们的体力和脑力，并且说明一块金属或几千行代码可以比过去执行这些任务的工人更好地完成工作，在我看来，这是现代资本家和大企业深思熟虑战略的一部分，以使其利润接近无限。唯一的问题在于，他们似乎忘记了与经济学家和科学家达成共识，经济学家和科学家并不准备隐瞒自己的观点和支撑这些观点的数据，他们会证明这种现代资本主义的前提是错误的、完全不道德的。我这么说是因为这些"高科技企业家"中的大多数人似乎都忽视了或根本不关心他们的创造可能抹去数百万个工作岗位。此外，对劳动力的破坏也终将导致他们自己所在的消费群体规模和购买力大规模萎缩，但这个事实似乎没有引起他们足够的重视。

金钱驱动的头脑并非推动人工智能发展的唯一原因。归根结底，当代的"人工智能淘金热"也可以用一句经过扩展的、相当可怕的乔治·奥威尔式口号来解释，这个口号正在推动大部分现代议程和未来计划："全面控制以确保全面安全！"

为了达成这种反乌托邦，少数政府向其选民宣传了一种错误的观念，即为了确保对抗所有可能敌人时的绝对安全，不管是真是假，人们需要接受交出自己的隐私权，允许外部监控完全控制自己。同时，一些政府可能希望利用人工智能技术来预测每个公民的决定和行动。在达到某种极限时，世界各地的国防和情报部门大力推动人工智能的意图是，建立"全面监控型国家"的一种新型的极权主义政权。政府将利用这种技术来预测每个人的行为，甚至能预测民众的想法。在这个奥威尔式的世界里，潜在的"反国家罪"在萌芽时，甚至在外部世界的行动还没有发生时就会被发现。尽管有些人可能认为这种能力对减少全球犯罪非常有用，但必须再次强调的是，如果这种技术能够被开发出来并付诸实施，它有巨大的可能被政府滥用，成为政治审查的最终手段，其规模在人类社会上将史无前例。

奇怪的是，独裁者、情报部门、军队和平民暴君的黄金梦想并不是由属于现代国家的深层国家机器的机构实现的。它是由硅谷最著名的公司之一制定的一项新的商业计划，参与开发的企业家在几年前还明确承诺不会利用他们日益增长的网络垄断来作恶。在被谷歌孵化并取得爆炸性成功后，这种新的商业实践被高管们转移到了另一家巨型互联网公司：Facebook。哈佛大学商学院荣誉教授肖莎娜·祖博夫（Shoshana Zuboff）在《监控资本主义》(*The Age of Surveillance Capitalism*) 中重构了这段历史，该书于2018年出版，当时我正在进行本章的最后一次修订。祖博夫教授在《监控资本主义》一书中描述了谷歌开创的新商业模式的一部分，与我在上面几段描述的隐私侵犯的情景相同。祖博夫教授将"市场"和"机器崇拜"之间的便利结合称为"监控资本主义"。在她的定义中，监控资本主义是"一种新的经济秩序，它将人类的经验作为免费原材料，用于隐蔽提取、预测和销售等商业行为"。祖博夫教授与我的评估完全一致之处在于，她认为监控资本主义代表着"21世纪对人性的重大威胁，就像工业资本主义在19世纪和20世纪对自然界的威胁一样"。她进一步指出，这种"资本主义的无赖突变"使"一种新的工具性力量得以出现，它支配着整个社会，并对市场民主提出惊人的挑战"。

尽管有大量的隐性和显性迹象表明，包括美国在内的许多国家的政府都很愿意采用更精细的监控技术，我现在仍然可以睡安稳觉的唯一原因是：我知道，人工智能目前的缺点和局限性无法在近期实现这个计划。然而，这些缺陷并不妨碍这些"特工"继续追求利用人脑的力量来创造新的监视工具，甚至是新一代的脑控武器，从而进入一个将人脑完全作为新的战争媒介的时代。鉴于美国国防和情报部门对成为奥巴马总统设立的"美国大脑计划"的正式合作伙伴表现出极大的兴趣，神经科学界和整个社会都应该非常认真地思考人脑全面"武器化"的问题，而这在以前只被视为科幻电影的主题。在这个新的现实中，神经科学家在决定接受来自军事和情报部门的资金之前，尤其要深思熟虑，因为他们的智力和实验工作成果可能被盗用，用来伤害他人，这种危险已经达到了前所未有的严重程度。在神经科学短暂的历史上，它第一次成为人们的共同利益的守门员和保障者之一，此前它从未扮演过这种重要角色。这就需要神经科学家作为一个群体发挥保护作用，不断提醒社会，注意现在和将来对基本人权（如隐私权和言论自由）的任何攻击风险，或通过入侵我们的思想而损害人类行为的任何企图。

从这个角度来看，对市场和机器崇拜日益增长的狂热给人类的未来带来了巨大的生存风险，这也说明了为什么大脑中心论宇宙观对于确保人类能够重新获得人类宇宙中心的地位是如此重要。首先，这种以大脑为中心的宇宙观揭开了现代生活的主导力量——市场、金钱和机器的神秘面纱，表明它们不过是人类大脑的副产品，是在我们体内建造的心智的海市蜃楼。经过几个世纪的进化和反复尝试，它们已经获得了自己的生命，开始定义一些将人类的干预、需求和愿望降到非常低的次要地位的优先事项、战略和练习。

因此，大脑中心论宇宙观以一种非常明确的方式揭示了一个可悲的现实：几千年来，人类社会一直被驱使着做出决定，这些决定对人类文化的未来产生了决定性影响，最终影响了我们这个物种的生存，而这些决定的基础是不以绝大多数活着的和仍未出生的人的真正利益为基础的心智结构。坚不可摧的宗教教条、任何形式的偏见、巨大不平等的经济体系以及其他扭曲的世界观，不应该支配人类的行动和行为。这就是为什么我坚持重申，通过了解它们的真正来源——人类自己的大脑，我们也许能够让越来越多的人认识到，为什么这些心智抽象不应该支配我们生活的方式。

同样，正如我们在第 10 章中所看到的，大脑中心论宇宙观表明，由于我们中枢神经系统的神经生物学特征的限制，即使是科学和科学方法，能够对外面的宇宙进行的描述也是有限的。由于这些不可否认的限制，例如量子力学中的一系列未解之谜，科学和科学家有责任告知社会，尽管他们在过去几个世纪中创造了惊人的奇迹，并将在未来继续创造，但他们不能承诺能够获得最终的真理。在这种情况下，像"万物理论"这样的概念，认为可以找到一个单一的数学公式来概括整个宇宙，或者认为可以发明一种机器来复制人类的大脑，根本站不住脚，是完全荒谬的幻想,误导了数百万人去相信一个童话故事。科学不需要借助于这种浅薄的宣传,因为它的强大威力足以证明一切,足以使人类的科学实践得到更广泛的传播,并变得更加民主化。正如尼尔斯·玻尔在一个世纪前充分解释的那样,科学并不是寻找关于现实是什么的终极真理——那是我们无法企及的。科学给我们提供了最好的机会,让我们获得对外界事物的最大限度的理解,以便我们能够利用这些知识首先启迪自我,最终操纵周围的世界,从而改善人类的生活。尽管有些人试图将玻尔的观点归类为形而上学唯心主义的单纯表达,但同样的大脑中心论宇宙观在过去的100多年里得到了大量的智者、哲学家、数学家和物理学家的支持和认同。

按照玻尔的哲学,以大脑为中心的观点将人类重新定位在人类宇宙的中心,因为这是我们唯一认识的宇宙:一个由过去10万年来在这个美丽的蓝色星球上生活过的1 000多亿人的心智结构所雕刻的宇宙。因此,以大脑为中心的宇宙观所建议的框架变化表明了迫切需要彻底优先改变我们目前的经济和政治体系,更不用说我们的后现代文化,以便重新调整这些体系的行动重点,更好地提供和支持所有人类的基本必需品、合法愿望及生存权利。基本上,我想说的是,拥有广泛的人类必需品,已经被认为是不可剥夺的人权,应该优先于心智抽象这一人为目标,后者正在失去控制并暗中破坏我们的集体福祉和生存。

大脑中心论宇宙观也断然驳斥了当代人工智能神话崇拜者所热衷的主题,即人类的大脑可以被简化为生物机器或自动机,其行为和思想无论多么复杂和精密,都可以被数学算法和数字硬件或软件所复制和模拟。除非人类作为一个整体决定自我毁灭,放弃其作为知识收集者和宇宙创造者的天赋,否则一些激进的人工智能研究者提出的未来场景将只是一个空洞的幻想,将使我们无处可去。在完全相反的方向上,大脑中心论宇宙观表明,人类应该坚持做人类宇宙的创造者,永远不要把对自己命运的控制权交给一群被神化的机器。

但是,能够代表我们这个时代的主流世界观的观点是什么?我的答案很简单。通过继续履行其近乎神圣的职责——耗散能量来积累知识，利用这些知识来建立一个更完整的人类宇宙描述，并为其亲属提供更好的服务——真正的万物创造者可以明智地做出唯一一个对未来有意义的选择，一个确保人类能持久生存和繁荣兴旺的选择，这可以说是我们实现"人类不朽"这一热切追求的梦想和唯一途径。

我这么说是因为我相信，在人类宇宙中，没有任何东西能比得上真正创造万物的万物创造者，它从微小的神经电磁风暴中竖立起来的精神纪念碑中所呈现的美丽、优雅和雄辩，是它为人类留下的永恒遗产，无论好坏，都是人类的本质。

后记

创造宇宙，我们唯一可能的物质现实的表达

在数百万年的随机旅程中，地球上的自然进化精心缝制了一个由大量白色神经生物物质束、薄片和线圈组成的三维网。通过传导和加速由数百亿个神经元产生的平凡的生物电火花，这种有机支架产生了一种独特的不可计算的电磁相互作用，它赋予了相对论的灵长目大脑一个珍贵的礼物：自己的观点。

这个近乎神迹的事件之所以会发生，是因为微小的电磁波就像一种无形的胶水，促使同样的几百亿个神经元凝聚成一个无缝的神经元时空连续体。从这台电磁模拟到数字的有机计算机的不可预测的递归处理中，真正的万物创造者大约10万年前就出现了。在不到5 000代的时间里，它掌握了生命的关键生物机制，包括通过耗散多余的熵来嵌入语义丰富的哥德尔信息。真正的造物主利用这种生命的秘诀，从宇宙提供的慷慨的潜在信息汤中建立了一个人类宇宙。它通过使用不断增长的哥德尔式信息库存，将熵进一步耗散到知识、工具制造、语言、社会联系和现实构建中来实现这一点。

为了实现其最终的雄心壮志，真正的造物主也利用其内部连接的核心为紧密的脑际同步的出现提供了最佳条件，它跨越时间和空间的限制，创造了由数百万个甚至数十亿个个体大脑组成的脑联网。通过这些脑联网，真正的造物主催生了

地球上有史以来最具创造性、最有韧性、最繁荣和最危险的动物社会群体。

从一开始，人脑就痴迷于试图解释他们周围广阔宇宙中存在的一切。为此，人类求助于一个独特的创造宇宙的心智工具箱，包括艺术、神话、宗教、时间和空间、数学、技术和科学。通过将这些心智工具的副产品和1 000多亿人的所有个人经验拼接到其私人心智织锦中，真正的造物主终于完成了它的终极杰作：创造了人类宇宙，这是我们唯一可能的物质现实的表达。

然后，在一个只能被描述为具有讽刺意味的命运转折中，随着越来越强大的脑联网创造出一连串永无止境的心智抽象，这些抽象变得越来越有诱惑力，越来越诱人，甚至比人类生命本身更有魅力。一些真正的造物主的后代最终崛起，在一个完美的莎士比亚剧情中，密谋并威胁到了他们自己主人的存在。

未来会给真正的造物主带来什么？自我毁灭，一个由生物数字僵尸组成的新人类物种，还是人类期待已久的最终胜利？在这一点上，没有人能给出肯定的回答。无论为我们保留哪种命运，都不会有人造机器能够拥有真正的造物主最原始的技能。

构建以大脑为中心的奇妙人类宇宙的也不是它们。

致 谢

虽然本书大概花了5年的时间来完成，但其内容是基于我在1989年冬天从巴西搬到美国后进行的大约30年广泛理论、基础和临床的大脑研究。在此过程中我首先是在约翰·蔡平实验室做博士后研究员，在过去的约25年里，我在杜克大学神经生物学系担任讲师。因此，我想感谢所有的本科生和研究生、博士后研究员、技术和行政人员，以及曾经是杜克大学神经工程中心尼古拉斯实验室成员的美国和其他国家的合作者，感谢他们让我从我们的谈话和合作中，以及从我们在此期间一起进行的数百次实验中学到的一切。我还要感谢位于巴西圣保罗的AASDAP神经康复实验室（重新行走项目的全球总部）和位于巴西马卡伊巴的埃德蒙和莉莉·萨夫拉国际神经科学研究所（ELS-INN）的同事和合作者，感谢他们在过去17年里和我进行的富有洞察力的知识交流，以及在我热爱的热带地区从零开始建立一个重要科学项目的伟大冒险精神。

我深深地感谢我的文学经纪人和《纽约客》的朋友詹姆斯·莱文（James Levine），感谢他在过去10年中对我和我的项目给予的持续支持、全面承诺和深厚友谊。如果没有吉姆的冷静态度和果断的支持，我的任何文学项目都不会成功出版，更不用说本书了。对于所有的战斗，艰难的时刻，以及伟大的时刻，我都非常感谢你，吉姆。我也非常感谢伊丽莎白·费舍尔（Elizabeth Fisher）和所有其他来自莱文、格林伯格、罗斯坦文学社的朋友，感谢他们所有的巨大支持，使这本书在全世界获得成功。

我要衷心感谢我在耶鲁大学出版社的编辑简·汤姆森·布莱克（Jean Thomson Black），从我们在电话中讨论这本书的第一分钟起，她就一直支持这个项目，并以最大的专业精神和热情支持它直到完成。同样，我也要感谢迈克尔·迪内恩（Michael Deneen）和耶鲁大学出版社的每一个人，他们为完成这个项目提供了最好的支持。我还要感谢罗宾·杜布朗（Robin Dublanc）出色的审稿工作和许多富有洞察力的建议。我还要感谢我的好朋友和天才艺术家库斯托迪奥·罗萨（Gótódio Rosa）为本书制作了一些最基本的插图，并感谢他一直以来的善意，随时乐于讨论小的改进和细节。作为我心爱的帕尔梅拉斯足球俱乐部的球迷，罗萨总是可以为这本书腾出时间。罗萨，我的校友，谢谢你。

没有人比苏珊·哈尔基奥蒂斯（Susan Halkiotis）更频繁、更彻底地阅读这本书，她是我的长期助手，也是我最好的朋友之一。正如过去近 20 年来我所有的项目一样，自从加入我在杜克大学的实验室后，哈尔基奥蒂斯从第一秒起就热情地加入了这场冒险，并且在所有项目完成并达到她满意的程度之前从未放弃。在过去 5 年的多个版本和修订中，她总是我的第一位读者，也是第一个就如何改进我的想法和书的整体信息的沟通方式提供基本见解的人。对于她为这本书、为我的实验室、为我、为我的家庭所有成员所奉献的所有专业性的卓越、兄弟般的爱和完全的支持，我找不到更多的言语可以感谢她。哈尔基奥蒂斯，能够在这 20 年里与你共事，是我的荣幸，也是我的快乐，最重要的是，我感到非常有趣。给你一个大大的拥抱！

在巴西，妮娃·帕拉斯奇瓦（Neiva Paraschica）也是这本书的读者，甚至在它问世之前就是了。在过去的 40 多年里，我们在各种项目中进行过合作，从 2003 年起，当我决定在巴西创建 AASDAP 和 ELS-INN 时，妮娃一直给予我鼓励、友谊以及道德和学术支持，她给了我真挚的爱并做了大量验证工作。最重要的是，妮娃一直是鼓励我在想象力的极限上做梦，并将这些梦想转化为实践的人。如果没有她坚定不移的决心和支持，本书很可能无法付梓。妮娃，请接受我的一个吻、一个拥抱，还有对一切的感谢。

致　谢

在过去的 14 年里，我的整个世界观和科学核心都被我与瑞士籍埃及数学家、哲学家和作家罗纳德·西古勒尔的互动所彻底改变。我曾经称他为我最好的朋友，但最近我意识到，在没有告诉我的情况下，我的圣母一定在她十几岁的时候隐姓埋名地去了埃及，因为很明显，罗纳德只能被描述为我失去的兄弟；在我过去几十年的成年生活中，他是最明亮的智慧和人文的太阳，照亮了我的生活。2005 年 11 月在洛桑见到罗纳德之前，我从未有幸见到一个如此聪明，同时又如此愿意分享他丰富而独特的文化和科学知识以及深厚的人文精神的人。写到这里，我想得更清楚了，罗纳德不仅仅是一个兄弟，他是我所遇到的最伟大的老师。如果没有他的智慧、尖锐的批评和评论、无价的贡献，以及花费他的时间将这份手稿的每一行都读了很多遍的无限善意，《脑机革命》就不会成为现实。为此，也为无数的人生课程，给你一个大大的拥抱，我的兄弟。咱们东方宫见，我的朋友。

最后，我要感谢我的儿子佩德罗、拉斐尔和丹尼尔，感谢他们在过去 30 年里支持我的科学探险，并在需要提醒我这一探险的意义时与我交谈。对于你们这些大孩子们，爸爸给你们一个大大的吻。

考虑到环保的因素，也为了降低图书定价，本书制作了电子版的参考文献。请扫描下方二维码，下载"湛庐阅读"App，搜索"脑机革命"，即可获得参考文献。

未来，属于终身学习者

我这辈子遇到的聪明人（来自各行各业的聪明人）没有不每天阅读的——没有，一个都没有。巴菲特读书之多，我读书之多，可能会让你感到吃惊。孩子们都笑话我。他们觉得我是一本长了两条腿的书。

——查理·芒格

互联网改变了信息连接的方式；指数型技术在迅速颠覆着现有的商业世界；人工智能已经开始抢占人类的工作岗位……

未来，到底需要什么样的人才？

改变命运唯一的策略是你要变成终身学习者。未来世界将不再需要单一的技能型人才，而是需要具备完善的知识结构、极强逻辑思考力和高感知力的复合型人才。优秀的人往往通过阅读建立足够强大的抽象思维能力，获得异于众人的思考和整合能力。未来，将属于终身学习者！而阅读必定和终身学习形影不离。

很多人读书，追求的是干货，寻求的是立刻行之有效的解决方案。其实这是一种留在舒适区的阅读方法。在这个充满不确定性的年代，答案不会简单地出现在书里，因为生活根本就没有标准确切的答案，你也不能期望过去的经验能解决未来的问题。

而真正的阅读，应该在书中与智者同行思考，借他们的视角看到世界的多元性，提出比答案更重要的好问题，在不确定的时代中领先起跑。

湛庐阅读App：与最聪明的人共同进化

有人常常把成本支出的焦点放在书价上，把读完一本书当作阅读的终结。其实不然。

时间是读者付出的最大阅读成本
怎么读是读者面临的最大阅读障碍
"读书破万卷"不仅仅在"万"，更重要的是在"破"！

现在，我们构建了全新的"湛庐阅读"App。它将成为你"破万卷"的新居所。在这里：

● 不用考虑读什么，你可以便捷找到纸书、电子书、有声书和各种声音产品；
● 你可以学会怎么读，你将发现集泛读、通读、精读于一体的阅读解决方案；
● 你会与作者、译者、专家、推荐人和阅读教练相遇，他们是优质思想的发源地；
● 你会与优秀的读者和终身学习者为伍，他们对阅读和学习有着持久的热情和源源不绝的内驱力。

下载湛庐阅读App，
坚持亲自阅读，
有声书、电子书、阅读服务，
一站获得。

CHEERS

本书阅读资料包

给你便捷、高效、全面的阅读体验

本书参考资料
湛庐独家策划

- ☑ **参考文献**
  为了环保、节约纸张，部分图书的参考文献以电子版方式提供

- ☑ **主题书单**
  编辑精心推荐的延伸阅读书单，助你开启主题式阅读

- ☑ **图片资料**
  提供部分图片的高清彩色原版大图，方便保存和分享

相关阅读服务
终身学习者必备

- ☑ **电子书**
  便捷、高效，方便检索，易于携带，随时更新

- ☑ **有声书**
  保护视力，随时随地，有温度、有情感地听本书

- ☑ **精读班**
  2~4周，最懂这本书的人带你读完、读懂、读透这本好书

- ☑ **课　程**
  课程权威专家给你开书单，带你快速浏览一个领域的知识概貌

- ☑ **讲　书**
  30分钟，大咖给你讲本书，让你挑书不费劲

湛庐编辑为你独家呈现
助你更好获得书里和书外的思想和智慧，请扫码查收！

（阅读资料包的内容因书而异，最终以湛庐阅读App页面为准）